Tooth Whitening in Esthetic Dentistry

牙齿美学漂白

Tooth Whitening in Esthetic Dentistry

牙齿美学漂白

原 著 So-Ran Kwon
　　　Seok-Hoon Ko
　　　Linda H. Greenwall

主 译 樊聪
译 者 李健　杨坚　葛春玲

北京大学医学出版社

图书在版编目（CIP）数据

牙齿美学漂白／（美）沃恩（Kwon,S.R.）等著；樊聪主译．—北京：北京大学医学出版社，2010.5
　书名原文：Tooth Whitening in Esthetic Dentistry
　ISBN 978-7-81116-743-6

　Ⅰ.①牙… Ⅱ.①沃… ②樊… Ⅲ.①牙－美容术 Ⅳ.①R783

中国版本图书馆CIP数据核字（2010）第050013号

北京市版权局著作权合同登记号：图字：01-2010-1656

Title of the original English edition:
Tooth Whitening in Esthetic Dentistry
Copyright © 2009 by Quintessence Publishing Co Ltd, UK

Authorized translation from English language edition.

Simplified Chinese translation copyright © 2010 by Peking University Medical Press. All rights reserved.

牙齿美学漂白

主　　译：樊聪
出版发行：北京大学医学出版社（电话：010-82802230）
地　　址：（100083）北京市海淀区学院路 38 号 北京大学医学部院内
网　　址：http://www.pumpress.com.cn
E－mail：booksale@bjmu.edu.cn
印　　刷：北京圣彩虹制版印刷技术有限公司
经　　销：新华书店
责任编辑：张凌凌　　责任校对：王怀玲　　责任印制：郭桂兰
开　　本：889 mm ×1194 mm　1/16　印张：13　字数：303 千字
版　　次：2010 年 5 月第 1 版　2010 年 5 月第 1 次印刷
书　　号：ISBN 978-7-81116-743-6
定　　价：175.00 元

版权所有，违者必究
（凡属质量问题请与本社发行部联系退换）

原著者名单

主编

Dr. So-Ran Kwon, DDS, MS, PhD
Michigan Dental Clinic
Seoul, Korea

Dr. Seok-Hoon Ko, DDS, MS, MS
President
International Federation of Esthetic Dentistry
Seoul, Korea

Dr. Linda Greenwall
BDS, MGDS RCS, MRD RCS, MSc, FGDP
London, UK

编者

Ronald E. Goldstein, DDS
Clinical Professor of Oral Rehabilitation
School of Dentistry, Medical College of Georgia
Augusta, Georgia, USA

Van B. Haywood, DMD
Professor and Director of Dental Continuing Education
Department of Oral Rehabilitation
School of Dentistry, Medical College of Georgia
Augusta, Georgia, USA

Hisashi Hisamitsu, DDS, PhD
Professor and Chairman, Department of Clinical Cariology and Endodontology
Showa University School of Dentistry, Tokyo, Japan

Stephen J. Chu, DMD, MSD, CDT
Director, Advanced CDE Program in Aesthetic Dentistry
Clinical Associate Professor, Department of Periodontics and Implant Dentistry
New York University College of Dentistry, USA

中文版序言

我的同事樊聪、李健、杨坚、葛春玲翻译了一本很好的书——《牙齿美学漂白》，邀我作序，使我有机会先睹为快。该书对牙齿漂白相关的基础和临床问题做了系统阐述，尤其是包含了大量临床图片，制作精美，对比鲜明。对各级临床医生，甚至对于患者都是一本可读性极强的书。

作者称"在众多的牙齿美白方法中，漂白无疑是最为保守与经济的治疗方法"以及"美学牙科始于牙齿美白"。这些话听起来有道理，仔细琢磨更加意味深远。近年来，在我国的口腔医学界，"美容牙科"似乎是个最响亮、最有号召力的口号，只要涉及"美容牙科"的讲座都会引来众多的听众，与"美容牙科"有关的材料方法，也会得到很大的关注。确实，社会的发展、经济水平的提高使越来越多的公众开始考虑自己的形象，而牙齿的整齐漂亮正是其中非常重要的一部分。作为牙科医生的我，同样也非常愿意每一位公众关注自己的牙齿形象。然而，实现"美容牙科"是有多种方法的，用烤瓷冠修复并不是适于所有人的最好选择。殊不知，大量应用烤瓷冠，会相当多地磨除不该磨的健康牙齿，也会因为制作不良，而引起牙髓炎、牙周炎，缩短牙齿的自然寿命。作为有良知的牙医，是否认识到，对于相当多的患者来说，漂白实际上是最该被优先介绍的方法呢？愿我们大家都有作者这样的境界，将漂白这种最为保守和经济的方法，学习好、使用好。

得知作者是一对韩国牙医夫妇，能出这么好的英文专业书，更加令人钦佩。该书倾注了作者多少心血，是可想而知的。按说，中国的牙医有很多的实践机会，有更多的患者群。我们有很好的临床技能，有每天繁忙的工作，正在努力学习发达国家同行先进的理念和技术，缩小我们和他们的差距。但是，我们是否还能更加努力，像作者那样，对一个问题如此钻研，如此积累，如此总结，著书立说？这样不仅促进自己提高，还能使更多的读者受益，岂不是一件非常好而该干的事？

樊聪博士是个优秀的牙医，在临床非常注意采用最小损伤的修复方法。他精于做烤瓷贴面，在"美容牙科"界小有名气。其他几位年轻博士，也都是优秀的青年技术骨干。在出版社帮助下，他们用假期时间，积极地把此书翻译出来，将为广大读者推出一本好书。相信该译著的出版，将会对推动我国"美容牙科"的发展起到作用。

冯海兰
2010 年 3 月 19 日

英文版序言

由受人尊敬的 Seok-Hoon Ko 和 So-Ran Kwon 博士撰写和出版的《牙齿美学漂白》的英文译本，是对牙科著作的一大贡献。对于韩国在美学牙科方面获得的巨大进步，我本人感到非常自豪，而这一巨大进步主要归功于这对活力四射的博士夫妇。由于 So-Ran Kwon 博士在牙齿漂白领域既进行研究又讲授课程，她已经成为在此领域中知识最渊博的权威专家之一。

很多研究显示，在患者对牙科服务的诸多诉求中，牙齿美白名列榜首。而在众多的牙齿美白方法中，漂白无疑是最为保守与经济的治疗方法。当然，在漂白不奏效时，复合树脂粘接、瓷贴面或全瓷冠修复都是很好的替代方法。但在任何牙齿美白治疗方案中，均应优先考虑漂白，这是最保守的方法。无论漂白能否作为理想的美白治疗方法，在行瓷贴面、树脂粘接或全瓷冠修复时，它至少可辅助用于使邻牙或对颌牙变白。

本书对牙齿漂白做了细致剖析，无论对年轻的还是经验丰富的牙医都是一本很好的关于牙齿漂白的参考书。它不但介绍了各种牙齿漂白技术，而且还对在某些情况下发生的牙齿敏感，以及对保持牙齿尽可能亮白的维护方法进行了阐述。总之，这是一本构思全面并且插图精美的好书。

本书另一个有价值的特色是包含了牙齿漂白治疗前后效果图的"牙齿美白示例"，这是一个很好的展示工具。患者也都非常愿意看到这些不同类型的牙齿着色经漂白治疗后颜色改变的真实效果图。

在此对 Seok-Hoon Ko 和 So-Ran Kwon 博士致以敬意，感谢他们所从事的研究和对临床的贡献，以及为完成此书所花费的大量时间。

国际同行们向你们致谢！

Ronald E. Goldstein, DDS

英文版前言

"美学牙科始于牙齿美白"。

满足患者拥有亮白微笑的期望和要求是美学牙科治疗的最终目的。明亮的微笑不仅给人以健康和美丽的印象,而且还能增加人们对口腔卫生护理和健康的兴趣,使人们获得更多的社会自信。能为这样的微笑作出贡献是牙医们最珍贵的特权。

本书希望能成为牙科学生、执业牙医以及口腔卫生士们的指引。全书通过大量的临床照片和插图对各类牙齿漂白治疗方法及应用中可能面临的挑战进行了讲述,重点在于强调不同临床条件下漂白治疗的效果和局限性。

本书第一章讲述了获得正确诊断和治疗设计的系统方法,正确的诊断和治疗设计是成功进行漂白治疗的关键。第二、三、四章叙述了死髓牙漂白、家庭漂白和强力漂白的基本原理和应用步骤,并提出了一些新颖的特殊方案,以获得更有效的治疗。第五、六、七章阐述了如何将牙齿漂白和诸如微量调磨、牙龈漂白及美学粘接修复等其他治疗形式有机结合,以保证在日常临床实践中获得最佳美学效果。对于特殊的安全和敏感问题也有所涉及,以帮助牙医预防和解决在某些情况下可能遇到的困难。另外还介绍了牙齿漂白治疗后保持牙齿颜色的方法,以保证获得患者长期的满意度。最后一章由 Linda H. Greenwall 博士撰写,介绍了牙齿漂白的历史,提供了一份简明的对牙齿漂白发展曾有帮助的重大事件时间表。最后,附录部分(译者注:第二部分)根据不同的临床情况,提供了漂白治疗前后的对比照片。这些照片给牙医和患者展示了行漂白治疗后可预期的效果,这是本书的亮点之一。

牙齿漂白确实是一种非常保守和经济的治疗方法,它可使患者和牙医都获益。我们希望本书可鼓励读者在日常工作中能更积极地使用牙齿漂白治疗方法,为更多的患者带来更亮白的微笑。

英文版致谢

作为夫妻团队来撰写本书是一种幸福。但是，如果没有以下各位的支持和鼓励，本书将可能不存在，在此，我们对他们表达最崇高的感激之情：

诚挚地感谢我们的合作作者 Linda H. Greenwall 博士，感谢她对于牙齿漂白发展史一章的贡献，以及对本书英译本的审核。她总是给予我们建议和支持，这是难能可贵的。

感谢 Ronald Goldstein 博士，是他建立了牙齿美白和美学牙科的基础。基于此，我们才能扎根其上。他是一位真正的开拓者，并将永远是我们尊敬的导师。我们尤其感谢他对于本书前言和其他方面所作的贡献。

我们还要感谢 Van Haywood、Hisashi Hisamitsu 和 Stephen Chu 三位博士，感谢他们的友谊和重要贡献，以及对我们工作的持续激励。

So-Ran Kwon 博士要借此感谢 Yonsei 大学的 Seung-Jong Lee 博士和 Chan Young Lee 博士，感谢他们在她研究生阶段时所给予的宝贵指导；而 Seok-Hoon Ko 博士也要借此感谢密西根大学的 Brien Lang 博士、William Kotowicz 博士和 Joseph Clayton 博士。

我们还要借此向以下人士表达我们的感激之情：

- 感谢我们的老师 Masahiro Kuwata 教授、Jae-Hyun Lee 博士和 Heung-Ryul Yoon 博士，他们不仅对我们的专业思想，而且对我们的个人生活都产生了积极和深远的影响！

- 感谢我们的同事 Dan Fischer 博士、Dirk Jeffs 先生、Ryuichi Kondo 博士、Robert Dharma 博士、Baldwin Marchack 博士和 Ken Beacham 先生，感谢他们对我们的支持，给予我们讲授牙齿漂白课程的机会，并使我们开始涉足许多其他领域。

- 感谢国际美容牙科学会各位领导的真挚情谊：Takao Maruyama、Ronald Goldstein、Philippe Gallon、Peter Tay、Dan Nathanson、Jose Moura、Rafi Romano、Wynn Okuda 和 Akira Senda 博士！

- 感谢 Yoon Lee 博士对封闭漂白技术所做的研究以及她对本书的支持。

- 感谢我们诊所的员工 Sang Woo Lee 先生、Hae Sun Jung 女士和 Ji Young Oh 女士，他们总是默默地站在我们身旁，始终给予我们支持！

- 感谢我们的秘书 Yoo-Min Kim 女士，没有她的支持，完成本书是不可能的！

- 感谢 Galip Gurel 博士，我们最亲爱的朋友，他给了我们很多的灵感，也是本书得以出版的重要推动者，我们将永远感激他！

我们要在此向 Quintessence 出版有限公司的 Wolfgang-Horst Haase 先生表达我们永远的感谢。感谢他对我们的信任并同意本书的出版。

我们要真诚感谢 Quintessence 出版公司生产部门的 Bernd Burkart 先生，以及生产和管理部门的其他职员。感谢他们在出版过程中所表现出的专业精神。

我们要感谢韩国前副总理、韩国前科技部部长及 Konkuk 大学现任主席 Myung Oh 先生，感谢他对我们的长期鼓励和指导，使我们成为在社会和牙医界有一技之长的人。

最后，感谢我们的父母 Yong Hyun Kwon 和 Che Sook Chang，以及 Ahn-Soo Ko 和 Sun-Ok Na，感谢他们对我们无条件的爱和关心。

谨以此书赠予我们珍爱的孩子 Youngwon-Julia 和 Youngmin-Joseph。感谢上帝将他们作为最美好的礼物赐予我们。

最后，我们要诚挚地感谢上帝对我们的指引和保佑！

So-Ran Kwon 博士（韩国牙齿漂白学会主席）

Seok-Hoon Ko 博士（国际美学牙科学会前主席）

目 录

第一部分　治疗原则与治疗方法

第1章　诊断和治疗设计 ……………………………………………………… 3
牙齿美白流程图 …………………………………………………… 4
牙齿行美白治疗前的诊断 ………………………………………… 4

第2章　死髓牙漂白 …………………………………………………………… 27
持续漂白技术 ……………………………………………………… 32
热催化漂白 ………………………………………………………… 43
内-外漂白 …………………………………………………………… 43
死髓牙的光照激活漂白 …………………………………………… 46

第3章　家庭漂白 ……………………………………………………………… 53
牙齿漂白的机制 …………………………………………………… 54
家庭漂白材料 ……………………………………………………… 56
自助漂白产品 ……………………………………………………… 57
家庭漂白的适应证和禁忌证 ……………………………………… 58
家庭漂白技术 ……………………………………………………… 58
制作托盘 …………………………………………………………… 68
患者满意度 ………………………………………………………… 73

第4章　强力漂白 ……………………………………………………………… 79
设备 ………………………………………………………………… 80
强力漂白的优点和缺点 …………………………………………… 87
影响漂白的因素 …………………………………………………… 88
强力漂白技术 ……………………………………………………… 93
强力漂白的演变 …………………………………………………… 96
强力漂白时的常见问题及其处理 ………………………………… 100

第5章　微量调磨 ……………………………………………………………… 103
适应证和禁忌证 …………………………………………………… 104
优点和缺点 ………………………………………………………… 104
微量调磨治疗使用的材料 ………………………………………… 105
微量调磨技术 ……………………………………………………… 106
微量调磨和其他治疗方法的联合应用 …………………………… 109

第6章	牙龈漂白	115
	变色牙龈的外科去除法	116
	变色牙龈的化学去除法	116
	变色牙龈的激光治疗法	117

第7章	牙齿美学漂白	123
	牙齿漂白的临床分类	124
	四环素变色牙	132

第8章	安全性和牙齿敏感	141
	牙齿漂白可能发生的副作用	142

第9章	治疗效果维护	149
	成功与失败的评价参数	150
	牙齿漂白的长期效果	153
	效果维护	153

第10章	牙齿漂白历史 (Linda H. Greenwall)	157

第二部分　牙齿美白示例

1. 单颗变色牙　　167
2. 均匀黄牙及单颗深色牙　　168
3. 先天黄牙　　169
4. 均匀黄牙伴表面棕色斑　　170
5. 为自然微笑漂白　　171
6. 正畸治疗后的牙齿漂白　　172
7. 过度吸烟者的牙齿漂白　　173
8. 牙齿漂白后仿佛年轻了10岁　　174
9. 牙齿漂白结合美学粘接修复　　175
10. 牙齿漂白结合瓷贴面修复　　176
11. 过短牙的漂白　　177
12. 儿童牙齿漂白　　178
13. 白色斑点　　179

14. 表面脱钙牙的漂白 …………………………………… 180
15. 四环素变色 …………………………………… 181
16. 四环素变色伴裂纹线 …………………………………… 182
17. 牙饰 …………………………………… 183

第一部分
治疗原则与治疗方法

第 1 章

诊断和治疗设计

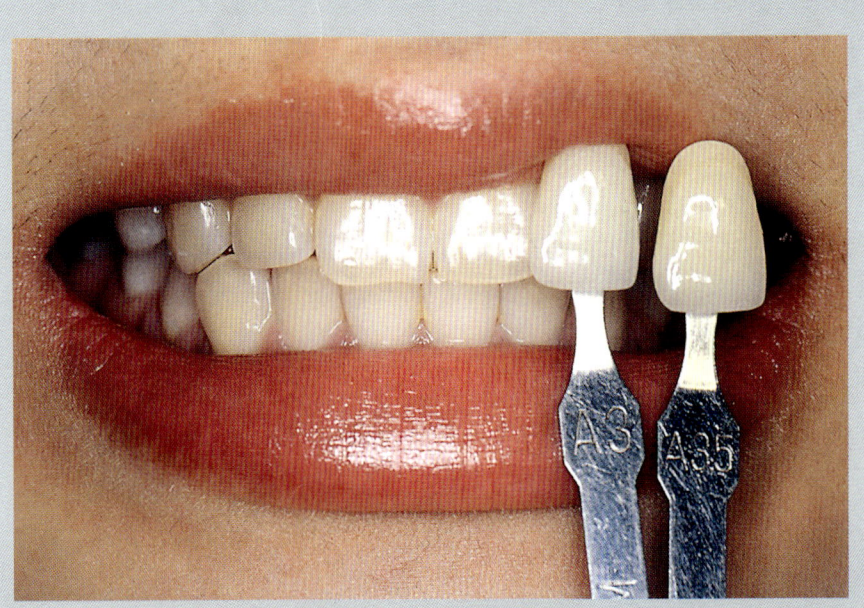

牙齿美白流程图

在牙齿美白治疗时，对需要行牙齿美白治疗的患者按照系统设计的方式进行有针对性的考虑，是获得成功诊断和治疗设计的关键。牙齿美白流程图（图 1-1）系统揭示了从每位新患者的初次就诊到治疗后维护的所有必需步骤。作出适当诊断并进行治疗设计的首要步骤是认真听取患者的主诉。使用经特殊设计的牙齿美白问卷能帮助医师了解患者对治疗效果的期望值，并可获得关于牙齿变色原因的有用信息。在对患者口内情况进行仔细全面的检查后，还需评价牙齿的颜色，并对患者进行微笑分析，以形成对治疗效果的正确预测。医师应该与患者进行全面沟通，沟通内容包括患者的期望、可选择的治疗方法、治疗的费用和周期、治疗效果及可能产生的副作用，以及定期进行补充漂白治疗以长久维持颜色稳定的必要性。在开始首次牙齿美白治疗前，应获得经患者签字的知情同意书，最后才能成功地结束医患沟通。

牙齿行美白治疗前的诊断

主诉

越来越多的患者向他们的牙医咨询如何能改善他们的微笑效果，而不是缓解疼痛或恢复口腔功能。由于"对美的判定因人而异"，因此，认真听取患者的主诉和对治疗效果的期望非常重要。为了进行适当的治疗设计，了解患者以前是否进行过牙齿美白治疗（家庭漂白、强力漂白或自助漂白）也会很有帮助。除记录患者最关心的问题（例如牙齿的颜色、排列、已有的修复体等）外，还需记录患者愿意花费多长时间、金钱和精力来全力配合牙齿治疗。

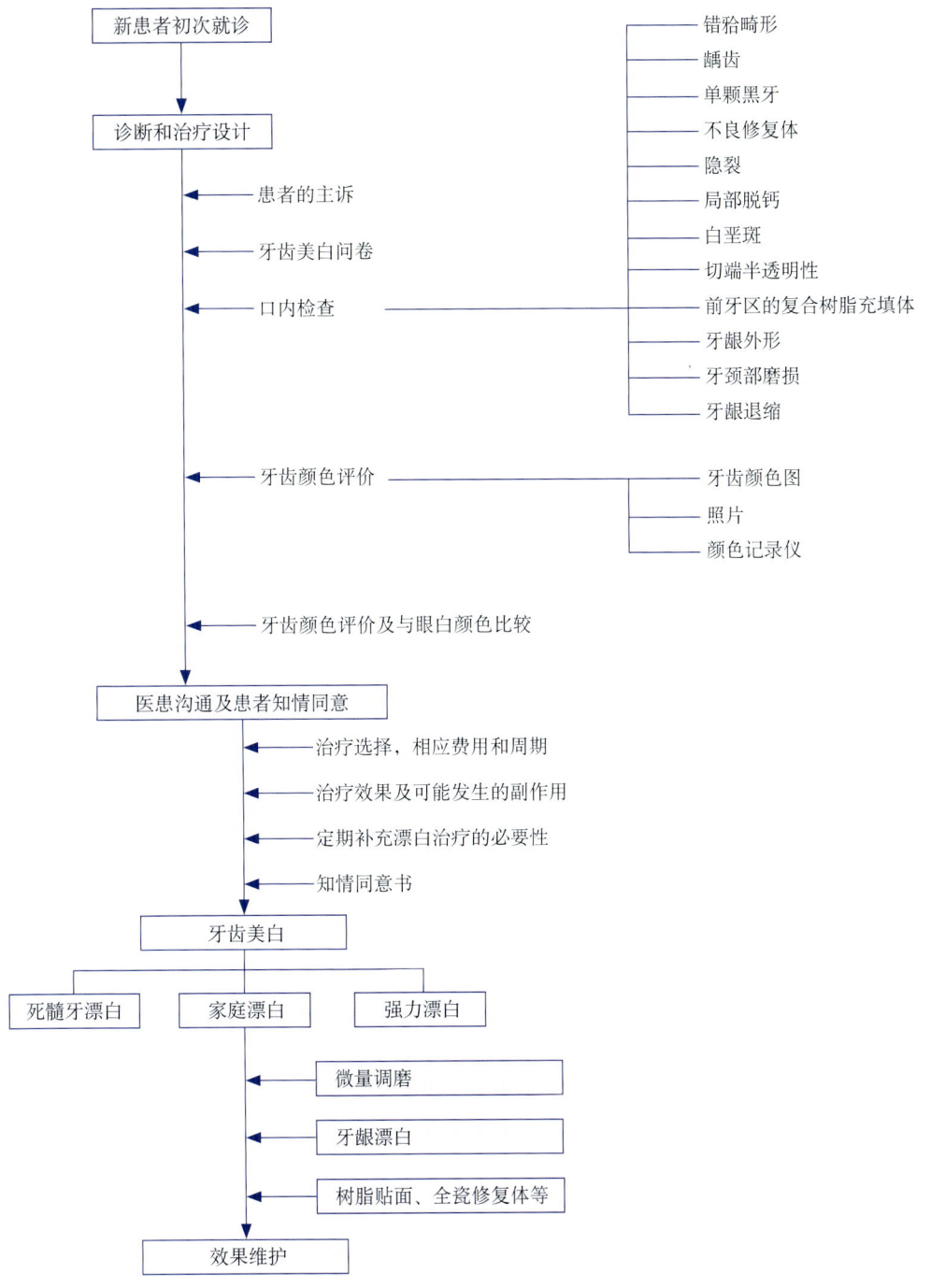

图 1-1　牙齿美白流程图。

牙齿美白问卷

通常可用牙齿美白问卷（图1-2）来了解患者的医疗史、牙科治疗史及既往行为史。正确使用这种问卷，既有助于牙医获得关于牙齿变色原因的有用信息，还可帮助牙医决定适用于该患者的最佳治疗方案。

牙齿变色的原因可以分为：外源性、内源性以及与年龄相关的变色三大类型。

(1) 因色素大量堆积造成的外源性变色（图1-3）在过度吸烟、饮酒和饮茶的群体中相当常见。他们的牙齿表面通常都覆盖着一层均匀的黄色或褐色色素。对这类原因造成的牙齿变色行漂白治疗通常都能获得很好的效果。当然，还应建议患者戒烟或减少摄入容易造成牙齿着色的饮料和食品，以适当维持漂白效果，但这只是建议。

(2) 内源性变色（图1-4）通常是由基因疾病引起，牙齿可以变为黄色、褐色、灰色，甚至黑色。由于牙体组织发生了着色，变色的严重程度决定了漂白治疗的效果。对患者在问卷中提供的医疗史进行全面分析，通常可以发现内源性变色的病因。

(3) 与年龄相关的变色（图1-5）则是由于牙齿表面长期暴露于外源性色素中，以及内部的继发牙本质和修复性牙本质沉积的结果。随着年龄的增长，牙齿的颜色会变暗，甚至会变成黄色或褐色。对这种类型的变色行牙齿漂白治疗效果很好。随着人类寿命的不断延长，人们喜欢让自己看起来更加年轻，因此老年群体对漂白治疗的需求在增加。

口内检查

即使患者就诊只是为了进行牙齿漂白，医师也要对其口腔内的软、硬组织进行全面检查。应该拍摄根尖片或曲面断层片，以发现肉眼检查时可能遗漏的根尖病变（图1-6）。对全牙列需检查以下方面：错𬌗畸形、龋齿、单颗黑牙、不良修复体、隐裂、局部脱钙、白垩斑、切端的半透明性、前牙区的复合树脂充填体、牙龈外形、牙颈部磨损、牙龈退缩等（图1-7）。

- **错𬌗畸形**：如果存在错𬌗畸形，单纯使用漂白治疗并不能使患者拥有美丽亮白的微笑。应向患者建议先行正畸治疗，然后再接受漂白治疗。若牙齿变色是患者目前最关心的问题，那么进行初始的漂白治疗会更加激励患者接受进一步的美学治疗。
- **龋齿**：在开始牙齿漂白治疗前，应先治疗牙齿的敏感症或非静止的龋齿。对前牙区的龋齿需先用暂封材料（例如光固化玻璃离子）进行充填，以确保不会发生严重渗漏。牙齿漂白治疗后，再用树脂或瓷进行修复，以使其颜色能与漂白后的牙体颜色协调一致。
- **单颗黑牙**：很多情况下，患者并未注意到牙列中存在单颗的变黑牙。需对单颗变黑牙的牙髓活力进行检查。
- **不良修复体**：在完成漂白治疗后需对不良修复体进行重新修复。
- **隐裂**：隐裂并非牙齿漂白治疗的绝对禁忌证，但是应告知患者所存在的隐裂。应使用冰块、吹气或热刺激等方法检查牙齿，评价其敏感程度，以判断裂隙是否深及牙髓。

牙齿美白问卷

请您根据自身的医疗史、牙科治疗史和行为史填写以下牙齿美白问卷。若您对问卷内容有任何问题,请向牙医或牙科医务人员咨询。

姓名:_____ 出生日期:_____

- **您对自己的牙齿颜色满意吗?** ☐ 是 ☐ 不是 ☐ 可以更好
- **您希望在牙齿美白治疗后拥有什么样的牙齿颜色?**
  ☐ 非常白 ☐ 自然白 ☐ 根据医师的建议
- **医疗史**
  - 您近期正在接受内科治疗吗? ☐ 是 ☐ 不是
    如果是,那么接受治疗的原因是什么? _____
  - 您以前接受过很长时间的内科治疗吗? ☐ 是 ☐ 不是
    如果是,那么接受治疗的原因是什么? _____
  - 您近期正在服用某些药物吗? ☐ 是 ☐ 不是
    如果是,服用哪些药物? _____
  - 您以前在很长一段时间里都持续服用药物吗? ☐ 是 ☐ 不是
    如果是,服用哪些药物? _____
  - 您是在怀孕期或者哺乳期吗? ☐ 是 ☐ 不是
  - 您曾经被告知患有以下疾病吗? _____
    ☐ 任何基因疾病 ☐ 脑瘫 ☐ 肾损伤 ☐ 严重的过敏症
  - 您曾经在高氟区居住过吗? ☐ 是 ☐ 不是

- **牙科治疗史**
  - 您的面部或牙齿曾经受过外伤吗? ☐ 是 ☐ 不是
  - 您在刷牙或使用牙线时有牙龈出血吗? ☐ 是 ☐ 不是
  - 您曾经经历过对热、凉或甜食敏感吗? ☐ 是 ☐ 不是
  - 您过去接受过牙齿美白治疗吗? ☐ 是 ☐ 不是
  - 您的颞下颌关节有过弹响或不适吗? ☐ 是 ☐ 不是

- **行为史**
  - 您抽烟或使用烟草吗? ☐ 是 ☐ 不是
    如果是,使用量如何? _____
  - 您每天喝咖啡、茶、酒或可乐吗? ☐ 是 ☐ 不是
    如果是,饮用量如何? _____
  - 您喜欢颜色深的食品吗? ☐ 是 ☐ 不是
    如果是,是什么类型? _____
  - 您是否更加喜欢家庭漂白方案? ☐ 是 ☐ 不是
  - 您愿意在诊室进行所有的美白治疗吗? ☐ 是 ☐ 不是

非常感谢您填写以上问卷。
我们会根据您提供的上述信息,为您提供最适合的个体牙齿美白方案。

图 1-2 牙齿美白问卷。

- **局部脱钙**：通过仔细的口内检查可以发现局部脱钙区。牙齿漂白治疗会使脱钙区的背景变白，从而使其与正常的牙体组织混为一体、不易辨别。
- **白垩斑**：若发现存在白垩斑，无论颜色很浅还是稍深，都应向患者指出，这一点很重要。在某些情况下，行漂白治疗后，白垩斑会变得更加明显，使得患者和牙医都不满意。因此，在开始漂白治疗前，就要考虑可能需要采取进一步的治疗以去除白垩斑。
- **切端半透明性**：有些牙齿看起来发灰，尤其是切端部分，这可能是由于牙齿有半透明性。将一个戴着白手套的手指放在切缘的背面，就很容易诊断。如果牙齿变白，说明它是半透明的。漂白治疗后这种半透明性会持续存在。如果需要，可以在牙齿的舌面应用一层复合树脂，以遮挡其半透明效果。
- **前牙区的复合树脂充填体**：漂白治疗不能改变复合树脂充填体的颜色。在某些病例充填体可以和变白后的牙体协调一致，但多数病例需要行前牙区的复合树脂重新充填治疗。
- **牙龈外形**：如果牙龈外形不对称或者临床冠较短，应使用牙周探针进行检查，以判断是否能行牙冠延长术以纠正。
- **牙颈部磨损**：在行牙齿漂白治疗后牙颈部的磨损区会变得更加敏感。最佳的处理方法是在行漂白治疗前，用玻璃离子进行暂时充填，在完成漂白治疗后，再用复合树脂行最终充填修复。
- **牙龈退缩**：在牙龈退缩区由于牙本质暴露，其颜色会较临床冠更深。即使在行漂白治疗后，此区域的颜色仍会显得较暗。

图1-3 因色素过度堆积造成牙齿的外源性变色,例如重度吸烟者或喜爱饮酒、喝茶者。

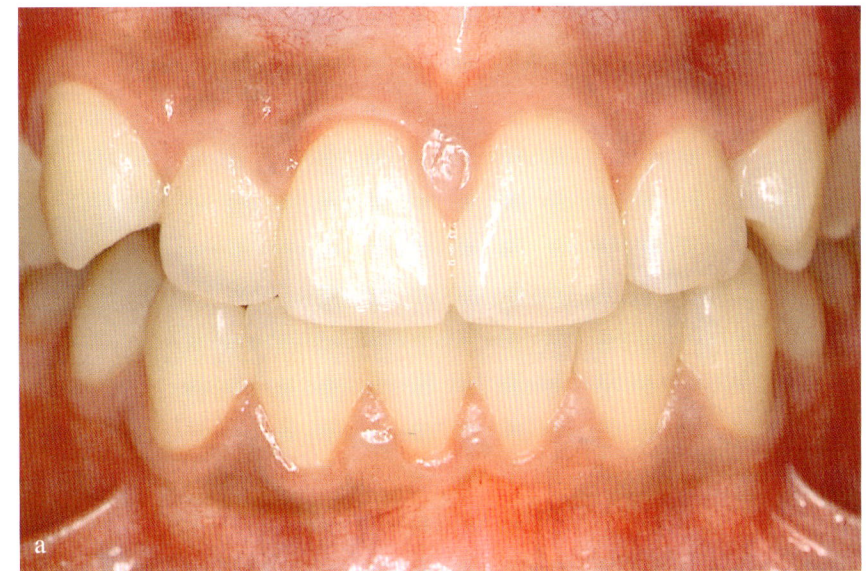

a. 牙齿漂白前呈均匀黄色变。

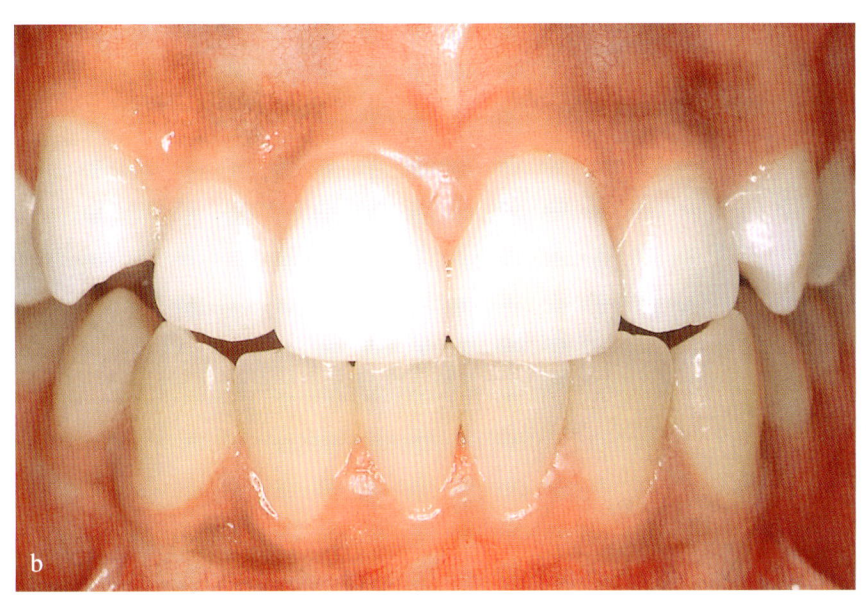

b. 牙齿漂白治疗中。

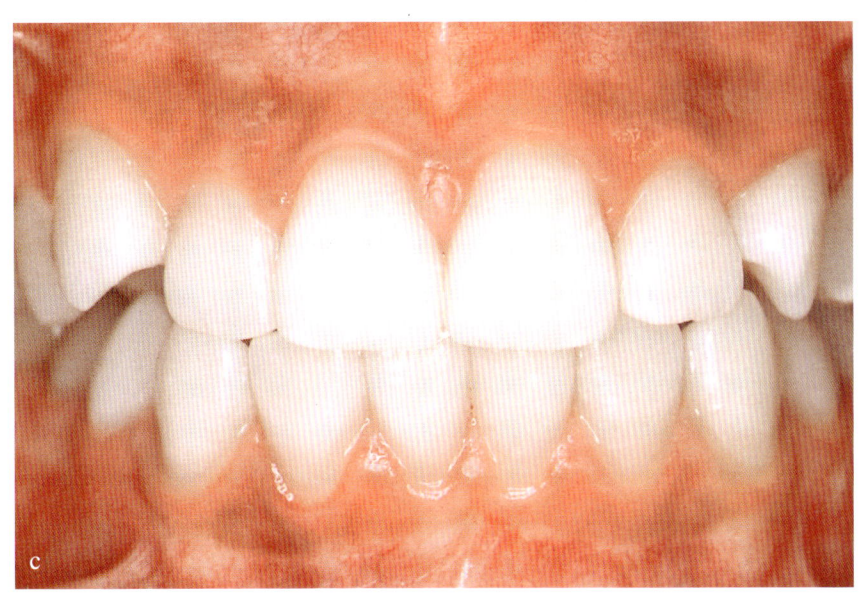

c. 牙齿漂白治疗后。

图1-4 由于服用药物造成牙齿内源性变色，尤其在牙齿发育阶段服用四环素。

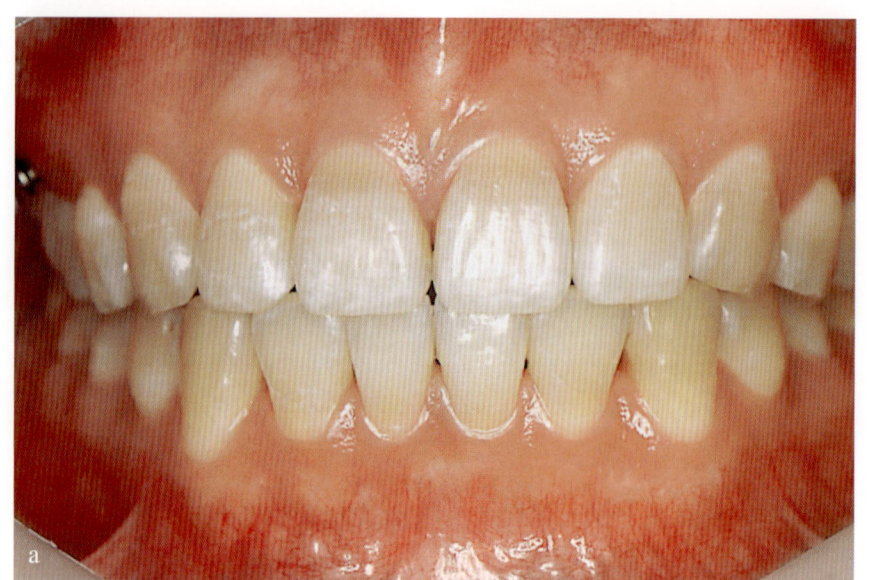

a. 因四环素造成的牙齿变色漂白治疗前。

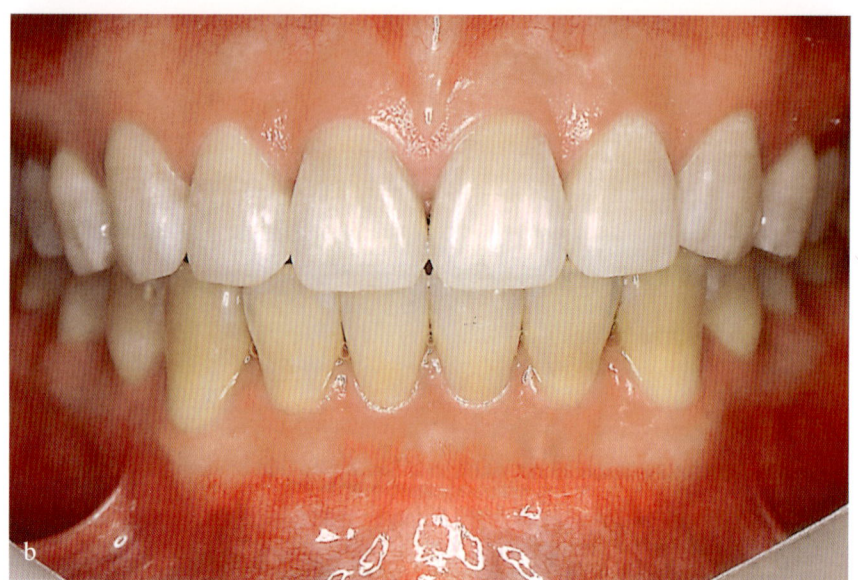

b. 牙齿漂白治疗中。

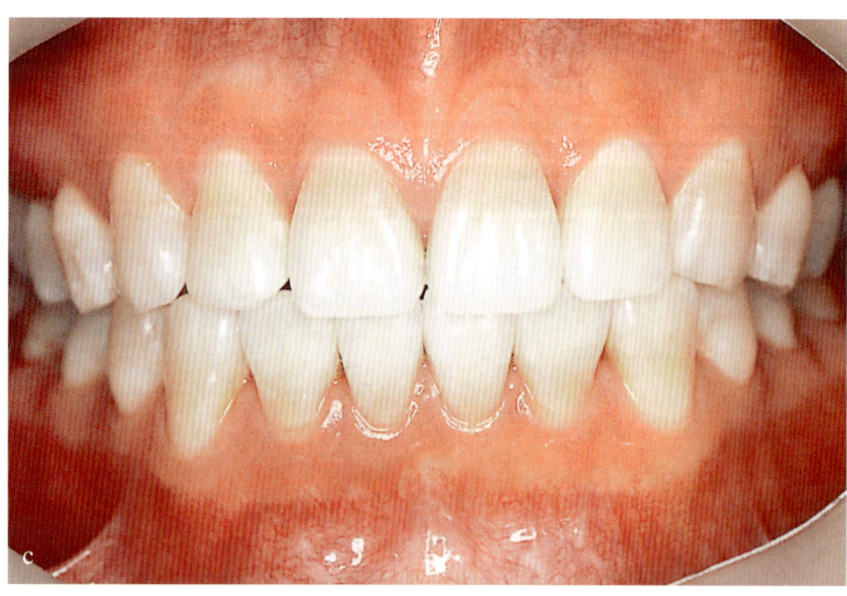

c. 牙齿漂白治疗后。

诊断和治疗设计

图1-5 与年龄相关的牙齿变色是由于牙齿长期暴露于外源性色素中或因内部继发牙本质或修复性牙本质沉积而致。

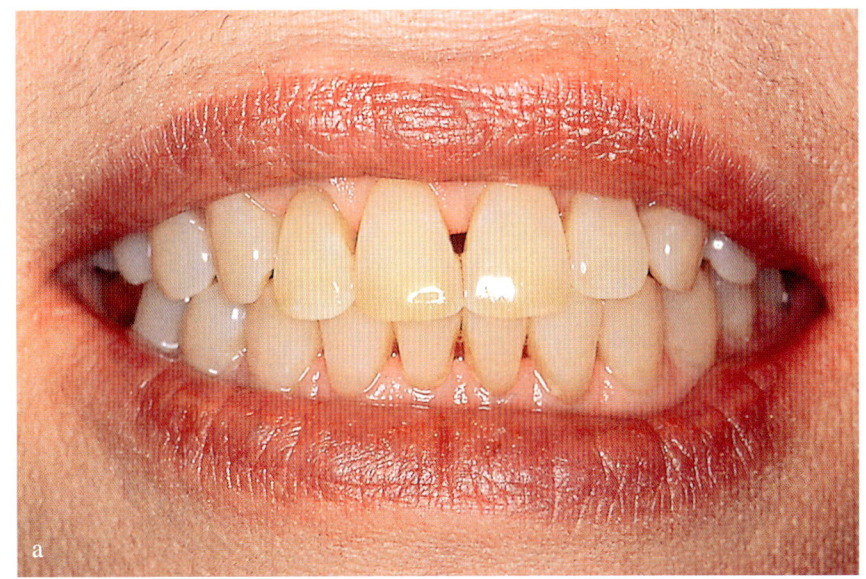

a. 漂白治疗前呈均匀黄-棕变色。

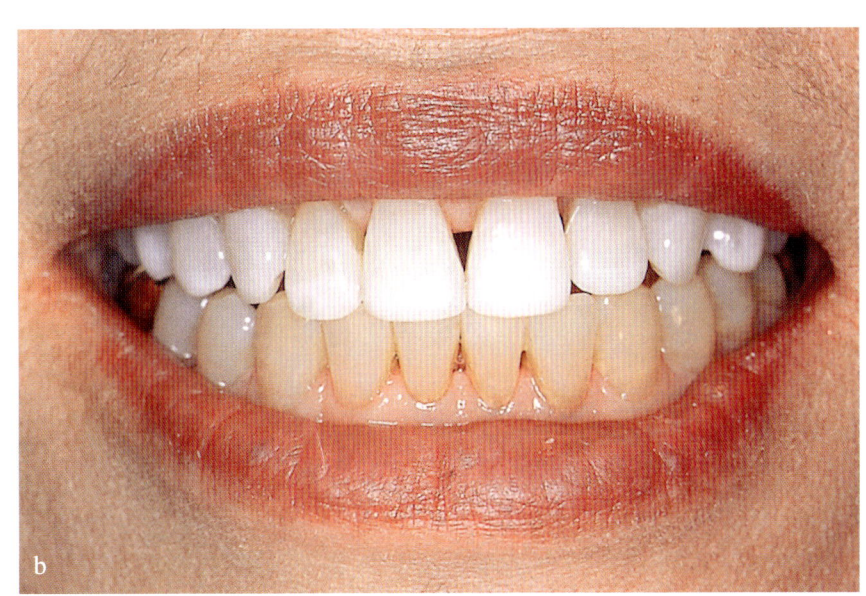

b. 牙齿漂白治疗中。

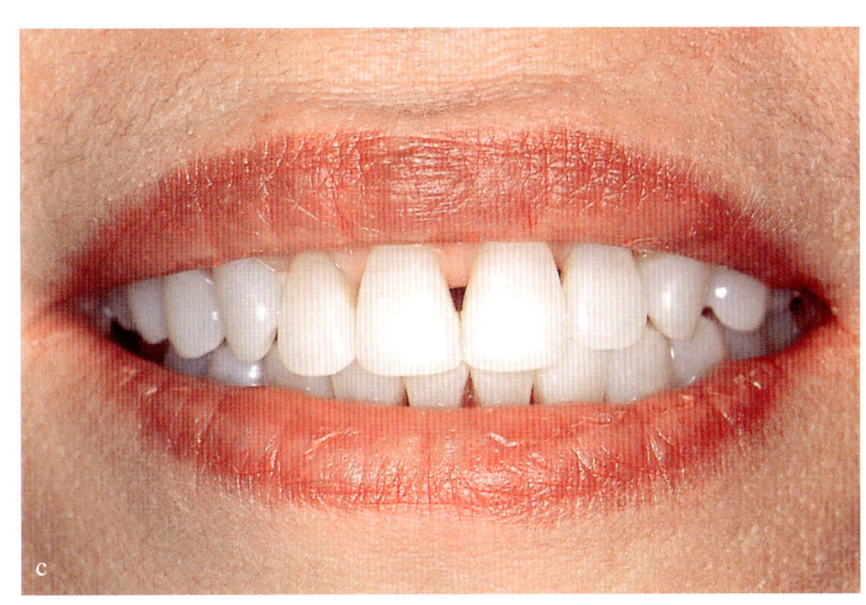

c. 牙齿漂白治疗后。

牙齿美学漂白

图1-6 为发现肉眼检查时可能遗漏的根尖病变，需拍曲面断层片或对怀疑存在病变的牙行根尖片检查。

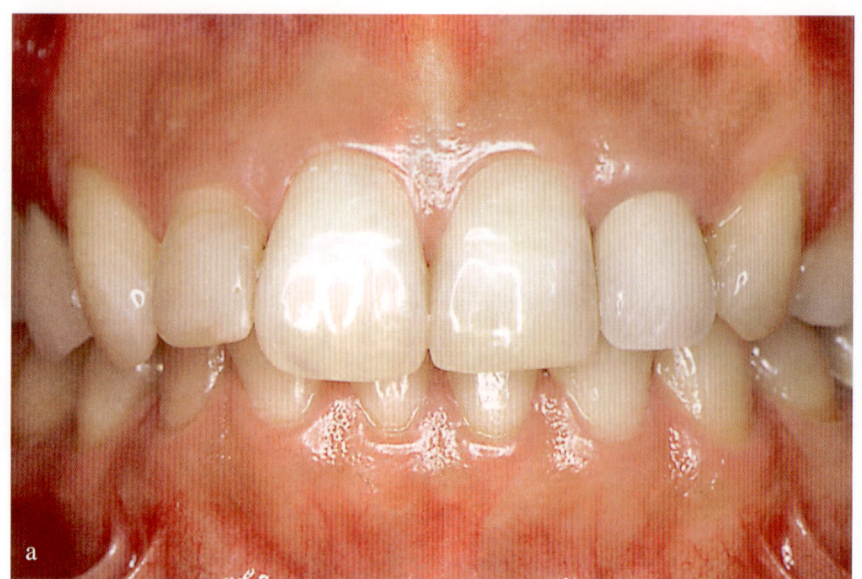

a. 对咨询牙齿漂白的患者检查其口内情况。

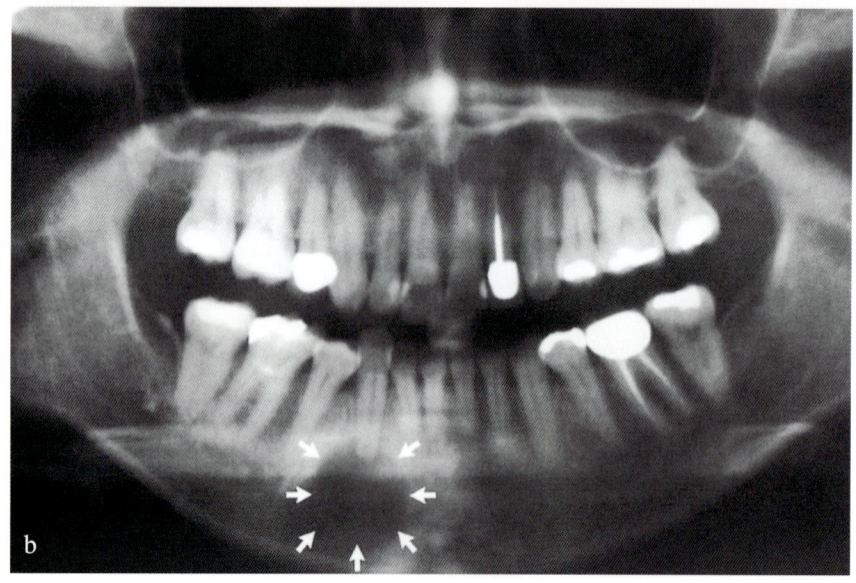

b. 常规曲面断层片发现在右下尖牙周围存在一个较大的根尖病变。

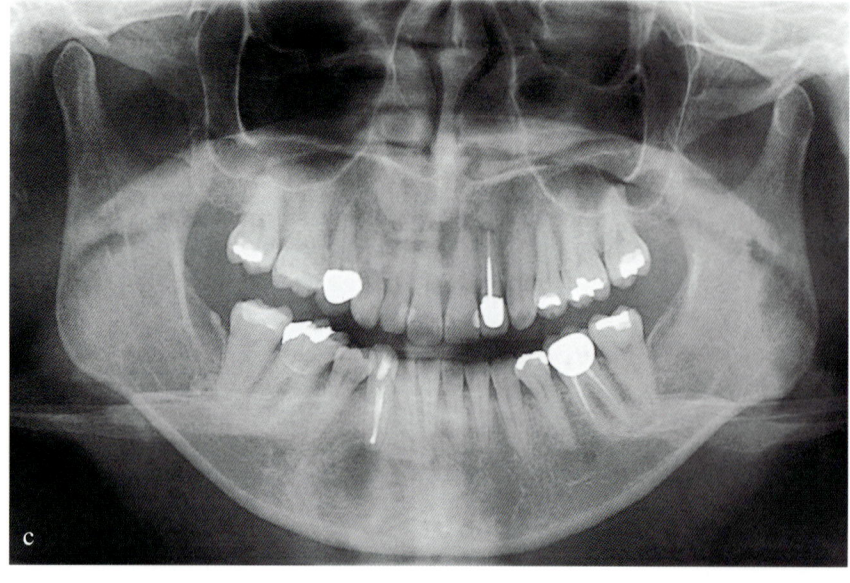

c. 在牙齿漂白治疗前需先治疗根尖病变。

诊断和治疗设计

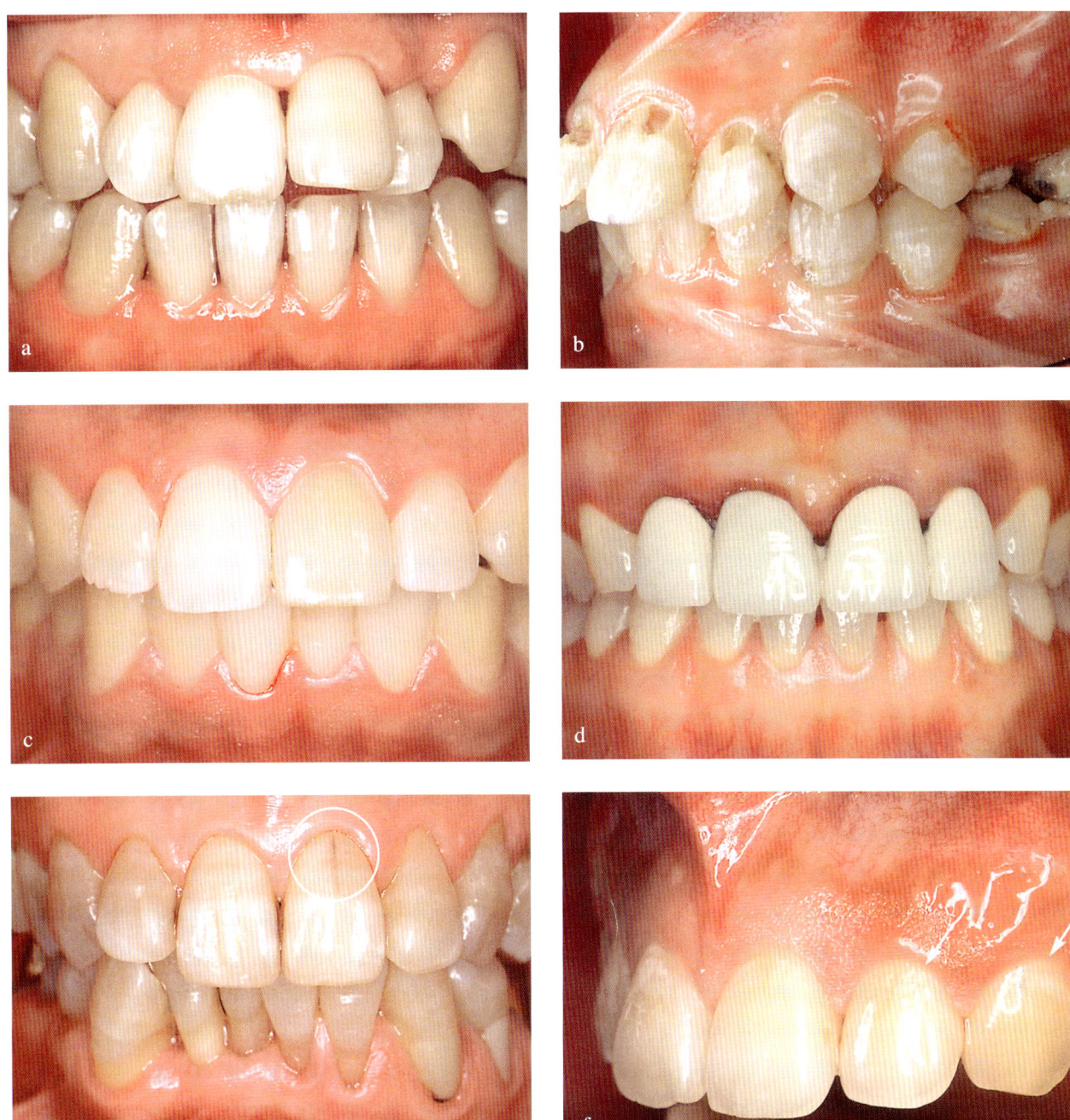

图 1-7 在开始牙齿漂白治疗前需行全面的口腔检查。
a. 若牙齿存在错𬌗畸形，单纯使用漂白治疗并不能使患者拥有美丽亮白的微笑。
b. 在开始牙齿漂白治疗前需先治疗敏感症或非静止龋坏的牙齿。
c. 多数情况下，患者并未注意到存在单颗变黑牙。
d. 漂白治疗后需对不良修复体重新修复。
e. 隐裂不是牙齿漂白治疗的绝对禁忌证。
f. 通过仔细的口内检查可以发现局部脱钙区。

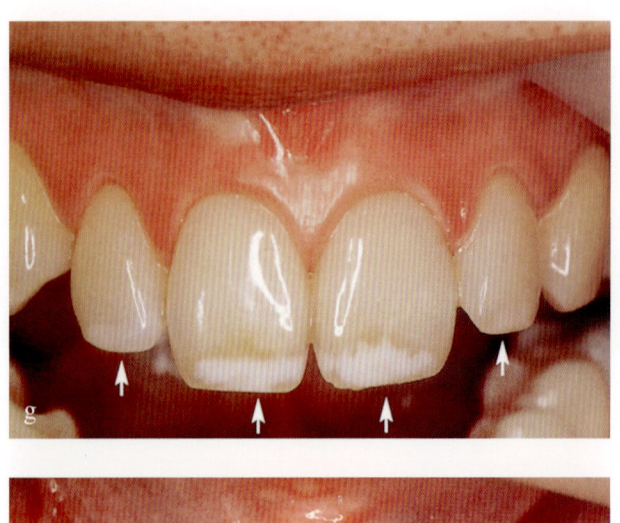
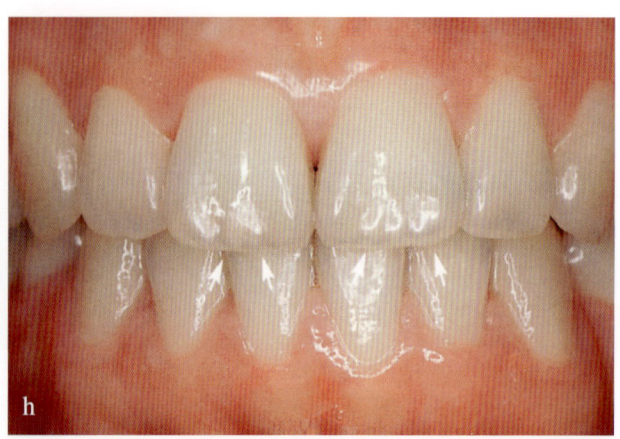
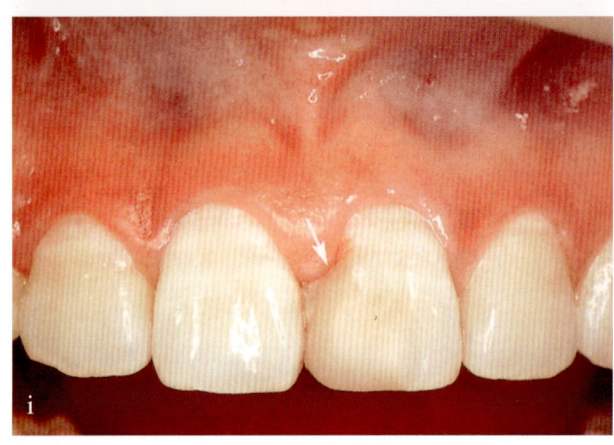
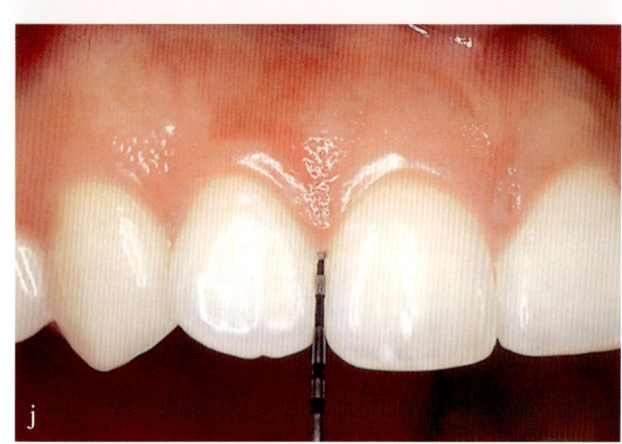
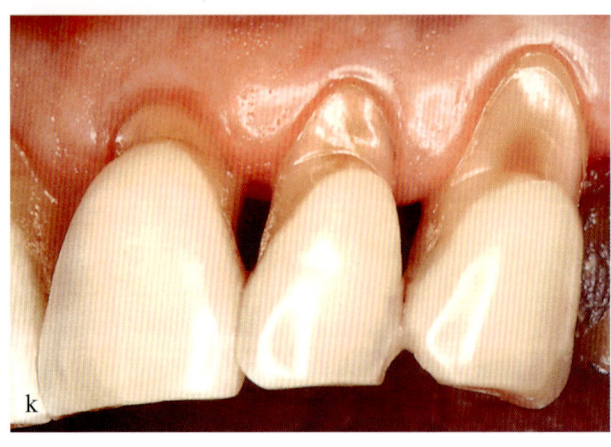
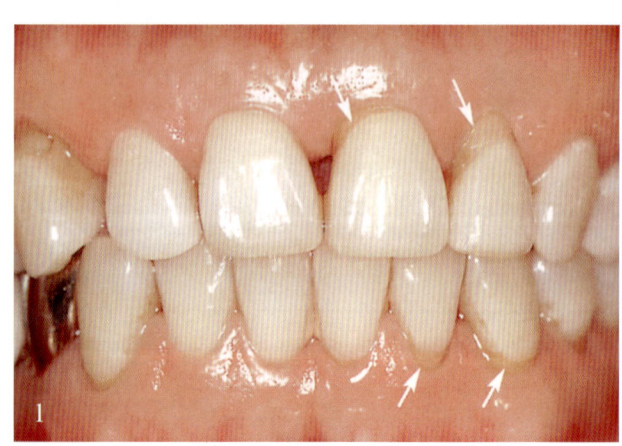

图 1-7（续）　在开始牙齿漂白治疗前需行全面的口腔检查。

g. 无论白垩斑的颜色很浅还是稍深，都必须向患者指出，这很重要。

h. 有些牙齿，尤其是切端看起来发灰时，可能是由于牙齿的半透明性所致。

i. 尽管牙齿漂白治疗不能改变复合树脂充填体的颜色，但有时它们能与变白后的牙齿自然融合。

j. 如果牙龈外形不对称或临床冠明显过短，需行牙周探诊检查。

k. 牙齿漂白治疗后牙颈部的磨损区会变得更加敏感。

l. 在牙龈退缩区由于牙本质暴露，其颜色会较临床冠更深。

牙齿颜色评价

记录治疗前牙齿的原始颜色是必不可少的。可以通过比色板来帮助完成记录，例如用 Vita Classic 比色板（图 1-8）或者 Vitapan 3D Master 比色板（图 1-9）。通常牙齿会变得比 Vita Classic 比色板上的 B1 或 Vitapan 3D Master 比色板上的 1M1 还要白，因此尚需应用其他的漂白比色板。对这些病例可使用 Ivoclar/Vivadent 漂白比色板（图 1-10）或 Vitapan 3D Master 漂白比色板（图 1-11）。按照牙齿本身的颜色，黄色和橙黄色的（Vita 比色板上的 A 和 B）牙齿适于漂白治疗，而灰色和黑褐色（Vita 比色板上的 C 和 D）的牙齿漂白治疗效果不佳。在患者的病历表上要用颜色分布图来直接记录牙龈的颜色和特点，以及上下牙齿切端和牙体部分的颜色（图 1-12a）。记录和评价牙齿原始颜色最简捷的方法是将比色片与天然牙同时拍摄成照片，以此作为参照（图 1-12b）。用比色板进行牙齿颜色的评价简单方便，但是由于夹带了太多的主观因素，因此很难发现其中轻微的差别或细微的改变。

技术的发展使我们拥有了测定颜色的专门设备（图 1-12c）。使用专门设备进行测色的最大优点是测色结果不会受测色者眼睛、环境或者光线的影响，且其结果可重复获得。临床研究发现，用专门设备测色较肉眼比色更加准确，且重复测量的结果相同。根据机制不同，测色系统基本上可分为三种类型：

- RGB 设备：通过获取红、绿、蓝值构成牙齿的颜色图，与多数录像机或数码相机相同。
- 分光光度计：可对某一物体反射或透射的可见光辐射能量值进行测量和记录，每次可测量和记录存在于整个可见光谱中的某一波长的亮度、饱和度和色调，以获取准确而全面的颜色数据。
- 色度仪：用三个宽带过滤器，直接对颜色刺激进行测量。

Vita Classic 比色板

用字母代表不同色调。

- A：橙黄色
- B：黄色
- C：黄色 / 偏灰
- D：橙黄色 / 偏灰（棕）

用数字代表不同的饱和度和亮度。

- 1：最小饱和度，最高亮度
- 4：最大饱和度，最低亮度

Vitapan 3D Master 比色板

对传统的 Vita Classic 比色板进行了改进，可让医师通过三个步骤更加客观地比色。

- 亮度：　　首先确定牙齿的亮度（1：最亮到 5：最暗）
- 饱和度：　在已选定的亮度组中，将中间色调组中的 M 色卡取出，选择与牙齿最接近的饱和度（1：最低色彩度到 3：最大色彩度）
- 色调：　　最后，判断牙齿的颜色是偏红还是偏黄

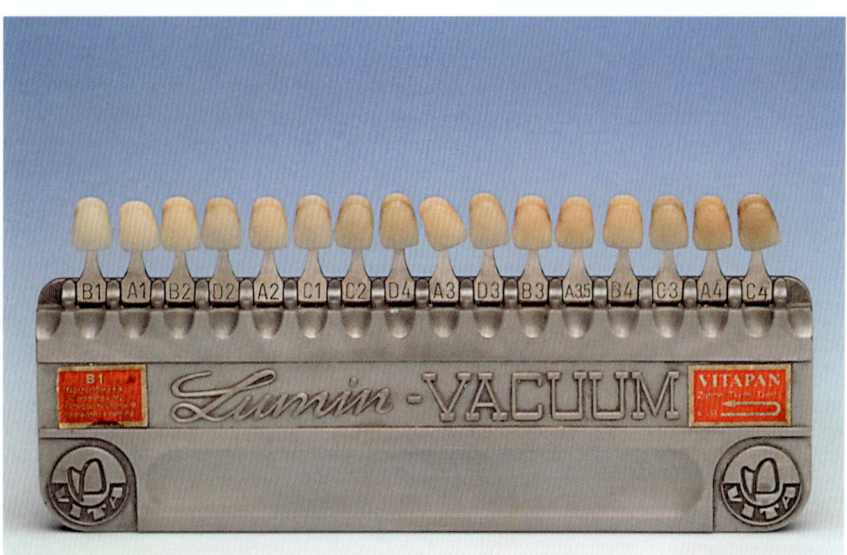

图 1-8　Vita Classic 比色板。

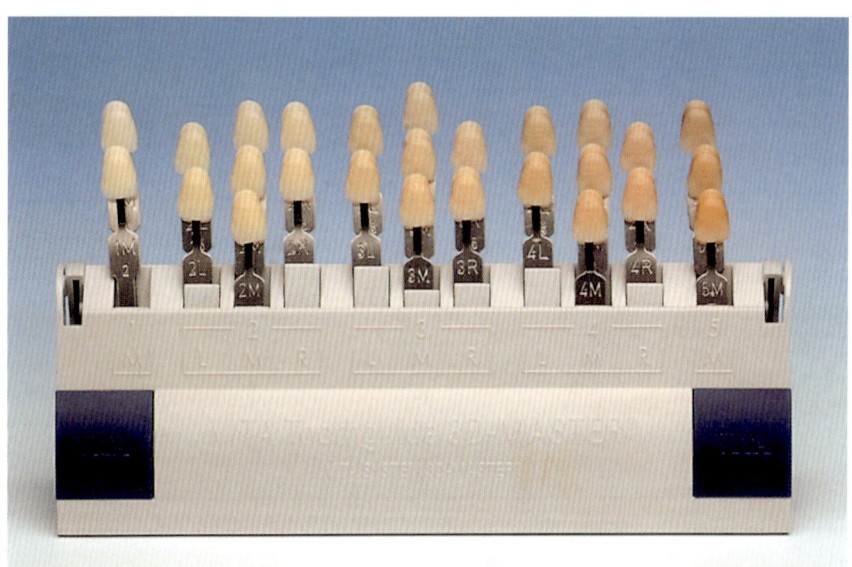

图 1-9　Vita 3D Master 比色板。

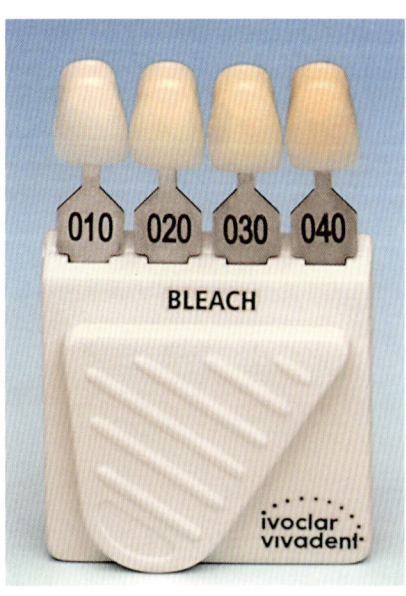
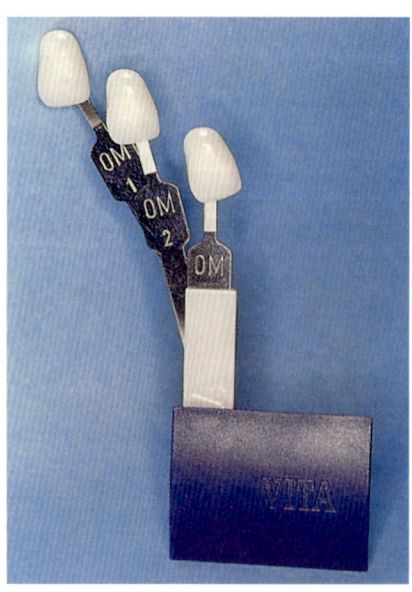

图 1-10　漂白比色板（Ivoclar/Vivadent）。

图 1-11　漂白比色板（Vitapan 3D Master）。

图 1-12 牙齿颜色评价。

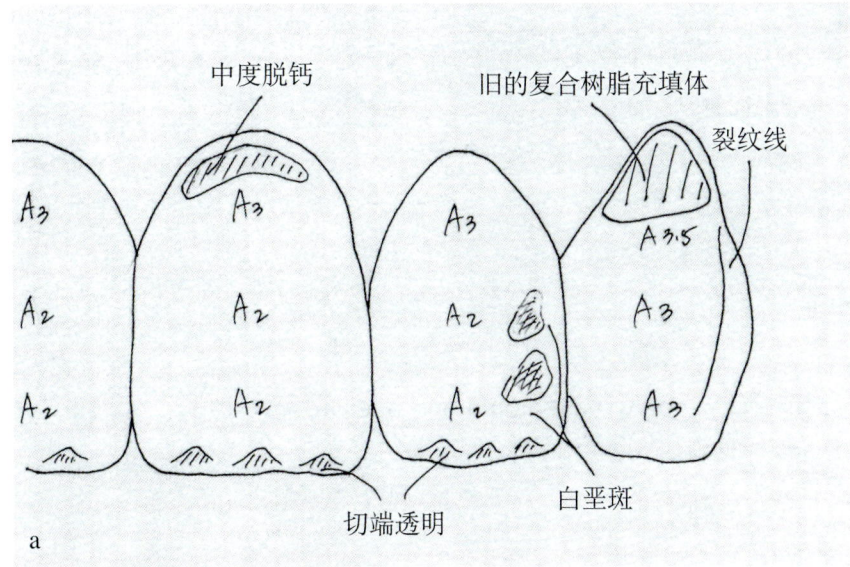

a. 用颜色分布图记录牙齿的颜色和特征。

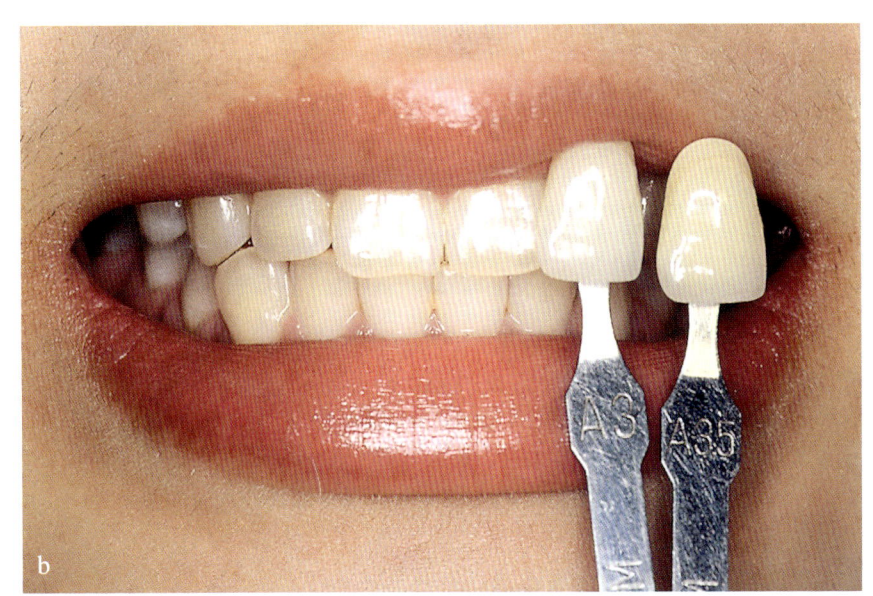

b. 记录牙齿原始颜色最简捷的方法，是将比色片放在牙齿附近拍照，将其作为参照。

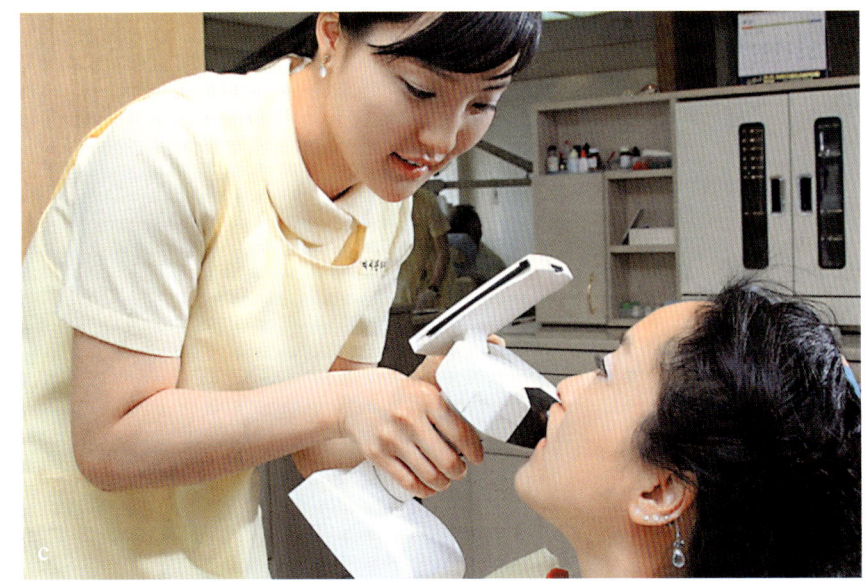

c. 用专用设备确定牙齿颜色（Spectroshade, MHT Optic Research）。

所有这些设备都可以按照测量的区域进行细微分类。点测量（SM）设备可用于测量牙面上较小的区域，而全牙测量（CTM）设备可测量整颗牙齿。针对牙齿漂白治疗，分光光度计和全牙测色仪都可为整颗牙齿的颜色分布图提供准确数据。基于分光光度计的微笑分析可以提供患者全牙列的整体观（图1-13），这对客观准确记录患者牙齿的原始颜色很有帮助，并可激励患者接受牙齿漂白治疗。然而，使用专门的技术设备（表1-1(1)，表1-1(2)）更加耗时，花费也更多。因此需仔细考虑整体的性价比。

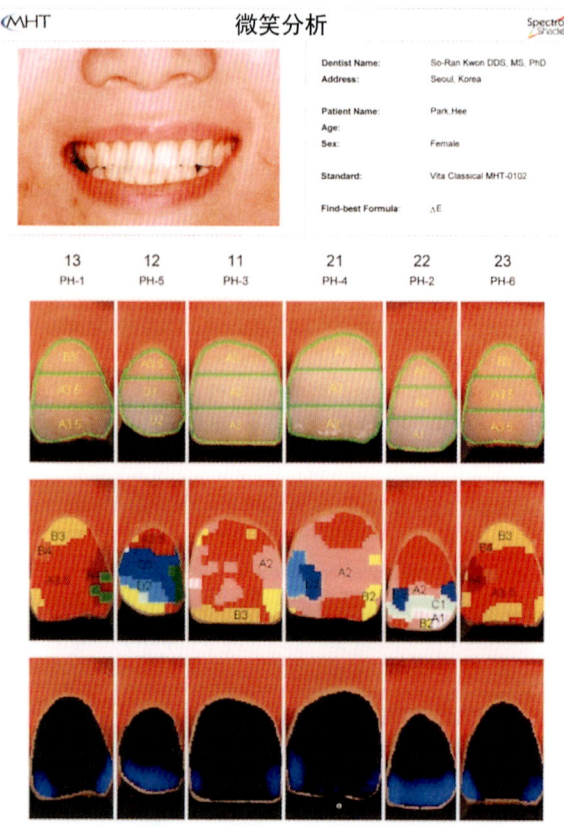

图1-13 用分光光度计帮助进行微笑分析。

表 1-1（1） 目前可选择的高科技测色系统介绍（由 Stephen J. Chu 提供，经 Quintessence Pub. 同意）

产品	公司	测量区域	工作原理	易携带	电脑图像
Spectro Shade Micro	MHT Optic Research（Niederhasli, Switzerland）	整颗牙	分光光度计	是	是
Shade Scan	Cynovad（Montreal, Canada）	整颗牙	RGB 数码相机	否	是
Shade Vision	X-Rite（Grandville, MI）	整颗牙	色度仪	是	是
Ikam	DCM（Leeds, UK）	整颗牙	RGB 数码相机	否	是
Shade Eye-NCC	Shofu（San Marcos, CA）	点状区域	色度仪	是	否
Digital Shade Guide	Rieth（Schorndorf, Germany）	点状区域	色度仪	否	否
Easyshade	Vita（Bad Sackingen, Germany）	点状区域	分光光度计	否	否

表 1-1（2） 目前可选择的高科技测色系统介绍（由 Stephen J. Chu 提供，经 Quintessence Pub. 同意）

产品	优点	缺点
Spectro Shade Micro	● 高精度参照系统 ● 可测量颜色非常接近的色片及天然牙齿间的色差（△E） ● 可拍摄无限量的图像 ● 可非常精确地评价漂白效果（垂直双像软件） ● 可验证修复颜色	● 光学测量头较大，易引起患者不适 ● 较易起雾 ● 对重度排列不齐的牙齿，不易获取图像
Shade Scan	● 软件很好 ● 加强的图像选择功能 ● 可编制打印报告 ● 可验证修复颜色	● 塑料的护镜器易被划伤导致图像失真；易起雾；必须消毒（非抛弃型） ● 很难获得技术支持 ● 对重度排列不齐的牙齿不易获取图像
Shade Vision	● 无连线 ● 良好的电话技术支持 ● 图像质量高 ● 自动默认较浅的颜色，有利于比色校正 ● 良好的色调、饱和度和亮度对比像 ● 可从其他文件中添加图像 ● 行前牙测量时没有限制 ● 抛弃型图像拍摄头 ● 可验证修复颜色 ● 有效的试用软件程序	● 在下载前只能拍摄 8 张图像 ● 光学设计的 LCD 屏幕是黑白的，有时不易辨认 ● 获取图像困难（尤其是下颌牙） ● 对重度排列不齐的牙齿，不易获取图像
Ikam	● 可与数码相机连接 ● 图像质量高	● 不易安置患者 ● 体积太大
Shade Eye-NCC	● 不需连接电脑 ● 直接打印测量结果 ● 很容易操作 ● 三种模式：牙齿、瓷、漂白 ● 患者感觉舒适	● 不能提供整颗牙的信息 ● 行切端测量时效果不佳 ● 最好能与 Shofu 瓷粉配合使用
Digital Shade Guide	● 体积小 ● 价格便宜	● 设计不符合人体工程学 ● 需与电脑连接使用 ● 不能消毒
Easyshade	● 容易操作 ● 患者舒适 ● 可行磨牙区测量 ● 拥有牙齿与瓷两种模式	● 只能匹配 Vita 颜色系统

将牙齿的颜色与眼白比较

Haywood 建议将患者的眼白作为评价其牙齿漂白效果的可靠参照物。若牙齿的颜色较其眼白颜色暗，那么行牙齿漂白治疗后，其外观将得到明显改善（图 1-14）。通常患者会向医师询问行漂白治疗后牙齿的颜色。与其向患者保证将会获得某种颜色，医师更应告知患者，经漂白治疗后其牙齿的颜色会比其眼白更白。

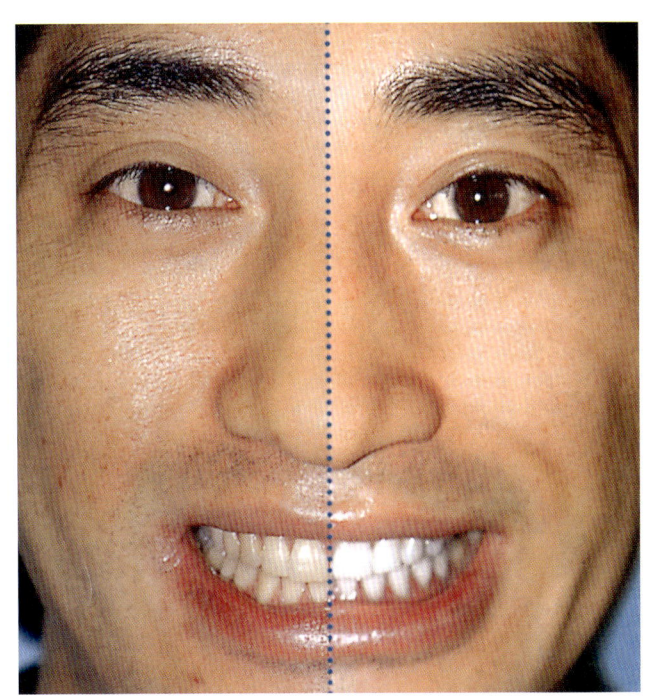

图 1-14 将牙齿的颜色与眼白比较。图中显示牙齿漂白治疗后（右侧），牙齿的颜色较眼白更亮白。

医患沟通及患者知情同意

当完成了所有的前期检查工作后，医患之间就可按牙齿美白问卷和微笑分析表中的内容进行沟通。为了给患者提供更加舒适的氛围，洽商最好是在沟通室内进行，而不应在牙科治疗椅上完成（图 1-15）。患者对治疗的期望和要求应被再次提及，以使患者确信医师已完全获知他／她所关注的问题。医师应为患者提供几套可供选择的个体治疗方案，并分别进行详细解释。在患者签订知情同意书前，医师还应向患者提供有关治疗持续时间、复诊频率、治疗费用、可能存在的副作用以及为维持疗效行定期补充漂白治疗的必要性等方面的准确信息（图 1-16）。

图 1-15　医患沟通和患者知情同意。

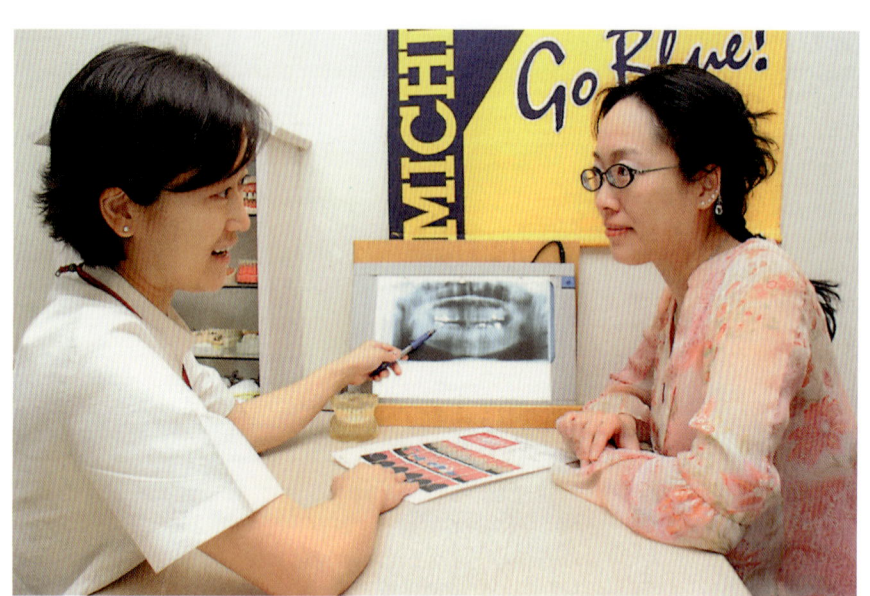

为了获得成功的牙齿漂白，在诊断和制订治疗计划阶段需对各种因素进行全面考虑。使用系统设计的方式不仅可获得患者的信任并使患者满意，还可使牙医获得成功的结果及回报。

牙齿美白治疗知情同意书

请您仔细阅读牙齿美白知情同意书,它将向您提供有关治疗过程的重要信息。如果您对其中内容有任何疑问,请向您的牙医或牙科工作人员咨询。

- **牙齿漂白的工作机制是什么?**
  牙齿如同一个半通透性的膜,过氧化脲及过氧化氢等牙齿漂白材料可渗入其内部以去除外源性及内源性着色。

- **漂白治疗后我的牙齿能看到怎样的增白改变?**
  因为颜色改善与牙齿变色原因、牙齿特征及患者合作程度有关,故存在个体差异。极个别案例,漂白治疗后可能看不到颜色变化。但是,若能按牙医的要求去做,您的牙齿肯定能变得又白又亮,您会对你的微笑表现满意。

- **完成牙齿漂白需要多长时间?**
  治疗所需时间依牙齿变色程度及您的合作程度而定。通常牙齿漂白需 2～6 周。对严重变色,可能需要延长治疗时间达 3～6 个月。

- **在进行漂白治疗时可能会有哪些不适感?**
  在进行牙齿漂白治疗时,最常见的是对冷敏感不适,通常数小时后即会好转。但若此不适反应持续过久,请咨询您的牙医或牙科工作人员,行即刻缓解治疗。可能偶见牙龈烧伤或有短时间的味觉改变。

- **完成漂白治疗后应如何维持牙齿颜色?**
  为长期保持微笑时牙齿既白又亮,应避免进食会引起牙齿再变色的、含强着色剂的食品。建议每 6 个月进行适当的预防性复查,每 1～2 年重复一次简单的接触漂白治疗。

姓名:＿＿＿＿＿＿＿＿

日期:＿＿＿＿＿＿＿＿

图 1-16　牙齿美白治疗知情同意书。

问题和回答

问题 1 有隐裂或微小缺损的牙齿能够进行牙齿漂白治疗吗？

回答： 存在隐裂并非牙齿漂白治疗的绝对禁忌证。然而，在开始漂白前需告知患者存在的隐裂，并使用冰块、吹气和热刺激等方法测试其敏感度。在行牙齿漂白治疗时，存在微小缺损的牙齿会有敏感症状。在行漂白治疗前应该用暂时充填材料封闭缺损表面，在完成治疗后对缺损进行修复。

问题 2 对牙齿呈蓝、灰色变的患者，您应该如何与其沟通？

回答： 对牙齿呈蓝、灰色变的患者，最好在开始漂白治疗前就降低其对疗效的期望值。不能向患者承诺牙齿能变成何种颜色，而应告知其牙齿会较过去变得更加亮白。要获取期待的效果往往需要 3~6 个月。

问题 3 在开始牙齿漂白治疗前应该如何拍摄照片？

回答： 在治疗前记录患者牙齿的原始颜色很有必要。可用数码相机或与以下类似的相机拍摄照片。本书的所有照片都是用尼康 F-801s 相机、105mm 微聚镜头、环形闪光灯及柯达专业彩色反转胶片 E100 拍摄的。

问题 4 漂白会使已有的修复体变白吗？

回答： 牙齿漂白只对天然牙有效，不会改变修复体的颜色。然而，当前牙区的复合树脂充填体周围有变色时，由于漂白去除了变色，复合树脂充填体会显得更亮白。此外，对已经用瓷贴面修复后的牙齿行舌侧漂白，会使其变得更亮白。

问题 5 在开始牙齿漂白前一定要用测色仪测定颜色吗？

回答： 使用测色仪有助于客观准确地记录牙齿的原始颜色。但是，需仔细考虑其整体性价比。

参考文献

Chu SJ et al. Fundamentals of color, Quintessence Publishing Co, Inc, 2004.

Douglas RD. Intraoral determination of the tolerance of dentists for perceptibility and acceptability of shade mismatch. J Prosthet Dent 2007; 97:200-8.

Guan YH. The measurement of tooth whiteness by image analysis and spectrophotometry: A comparison. J Oral Rehalbilitation 2005; 32:7-15.

Goldstein RE, Garber DA. Complete Dental Bleaching, Quintessence Publishing Co, Inc, 1995.

Goldstein RE. Esthetics in dentistry, 2nd Ed Vol 1: Principles, communications, treatment methods. BC Decker: Hamilton, Ontario, 1998.

Hattab FN, Qudeimat MA, Al-Rimawi HS: Dental discoloration: an overview, J Esthet Dent 1999;11:291.

Haywood VB. An examination for Night Guard Vital Bleaching. Esthet Dent Update 1995; 6(5): 51-2.

Jordan RE, Boksman L. Conservative vital bleaching of discoloured dentition. Compen Contin Educ Dent 1984; V(10):803-7.

Kwon S. Tooth Whitening State of the Art, Dental Publishing Co, Inc, 2004.

Nathoo SA. The chemistry and mechanisms of extrinsic and intrinsic discoloration. J Am Dent Assoc Suppl 1997; 128(4):6S-10S.

Paravina RD, Powers JM. Esthetic color training in dentistry, Elsevier Mosby, 2004.

Paravina RD. New Shade Guide for Evaluation of Tooth Whitening-Colorimetric Study. J Esthet Restor Dent 2007; 19:276-283.

第 2 章

死髓牙漂白

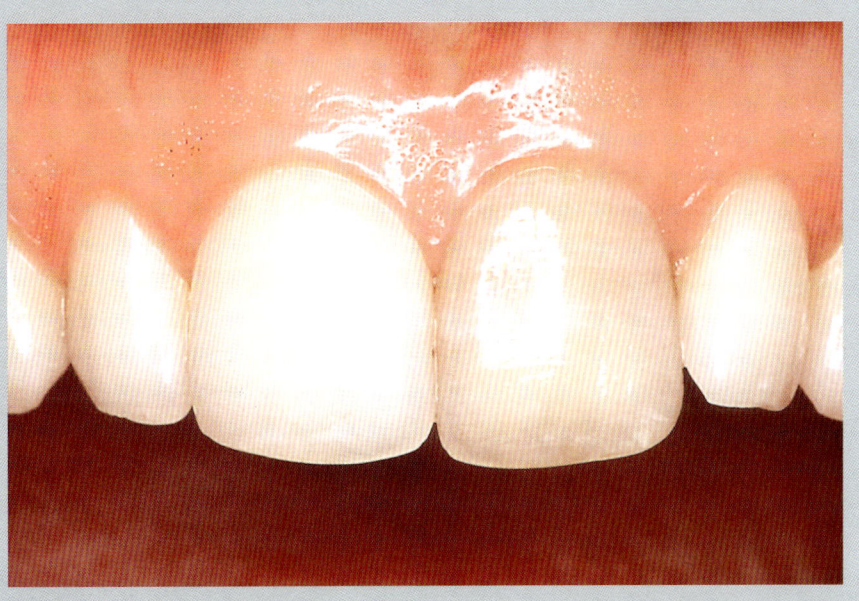

单颗牙变色对患者来说是件非常烦恼的事，同时也给牙科医生带来美学上的挑战。单颗牙齿变色的原因在临床上可分为两类：不完善的根管治疗和牙髓变性。不完善的根管治疗所致的牙齿变色，是由于残留在髓角的牙髓残片或者是遗留在髓室的多余根充材料所致。Grossman认为，外伤所致的牙髓变性会引发红细胞溶血，释放出血红蛋白。血红蛋白中的铁和"细菌的副产物"硫化氢进一步反应，生成硫化亚铁这一着色力很强的天然染料，对外伤牙的颜色影响很大（图2-1）。在一些受到微小创伤的病例中，牙齿可能依然是活髓，但伴有轻度变色，这是由于髓腔有继发牙本质和修复性牙本质的沉积，此被称为钙化变性。如果变色是在很长一段时间内逐渐发生的，那么外伤后很久才会注意到有牙齿变色（图2-2）。通常牙齿变色没有什么临床症状，常因发现X线片上有根尖周病变，在行牙齿常规检查时才注意到有牙齿变色（图2-3）。若在正畸治疗中或治疗后出现牙齿变色，需在行下一步治疗前，先行完善的根管治疗（图2-4）。

过去，单颗变色牙常在行牙体预备后，用瓷贴面或全冠修复以遮盖和隐藏变色。然而，由于在牙体预备时过多的健康牙体组织被去除，牙齿的结构会受损伤，可能引发基牙折断或修复体脱落；而且也不可避免地发生牙龈退缩等影响美观的问题。本章为不同的死髓牙漂白技术提供了安全有效的指南，在不磨牙的前提下获得美学效果。

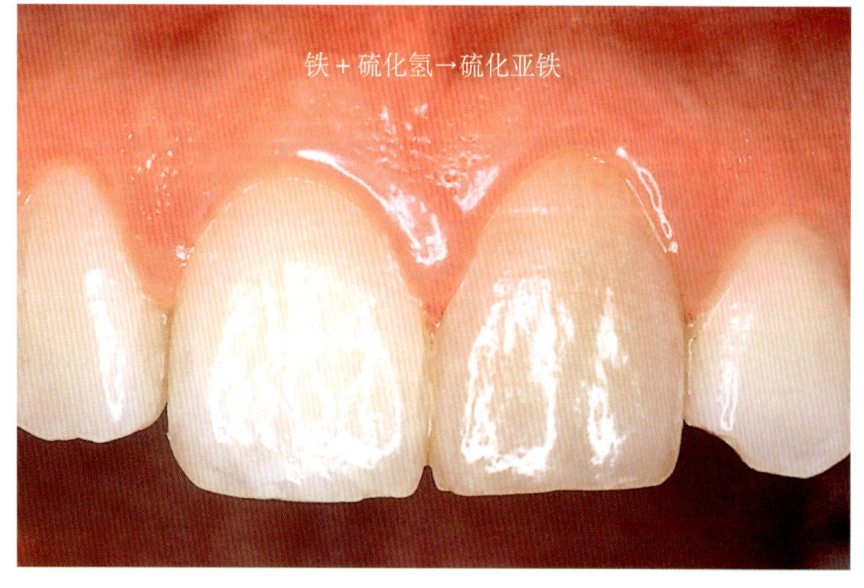

图2-1 单颗牙变色的机制。

图 2-2 左上中切牙单颗牙变色。

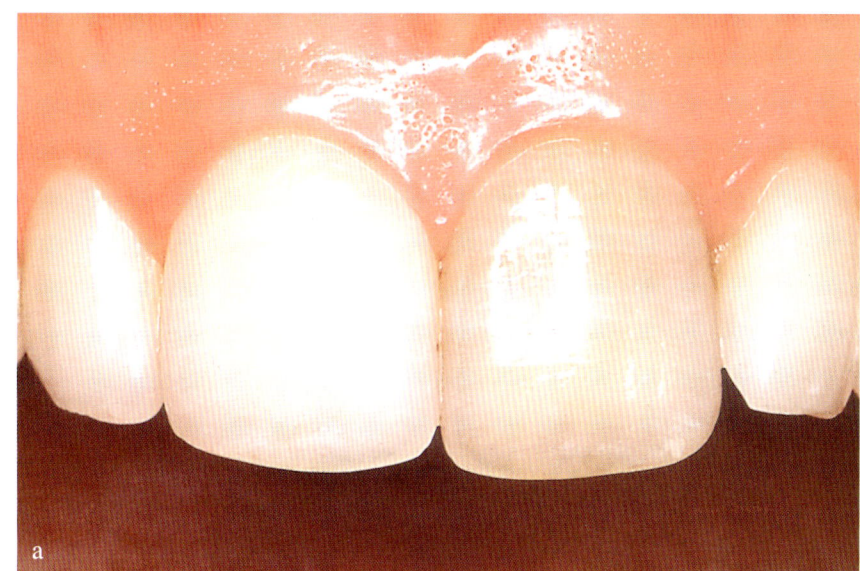

a. 牙外伤很长时间后发现变色。

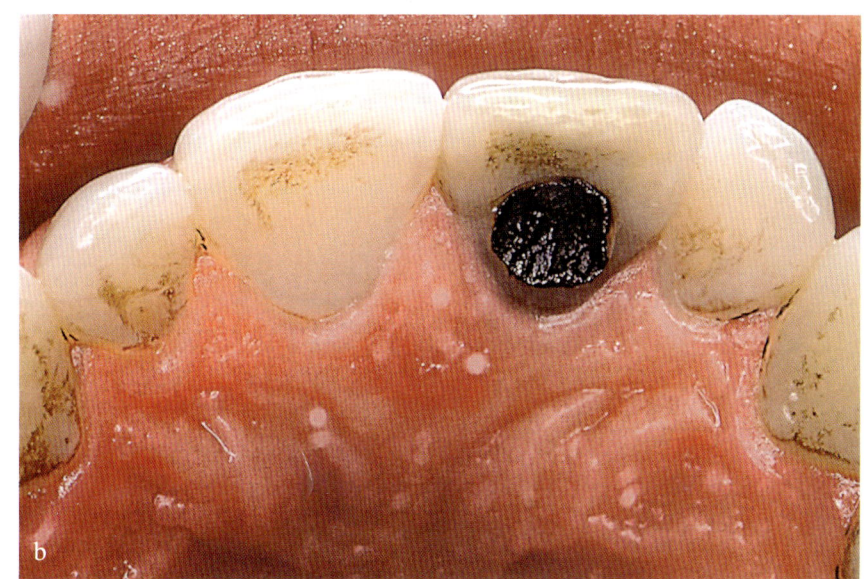

b. 舌侧观显示开髓口被银汞充填。

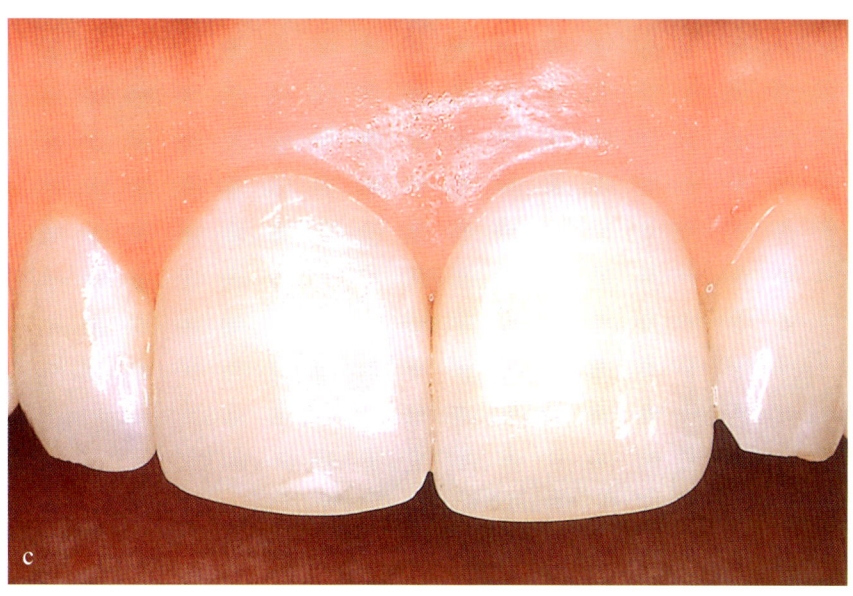

c. 持续漂白治疗后的效果。

牙齿美学漂白

图 2-3　右下尖牙单颗变色。

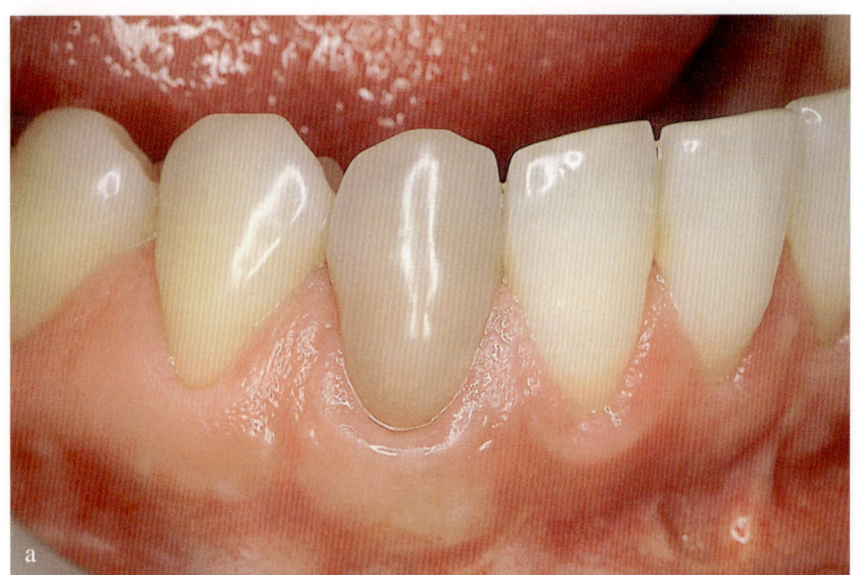

a. 患者通常并未察觉到牙变色。

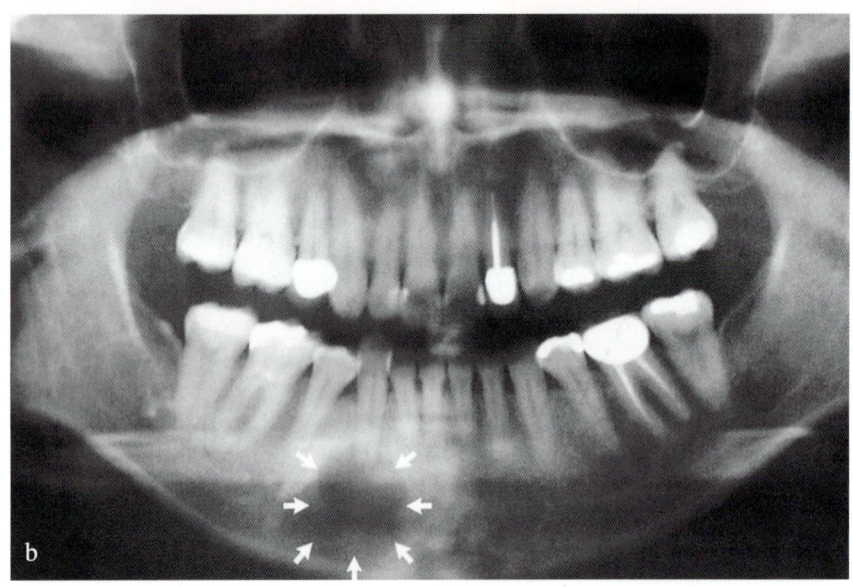

b. 在一次常规口腔检查的曲面断层片上发现有根尖周病变。

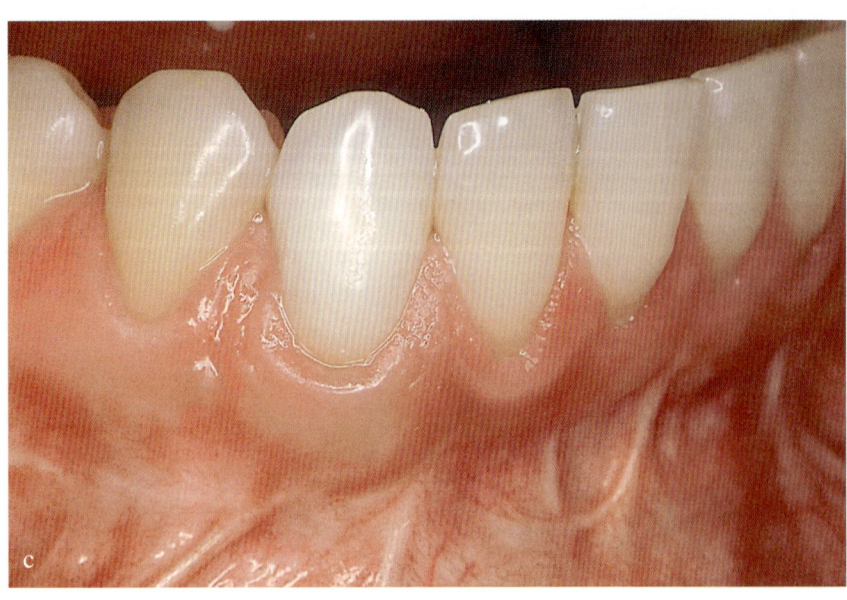

c. 根管治疗以及持续漂白治疗后。

图 2-4　正畸治疗后单颗牙变色。

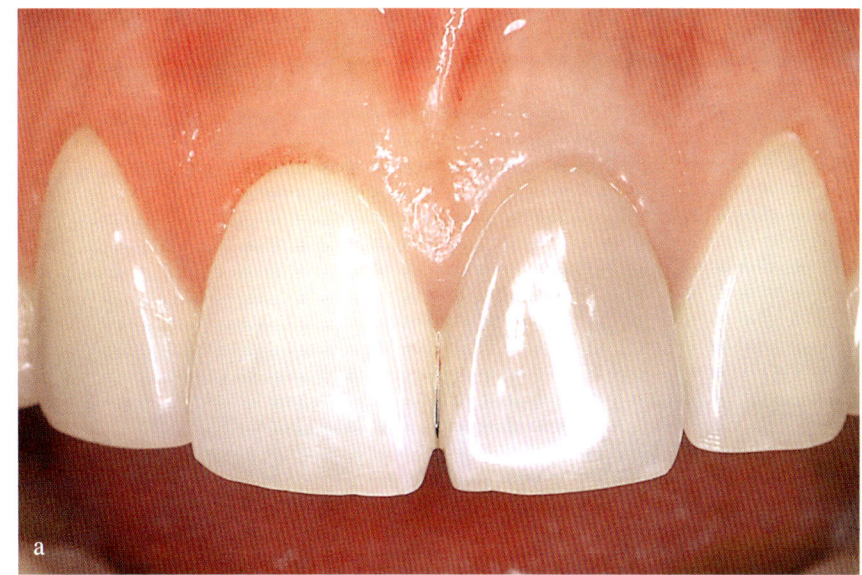

a. 正畸治疗后左上中切牙变色。

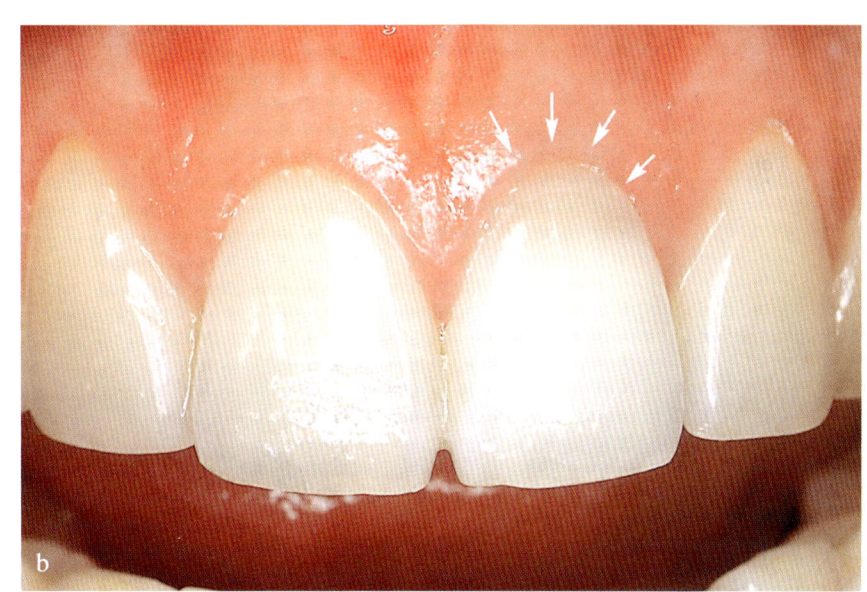

b. 在完成两个疗程的持续漂白后，由于保护隔障位置不恰当，颈部变色仍然存在，因此用慢钻去除部分玻璃离子以改善隔障位置。

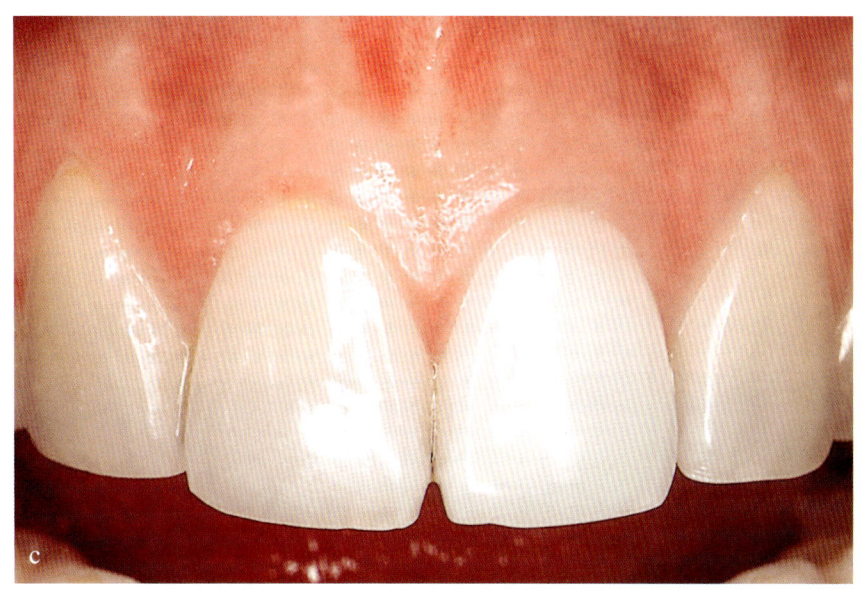

c. 修改隔障后，完成持续漂白，呈现出过度漂白的状态。

死髓牙漂白技术和材料
- 持续漂白技术
  - 过硼酸钠 + 水
  - 过硼酸钠 + H_2O_2
  - 10% ~ 20% 过氧化脲凝胶
  - 35% H_2O_2 凝胶（Opalescence Endo）
- 热催化漂白
  - 30% ~ 35% H_2O_2 + 加热
- 内 - 外漂白
  - 10% ~ 15% 的过氧化脲凝胶 + 漂白托盘
- 死髓牙的光照激活漂白
  - 10% 的过氧化脲凝胶 + 光照激活
  - 强力漂白凝胶 + 光照激活

持续漂白技术

自 1961 年问世以来，持续漂白技术（Walking Bleach Technique）就成为根管治疗后牙齿最为常用的漂白方法之一。将过氧化氢和过硼酸钠的混合物放入牙髓腔，并用暂时充填物封闭。从患者走出诊室的那一刻起，漂白就已经开始。根据病因和变色程度不同，漂白过程需重复 3 ~ 5 次，直到患牙的颜色和邻牙匹配。

持续漂白材料

持续漂白常用的漂白材料是 30% ~ 35% 的过氧化氢（双氧水）和过硼酸钠粉（图 2-5a）混合而成的糊剂。过氧化氢具有强氧化性，是一种很好的漂白材料。但是应特别注意防止软组织烧伤，避免接触到患者的眼睛或黏膜。由于过氧化氢是一种非常活跃的液体，6 个月后，其氧化效能会降低 50%，需要定期更换新药。

过硼酸钠是一种白色、无味、可溶于水的化合物，遇水后发生水解反应，生成过氧化氢和硼酸盐，并可生成少量 O·，但是当它和过氧化氢混合后将产生一种协同效应。对非常年轻的患者，为安全起见，可使用过硼酸钠和水的混合物。最近推荐使用低浓度（3%）的过氧化氢行持续漂白。

如果牙医不易掌控上述混合过程，可将 10% 的过氧化脲凝胶装入注射器中，注入髓腔（图 2-5b），随后放置小棉球及暂封材料。也可将 35% 的 H_2O_2 凝胶（Opalescence Endo, Ultradent Products Inc., Utah, USA）封于髓腔中行持续漂白（图 2-5c）。

图 2-5　持续漂白使用的漂白材料。

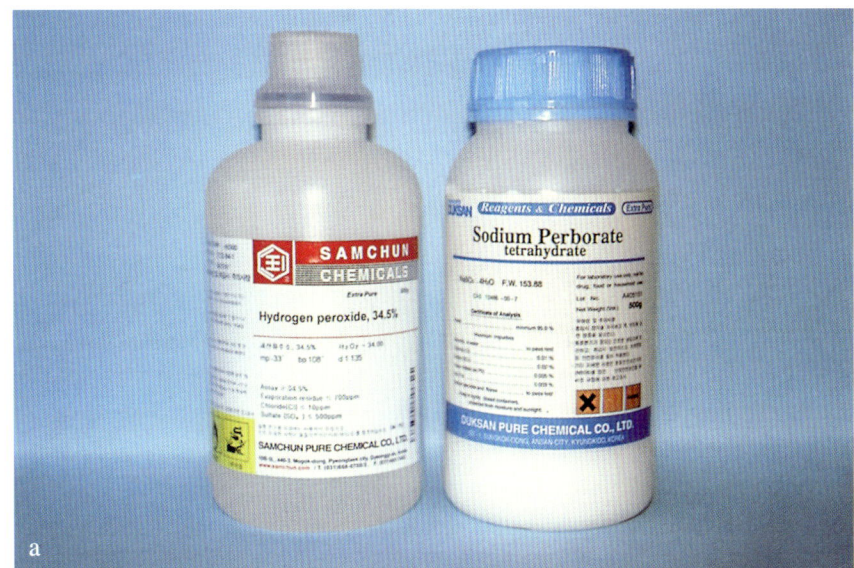

a. 过硼酸钠粉和 35% 的过氧化氢。

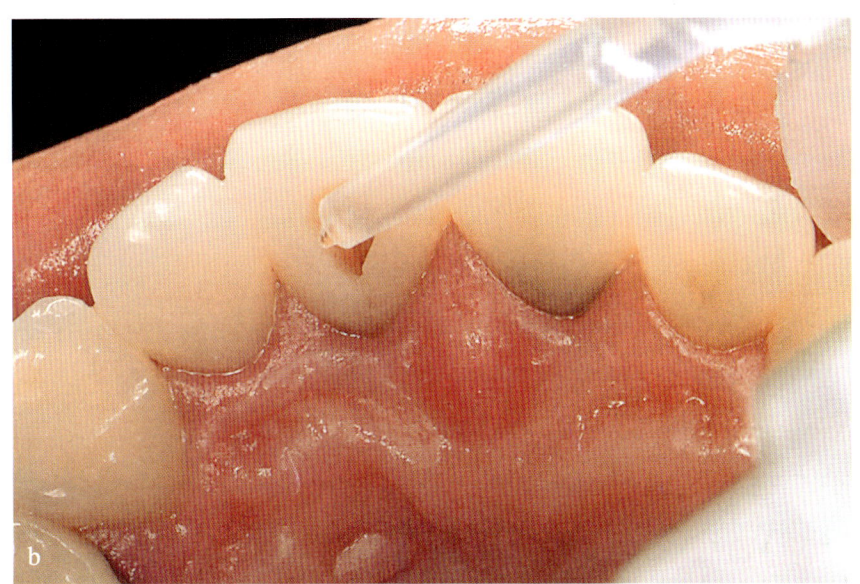

b. 将 10% 的过氧化脲凝胶封入髓腔。

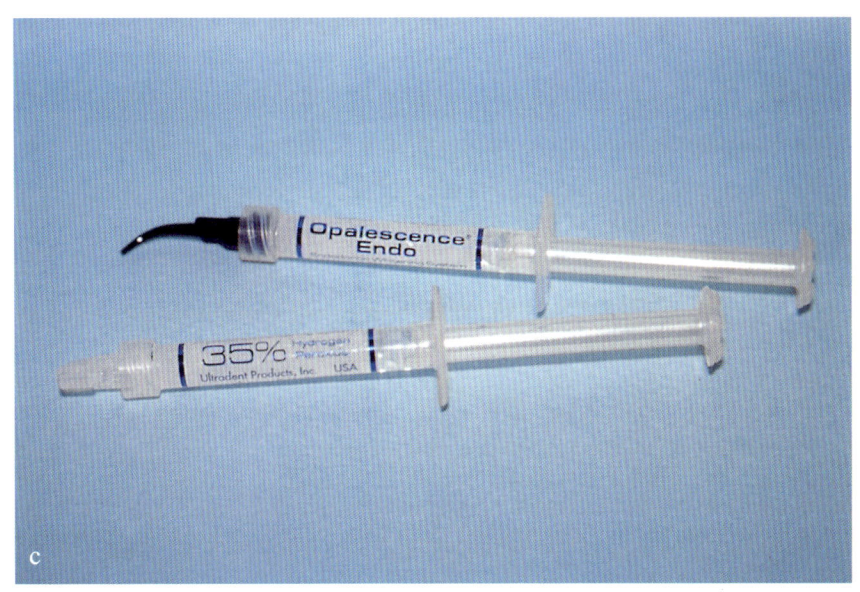

c. 35% 的 H_2O_2 凝胶（Opalescence Endo, Ultradent Products Inc., Utah, USA）。

治疗技术（图 2-6）

- **诊断和根管治疗**：用热诊和电活力测试评估牙髓活力；对于有根管治疗史的患者，可用根尖 X 线片来评估根尖周的状态和根管治疗是否完善。
- **颜色评估**：术前照相记录漂白前的颜色，为漂白后颜色对比提供参考。
- **放置隔障**：完成根管治疗后，用低速球钻、扩孔锉或加热过的器械将牙胶尖及所有根管充填材料去除，达到釉牙本质界（CEJ）根方 2mm 的深度。确定髓角及洞型入口处干净，并去除任何残留的坏死牙髓、根充材料和用于封闭根管的材料。隔障应为 2mm 厚，且与釉牙本质界的外形一致。因此，理想的形状应是唇面观像大雪橇隧道形；邻面观像滑雪道斜坡。玻璃离子水门汀、树脂水门汀、暂时性的修复材料（IRM）、聚羧酸水门汀或磷酸锌水门汀都能作为垫底材料。但是，最理想的材料应该可与牙本质粘接。为了方便使用，可用注射器和金属针头将光固化玻璃离子注入约 2mm 厚（图 2-7）。
- **漂白材料的应用**：将过硼酸钠与过氧化氢或水混合成较稠的糊剂，用传送器或银汞输送器将此混合物放置于髓腔。用一干棉球对其进行挤压，去除多余的水分，并为暂封材料提供空间。
- **暂封材料封闭**：为了严密封闭，暂封材料最小厚度应为 2mm。由于漂白材料会释放 O·，产生的压力可能使暂封材料被顶脱。为防止此类情况发生，可以用玻璃离子作为暂封材料。
- **颜色评估**：3~5 天后约患者复查，并与邻牙颜色进行对比。如果漂白发生过快，可要求患者提早复查。视病因和变色程度的不同，漂白过程通常需重复 3~5 次（图 2-8），直到患牙颜色较邻牙稍亮时为止。这种"过漂白"可为患牙在颜色稳定后的颜色反弹提供一些补偿。
- **最终复合树脂充填**：完成最后一次持续漂白后，最好再等待 2 周以上，以使颜色稳定、氧气消散及恢复粘接力。髓腔可用棉球和暂封材料充填，2 周后约患者复诊。此时可对髓腔进行酸蚀、前处理及粘固最终修复材料。若患者时间紧迫，也可用过氧化氢酶冲洗髓腔，或应用氢氧化钙覆盖髓腔 2 天，以取代 2 周的等候时间。

图 2-6 持续漂白图解。

a. 因牙髓坏死和细菌副产物导致的牙齿变色。

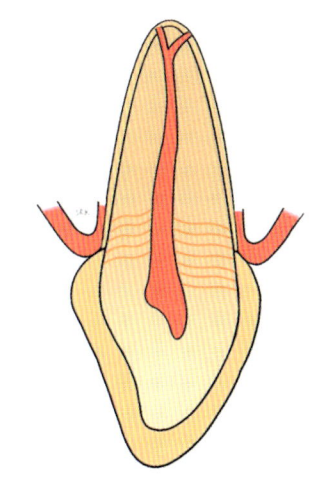
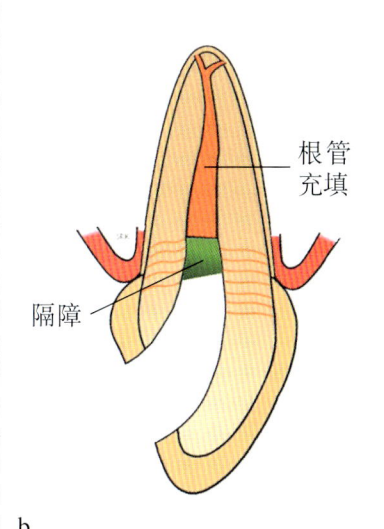

b. 根管充填和隔障放置。

c. 理想的隔障外形应该是大雪橇隧道形。

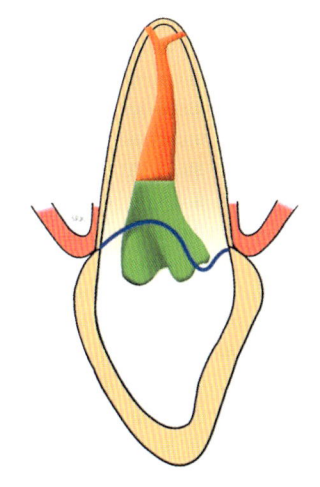
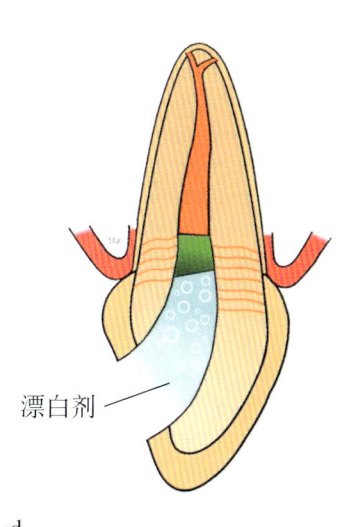

d. 漂白材料的应用。

e. 暂时充填。

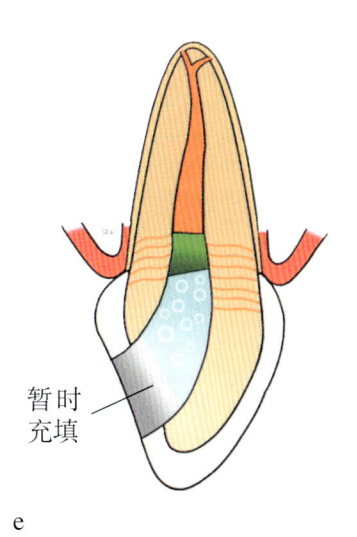
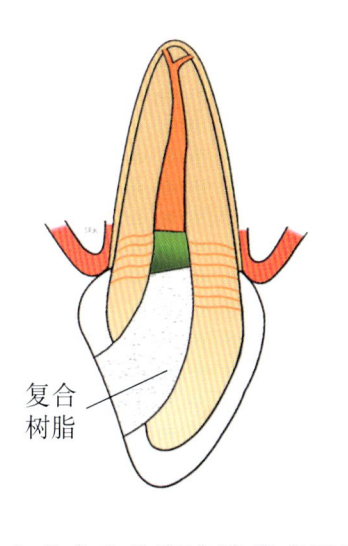

f. 最终复合树脂充填。

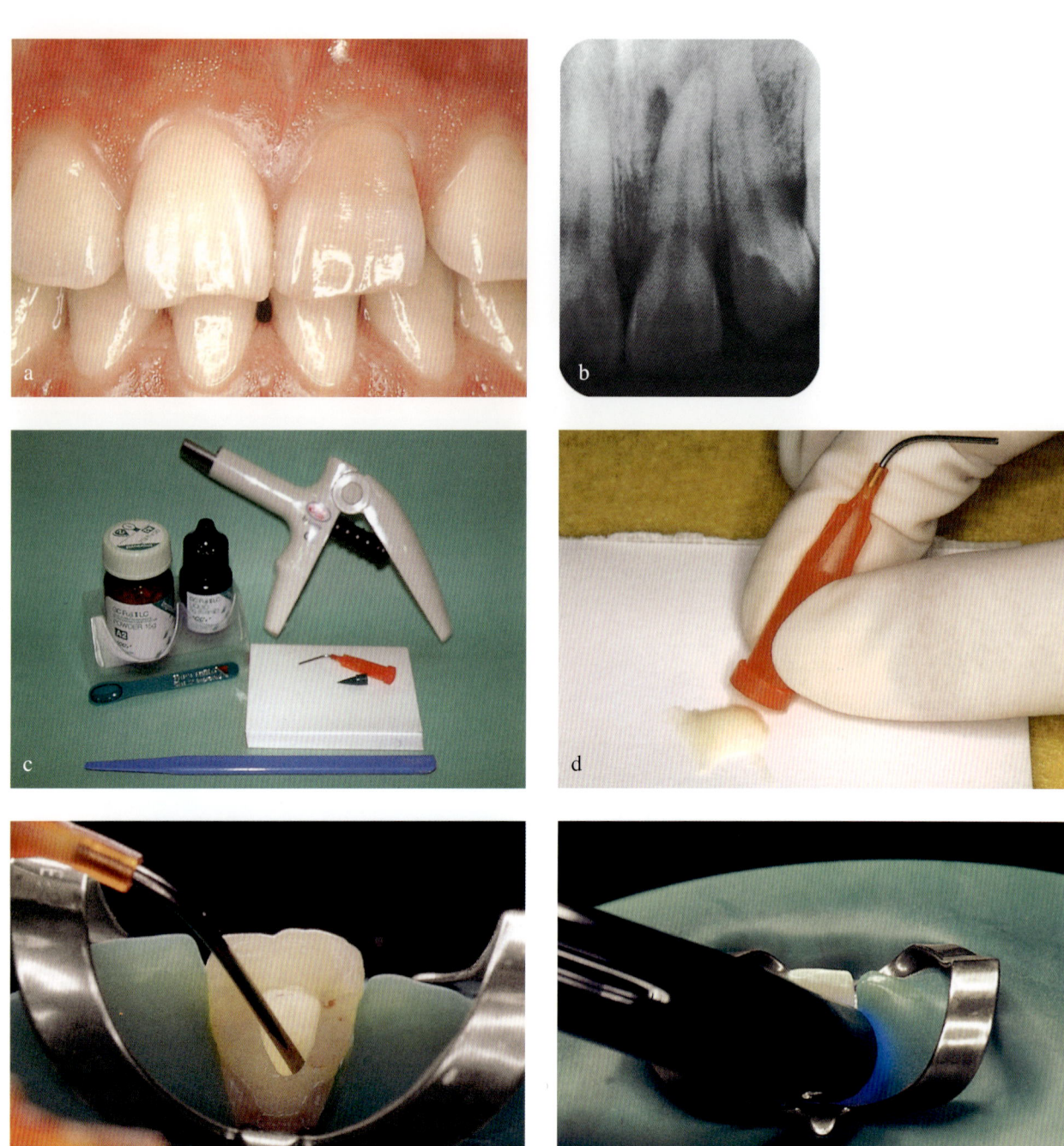

图 2-7 创伤所致左上中切牙变色的治疗。

a. 单颗牙变色并形成瘘管。

b. 术前 X 线片可见根尖阴影。

c. 光固化玻璃离子（GCFuji II LC, GC, Japan）和带金属头的 Centrix 注射器。

d. 玻璃离子混合后被装入金属头。

e. 使用金属头放置隔障。

f. 光照固化隔障。

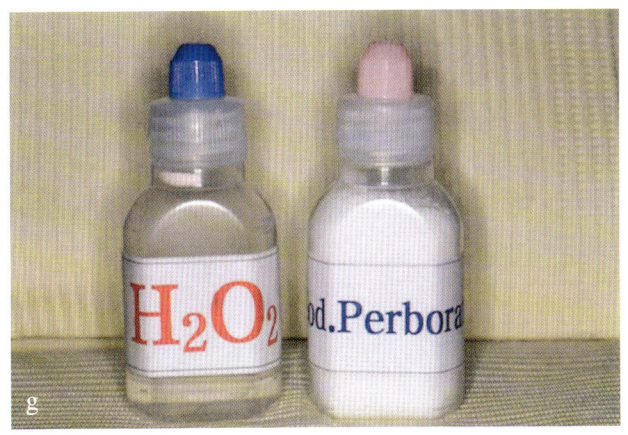
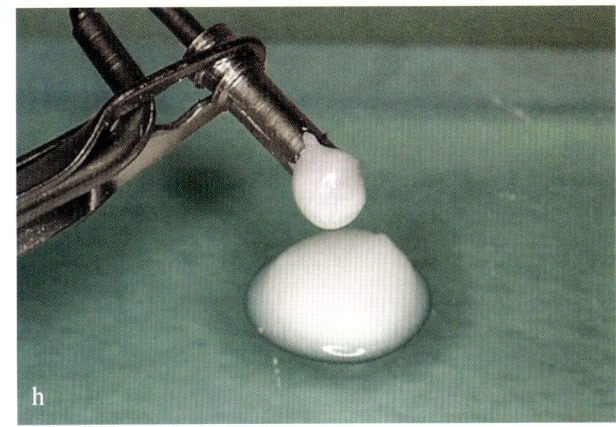
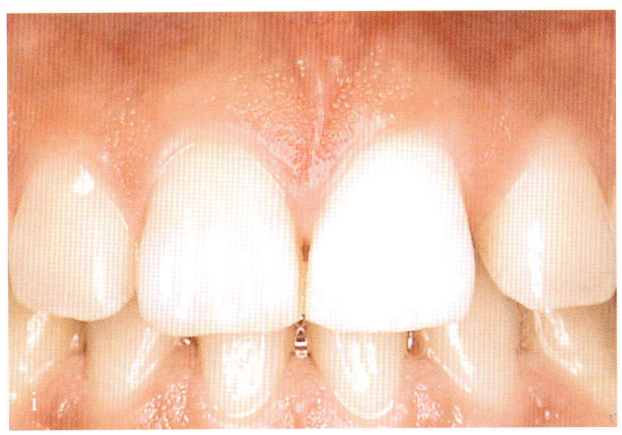
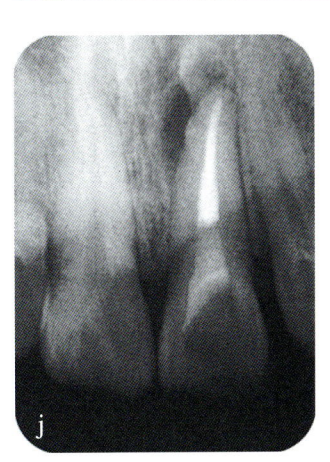
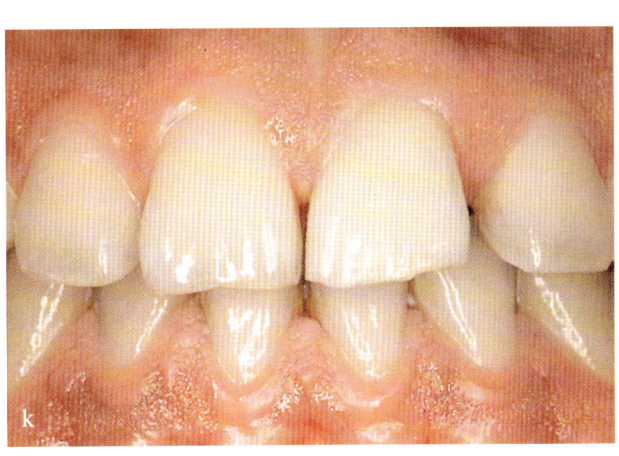
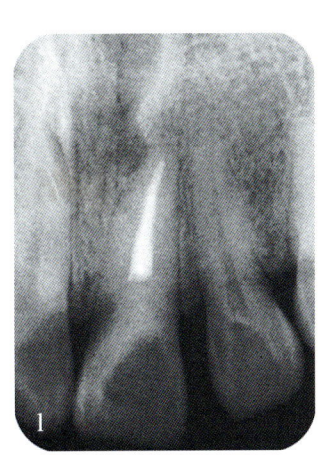

图 2-7（续） 创伤所致左上中切牙变色的治疗。
g. 过氧化氢水和过硼酸钠。
h. 用银汞输送器将过硼酸钠和过氧化氢的混合物放入髓腔。
i. 在 5 个疗程的持续漂白后，患牙较邻牙呈过度漂白状态。
j. 根管治疗后放置隔障，并完成持续漂白后的 X 线片检查。
k. 5 年后复查，治疗牙和邻牙的颜色仍然匹配。
l. 5 年后复查，根尖片可见根尖阴影愈合。

图 2-8 右上中切牙深棕变色。

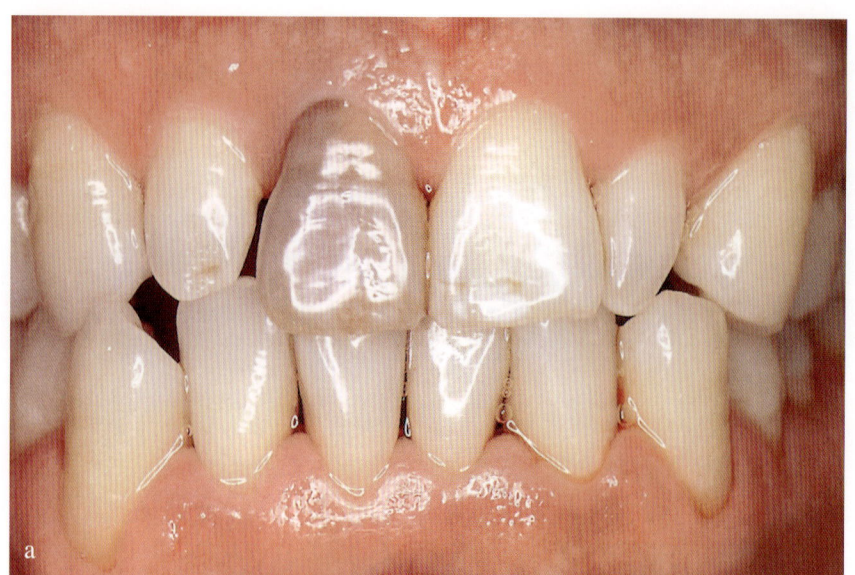

a. 需行美学治疗的单颗变色牙及左、右钉型侧切牙。

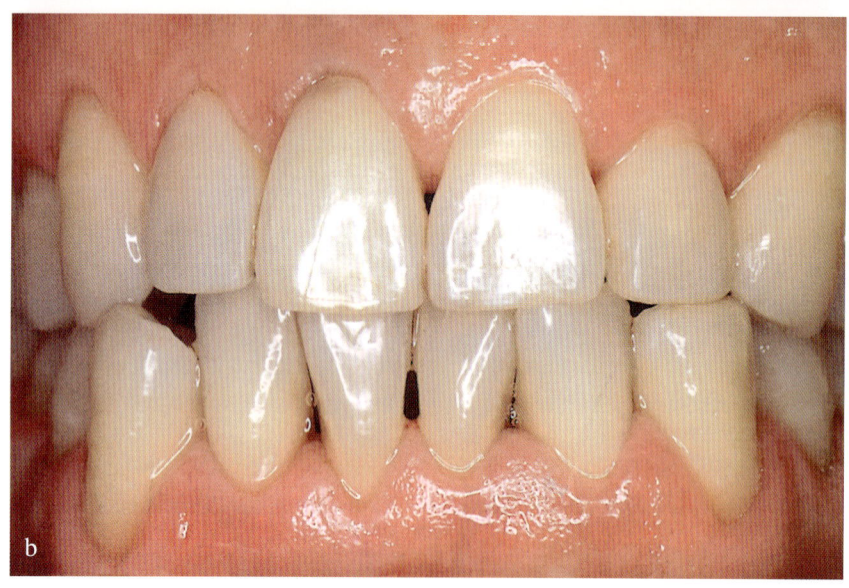

b. 完成对右上中切牙的持续漂白治疗和两侧钉型侧切牙的复合树脂修复。5 年后复查时的照片显示颜色和美观保持良好。

优点

- 简单有效。
- 在下次就诊前，漂白材料被封闭于窝洞中可持续发挥作用。
- 患者依从性良好。
- 节省就诊时间。

缺点

- 暂封材料易被顶脱。
- 若隔障放置不当，可导致颈部脱色欠佳。
- 使用酸性漂白材料可引起颈部牙根吸收。

副作用

- **颈部牙根吸收**：有报道称，由持续漂白所致的颈部牙根吸收多见于 25 岁以前出现牙髓坏死的患者及使用过氧化氢并加热的病例。颈部牙根吸收的病因和机制尚不清楚。有学者推测可能是由于漂白材料通过患者的牙本质小管渗入牙周韧带并激发炎症反应、异体反应或是使 pH 值降低，由此激活破骨细胞活性，导致骨吸收。因此，牙本质小管开口相对较大的年轻人，及在 CEJ 水平存在牙本质和牙釉质缺损的患者风险更高。为了预防漂白材料渗漏至牙槽周围组织，设立隔障非常重要。对年轻患者而言，过硼酸钠和水混合是一种比较安全的替代法。早期的颈部牙根吸收可用氢氧化钙覆盖来解决。若吸收进一步发展，需对患牙行冠延长术或牵引萌出，以暴露病变区域，然后进行适当的充填治疗（图 2-9）。
- **牙齿折断**：牙齿折断的发生通常是由于以前的创伤所致，但也可能是由于开髓时磨除了过多牙体组织引起。因此，应尽量减小开髓口，并对患者进行适当的术后指导（图 2-10）。
- **颜色反弹**：持续漂白后的颜色反弹多因冠部修复体边缘渗漏，可通过减小开髓口的方法来预防。髓腔应在漂白 2 周后进行充填修复，以便使剩余的氧消散。如果髓腔开口过大，最好用全冠修复（图 2-11）。

颈部牙根吸收的机制

- H_2O_2 经牙本质小管渗漏→炎性反应→ 〈吸收〉
- 蛋白变性→异体反应→ 〈吸收〉
- H_2O_2 造成 pH 值降低→激活破骨细胞→ 〈吸收〉

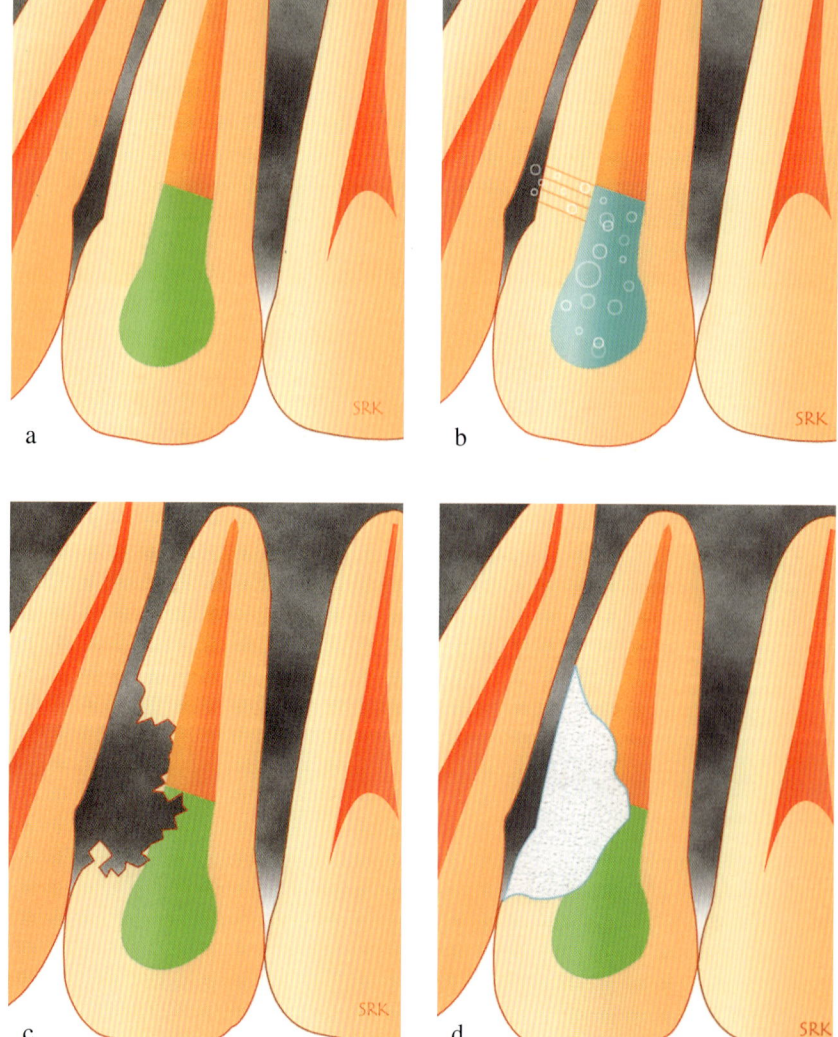

图 2-9 颈部牙根吸收的机制。
a. 根管治疗后。

b. 若隔障位置放置不合适,漂白材料可能通过牙本质小管发生渗漏。

c. 漂白材料渗漏导致颈部牙根吸收。

d. 用玻璃离子充填封闭发生吸收的区域。

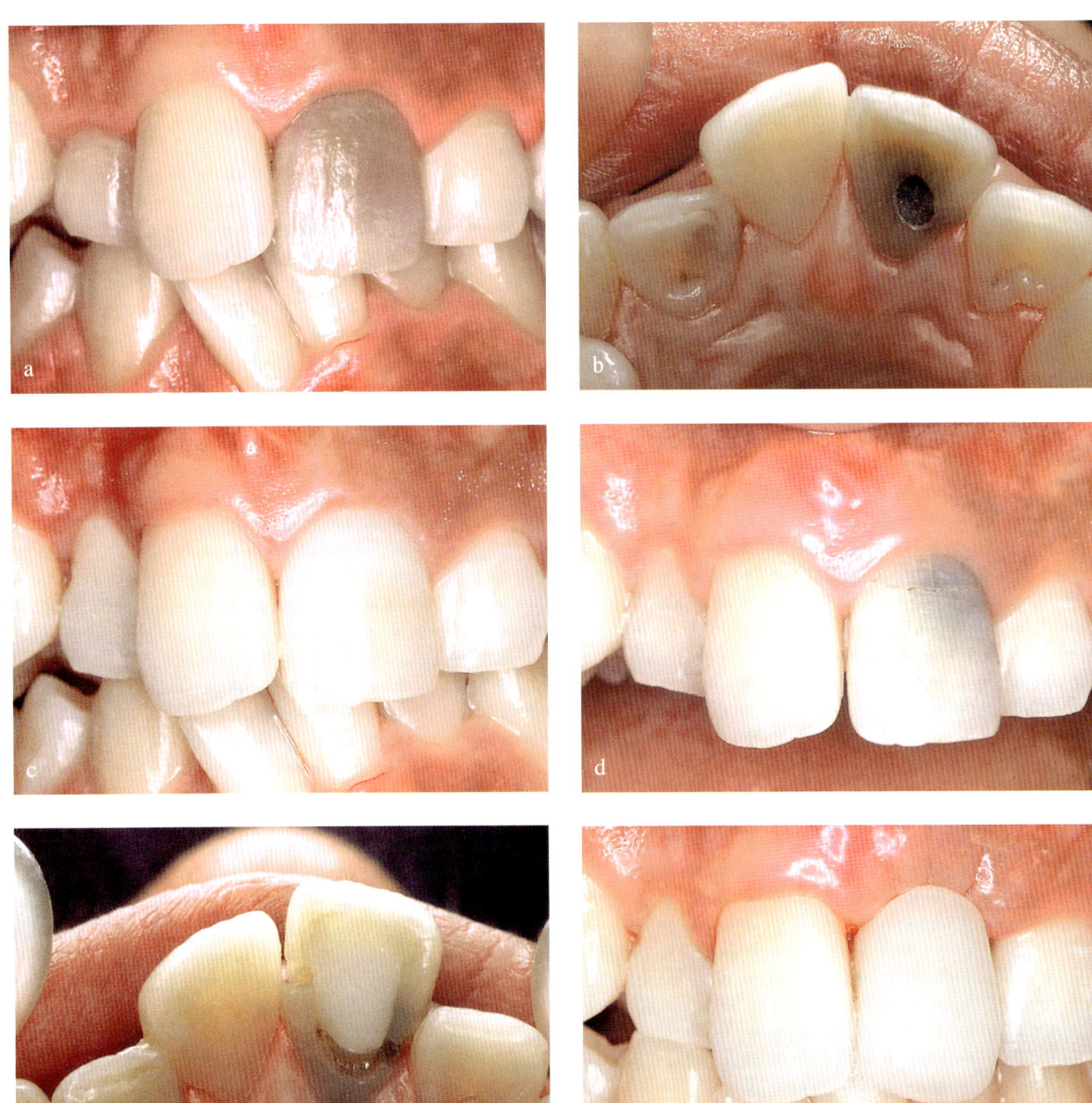

图2-10 面部外伤所致单颗左上中切牙变色。

a. 左上中切牙深棕变色。

b. 腭侧观显示以前的根管治疗和银汞充填。

c. 去除银汞充填体,并完成5个疗程的持续漂白。

d. 治疗3年后,另一次外伤导致中切牙冠折。

e. 冠折腭侧观。

f. 该牙需行修复治疗。

牙齿美学漂白

图 2-11 颜色反弹。

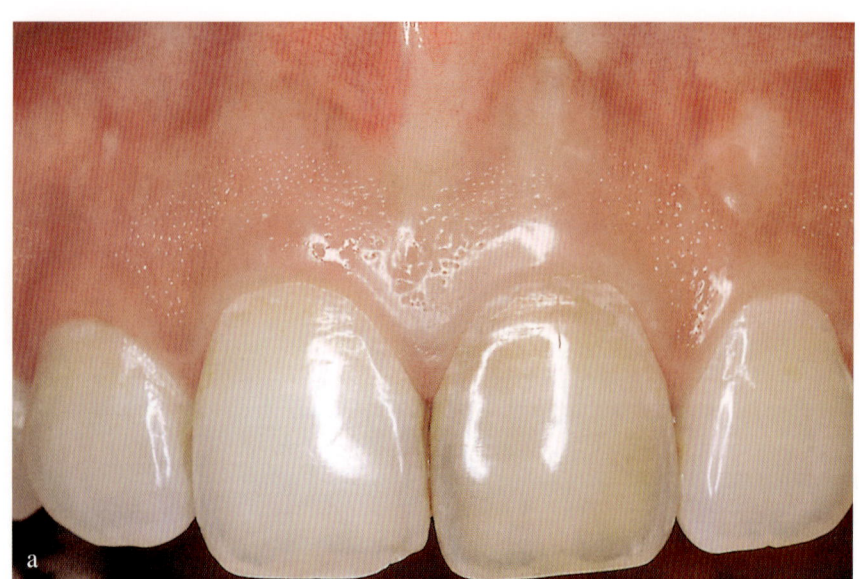

a. 持续漂白后出现颜色反弹。

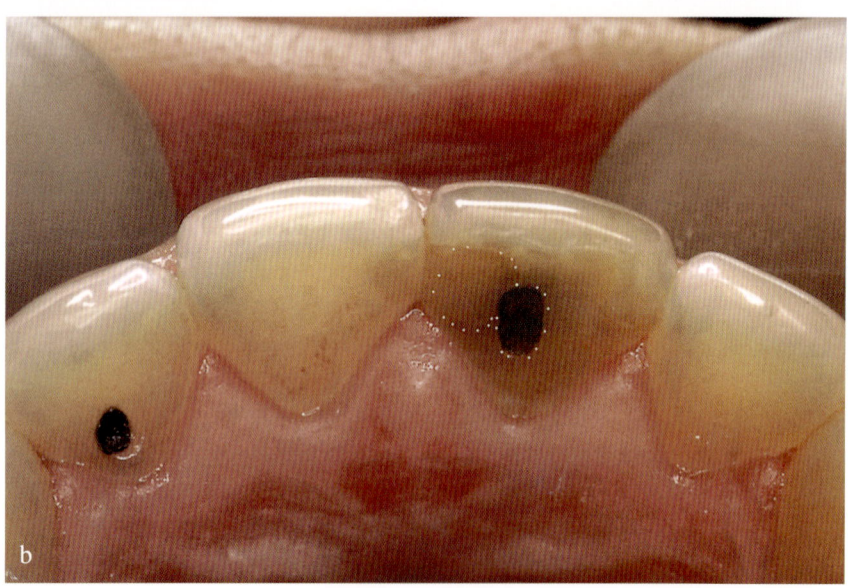

b. 腭侧观显示边缘外形线范围较广。

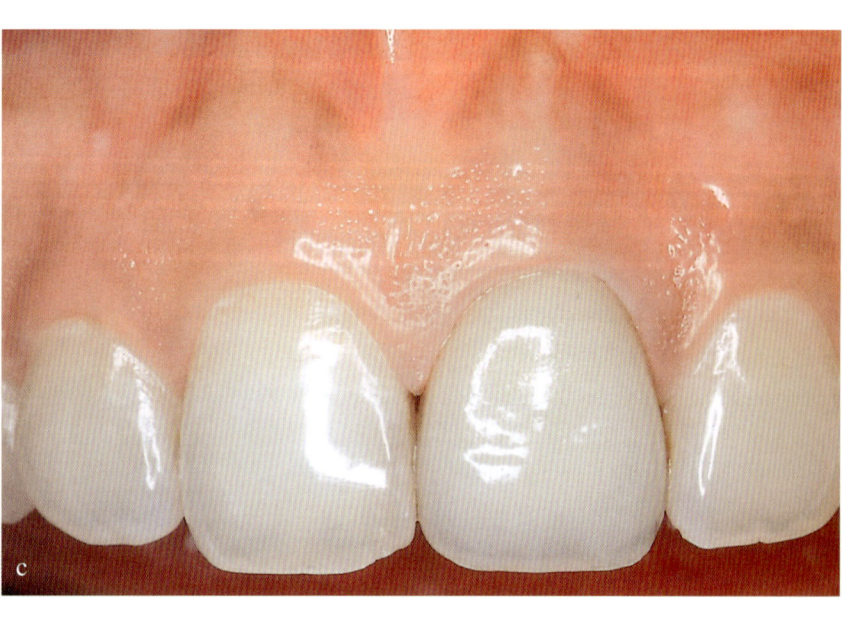

c. 全冠修复后。

热催化漂白

热催化漂白和持续漂白相似，但是多一个使用加热工具的步骤。隔障放置合适后，将35%的过氧化氢注入髓腔，并用特殊的加热工具或光源对其进行加热（图2-12）。此加热温度（50℃~60℃）应以让患者在非麻醉状态下感到舒适为度。如果需要，加热漂白后可补充使用持续漂白。这种方法虽然很有效，但是漂白的效果和速度似乎和安全性成反比。

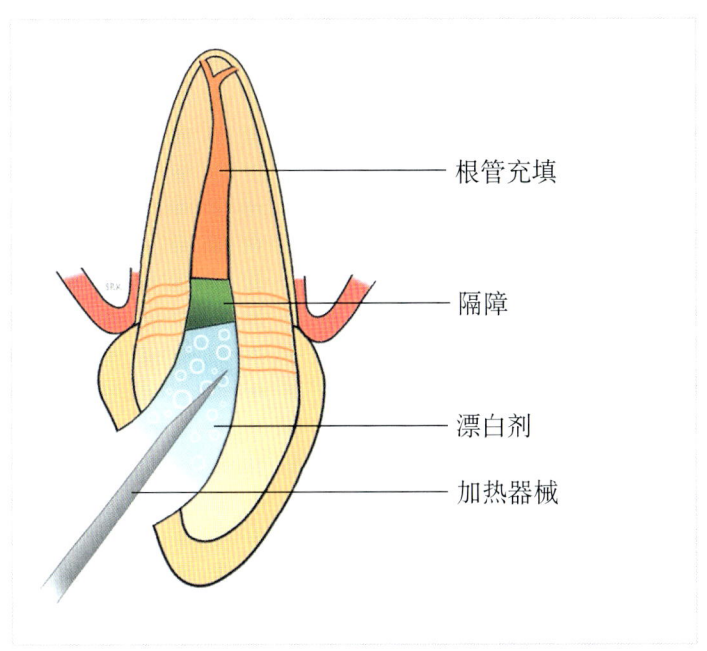

图2-12　热催化漂白。

内 - 外漂白

此技术在1997年由Settembrini和Liebenberg最先提出。在行完善的根管治疗并放置隔障后，保持髓腔敞开，将10%~20%的过氧化脲凝胶直接放入髓腔内，并用家庭漂白托盘保持（图2-13，图2-14）。此方法的优点是漂白材料可在变色牙的内、外同时起效。由于此方法使用的过氧化脲凝胶的pH值为中性，潜在的牙根吸收风险似乎也被排除了。但是，目前尚无研究支持这个假设。

优点

- 漂白材料在冠内、冠外同时起效。
- 使用 pH 值为中性的漂白材料。
- 当获得理想颜色后,治疗可马上结束。
- 无需加热。

缺点

- 由于依赖患者的依从性,此方法有技术风险。
- 定期注入漂白材料和清洗髓腔会让患者觉得麻烦。
- 若患者过度使用漂白材料,可能发生漂白过度。
- 开放的髓腔边缘可能会刺激舌部。

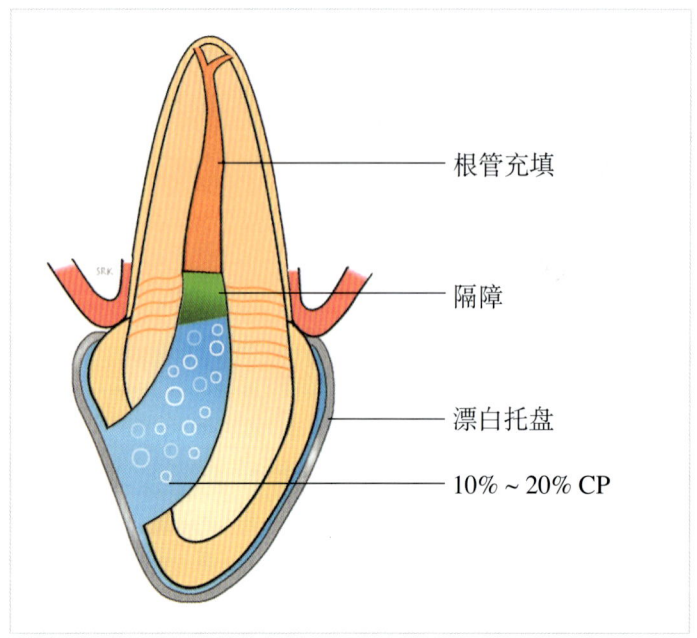

图 2-13　内 - 外漂白。

根管充填

隔障

漂白托盘

10% ~ 20% CP

图 2-14 内 - 外漂白。

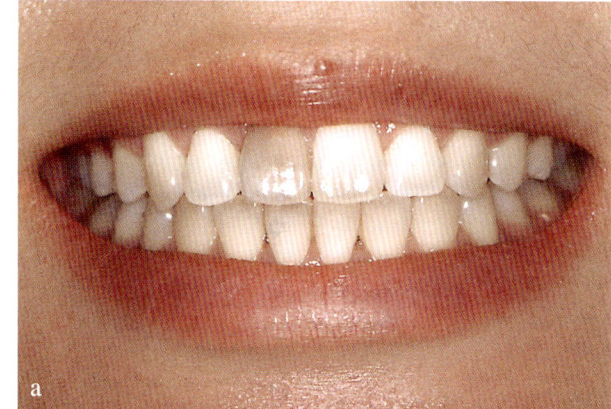

a. 患者担心微笑时露出单颗变色的黑牙。

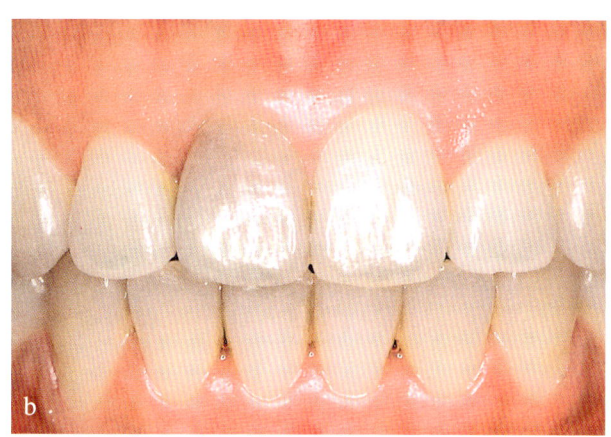

b. 右上中切牙深棕变色以及均匀黄色变。

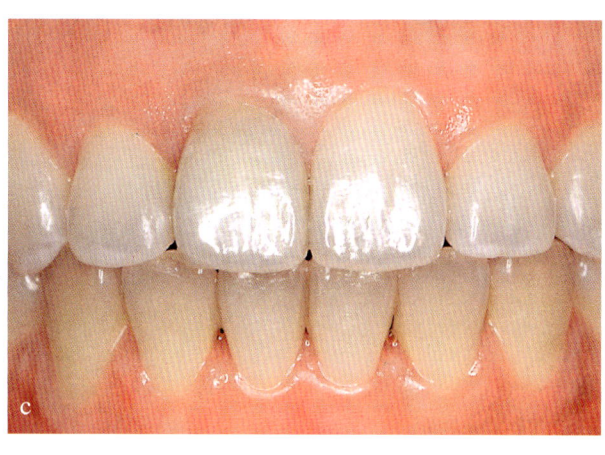

c. 对右上中切牙行内 - 外漂白，结合应用上牙弓的家庭漂白。

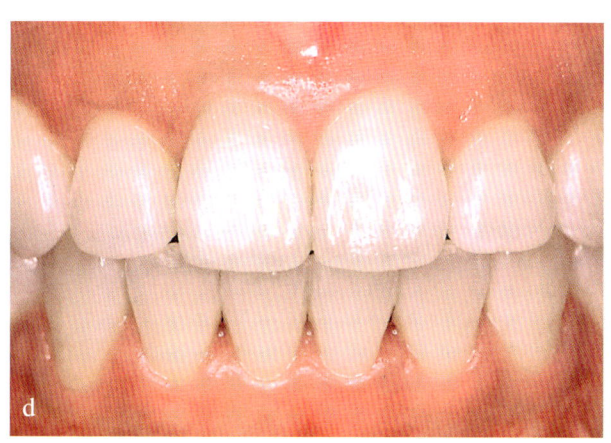

d. 上、下牙弓完成漂白后。

死髓牙的光照激活漂白

CP 光照法（由 Hisashi Hisamitsu 发明）

将 10% 的过氧化脲凝胶置于死髓牙的唇颊面和髓腔内，再从颊舌面对其进行光照激活（图 2-15）。此技术称为"CP 光照法"或以发明者命名的"Hisamitsu 法"。其优点是治疗当天死髓牙的变色即能改善，可减少复诊次数（图 2-16a，图 2-16b）。经光照激活改善牙齿颜色的机制尚不清楚。推测由于光照使局部温度升高，可催化过氧化脲分解成过氧化氢，并且渗入牙本质。

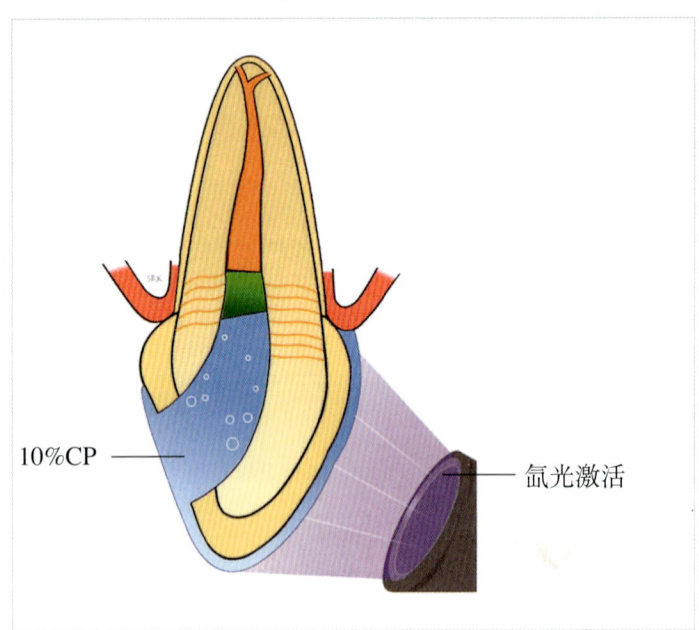

图 2-15　CP 光照法。

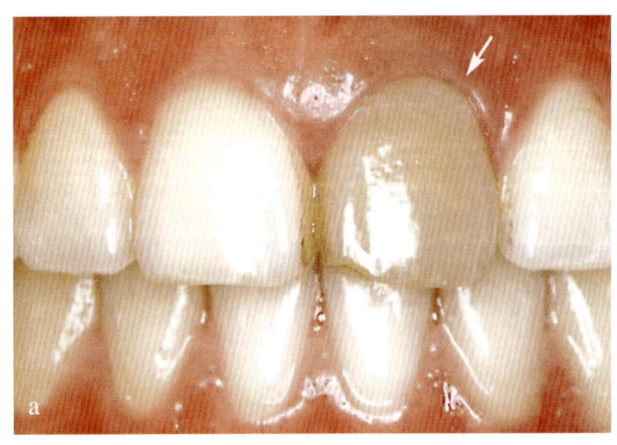
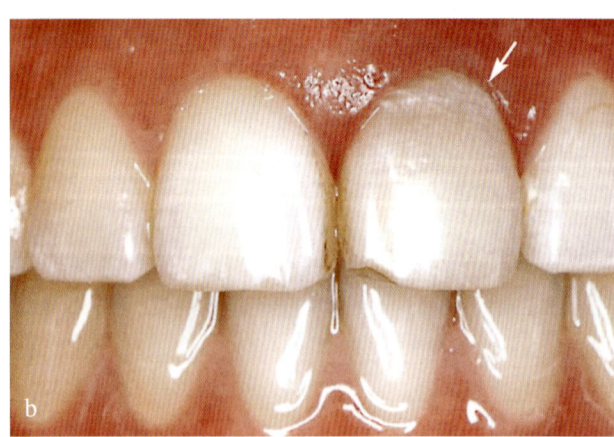

图 2-16　左上中切牙变色。
a. CP 光照前。
b. CP 光照后（同一天）。

强力漂白凝胶加光照激活

对美容牙医而言，基牙或牙根变色是一个棘手的问题。在此微妙的情况下，可先在基牙颈部周围放置一树脂隔障，然后使用强力漂白凝胶，再加光照激活（图2-17，图2-18）。

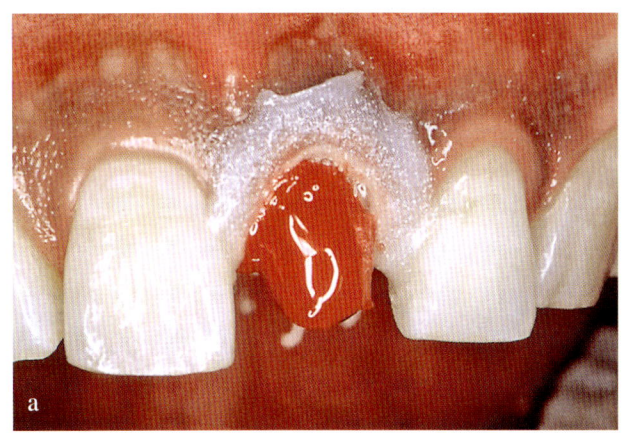
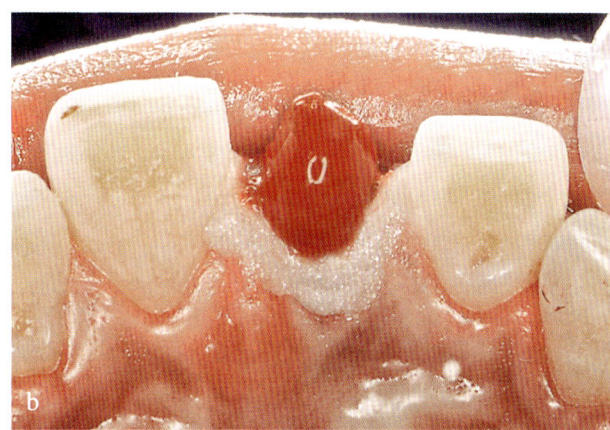

图2-17　强力漂白凝胶和光照激活。
a. 树脂隔障放置合适后，在变色的基牙上使用强力漂白凝胶。
b. 腭侧观。

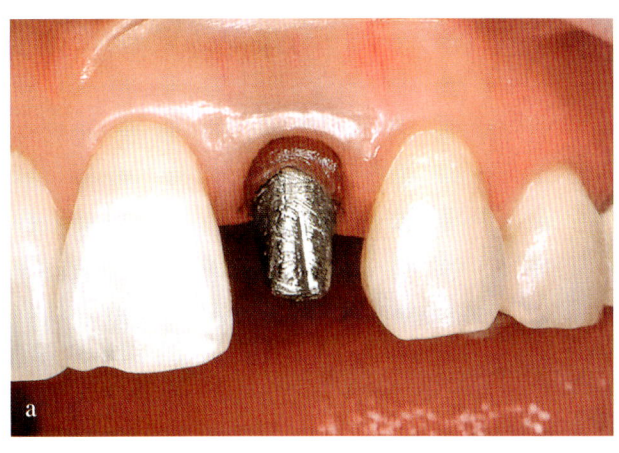
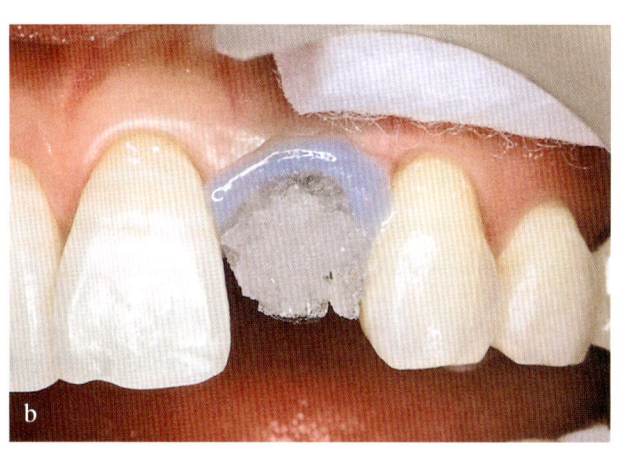

图2-18　基牙变色。
a. 带金属桩核的重度变色基牙。
b. 当牙龈被适当隔离后，在变色的基牙上使用高浓度漂白凝胶并光照激活。

死髓牙的漂白技术包括持续漂白、热催化漂白、内-外漂白和光照激活漂白。如果使用得当，在少磨牙的基础上，所有上述方法都能获得安全有效的漂白效果。

问题和回答

问题 1 如果持续漂白后进行桩核修复，为方便放置桩核需去除隔障，这是否会影响漂白效果的保持？

回答：隔障的作用是预防漂白材料通过牙本质小管渗漏。因此，完成持续漂白后去除隔障不会影响漂白效果的保持。

问题 2 在持续漂白治疗后怎样才能发现有颈部牙根吸收？患者会有什么症状？

回答：漂白后每 6 个月进行一次常规的 X 线检查，对早期发现颈部牙根吸收非常有利。患者通常抱怨牙龈肿痛不适，但也可能没有任何症状。

问题 3 髓腔和根管看似堵塞的变色牙应该怎样治疗？

回答：对髓腔和根管都钙化了的变色牙，应检测其牙髓活力。如果是死髓牙，应先行根管治疗，然后再放置隔障，行持续漂白治疗（图 2-19）。若是活髓牙，可在牙冠外行家庭或强力漂白（图 2-20）。

问题 4 行持续漂白的费用是多少？

回答：持续漂白的费用包括放置隔障、行内漂白和最终行髓腔充填的费用。这些大约是全冠修复费用的 1/2~2/3。

死髓牙漂白

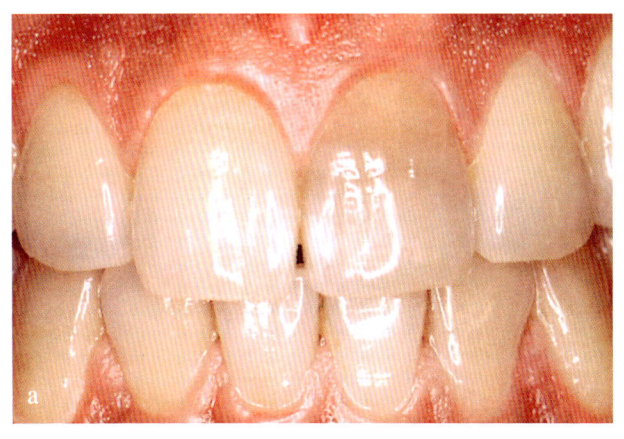
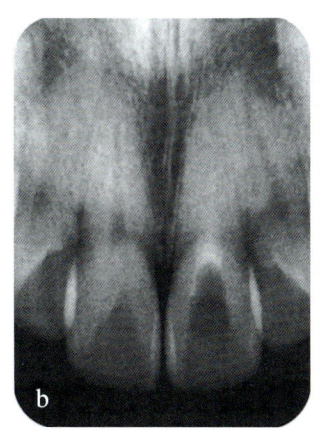
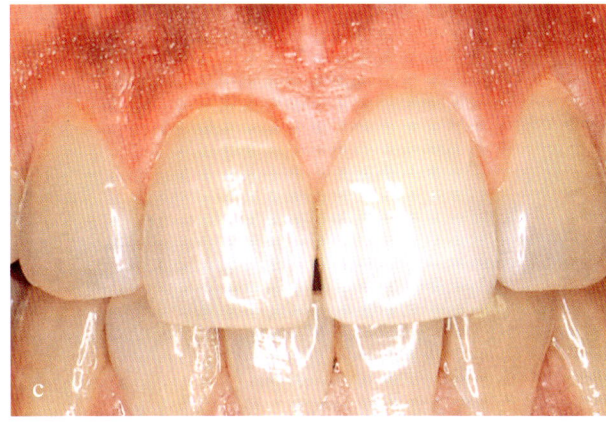

牙髓活力（−）

图 2-19　伴有髓腔和根管钙化的变色牙。
a. 左上中切牙变色，牙髓活力呈阴性。
b. 虽然在根尖片上显示髓腔和根管不通，仍然进行根管治疗，根管扩通到牙根的一半长度。
c. 隔障放置后，完成持续漂白，至过度漂白状态。

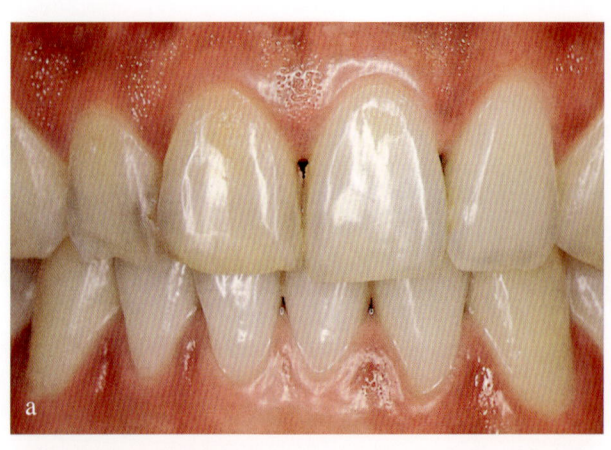
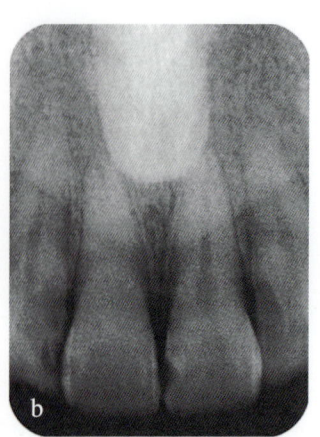

牙髓活力（+）

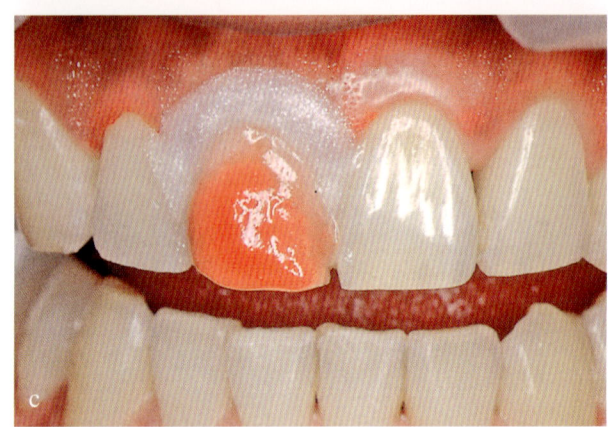
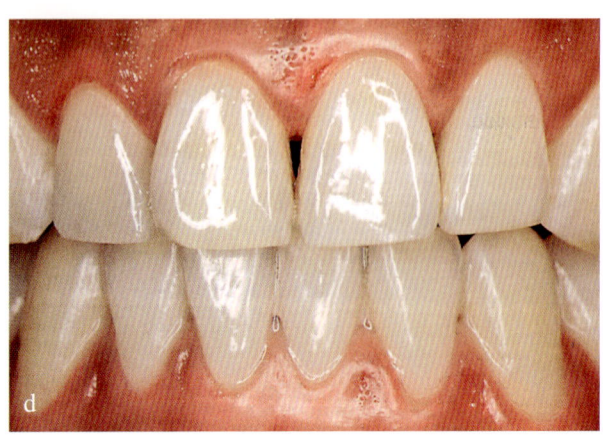

图 2-20　伴有髓腔和根管钙化的变色牙。

a. 右上中切牙变色，牙髓活力呈阳性。

b. 虽然根尖片显示髓腔和根管不通，但该牙仍是活髓牙。

c. 经适当牙龈隔离后对变色牙行强力漂白。

d. 强力漂白后。

参考文献

Cvek M, Lindvall AM. External root resorption following bleaching of pulpless teeth with hydrogen peroxide. Endodont Dent Traumatol 1985; 1:56.

Deliperi S. Two-Year Clinical Evaluation of Nonvital Tooth Whitening and Resin Restorations. J Esthet Restor Dent 2005; 17(6); 369-379.

Douglas RD. Intraoral determination of the tolerance of dentists for perceptibility and acceptability of shade mismatch. J Prosthet Dent 2007; 97:200-8.

Friedman S, Rotstein I, Libfeld H, Stabholz A, Heling I. Incidence of external root resorption and esthetic results in 58 bleached pulpless teeth. Endodont Dent Traumatol 1988; 4:23.

Goldstein RE, Garber DA. Complete Dental Bleaching, Quintessence Publishing Co, Inc, 1995.

Greenwall LH. Bleaching techniques in restorative dentistry, Martin Dunitz, 2001.

Grossman LI. Endodontic Practice, 5th Ed. Philadelphia: Lea and Febiger, 1960.

Guan YH. The measurement of tooth whiteness by image analysis and spectrophotometry: A comparison. J Oral Rehalbilitation 2005; 32:7-15.

Gultz J. Inside/Outside Nonvital Tooth Bleaching. Con Esthet Resor Practice 1998.

Hara AK. Nonvital tooth bleaching: A 2-year case report. Quintessence Int 1999; 30(11):748-754.

Harrington GW, Natkin E. External resorption associated with bleaching of pulpless teeth. J Endodont 1979; 5:344.

Hisamitsu H, Toko T. Tooth Whitening basics and clinical techniques. Quintessence Japan, 2004.

Holmstrup G, Palm AM, Lambjerg-Hansen H. Bleaching of discoloured root-filled teeth. Endodont Dent Traumatol 1988; 4197.

Liebenberg WH. Intracoronal lightening of discolored pulpless teeth: a modified walking bleach technique. Quintessence Int 1997; 28:771-7.

Madison S, Walton RE. Cervical root resorption following bleaching of endodontically treated teeth. J Endodont 1990; 16:570.

Paravina RD. New Shade Guide for Evaluation of Tooth Whitening-Colorimetric Study. J Esthet Restor Dent 2007; 19:276-283.

Rotstein I, Mor C, Friedman S. Prognosis of intracoronal bleaching with sodium perborate preparations in vitro: 1 year study. J Endodont 1993; 19:10.

Rotstein I, Torek Y, Lewinstein I. Effect of bleaching time and temperature on the radicular penetration of hydrogen peroxide. Endodont Dent Traumatol 1991; 7:196.

Rotstein I, Torek Y, Misgav R. Effect of cementum defects on radicular penetration of 30% H_2O_2 during intracoronal bleaching, J Endodont 1991; 17:230.

Rotstein I. Role of catalase in the elimination of residual hydrogen peroxide following tooth bleaching. J Endodont 1993; 19:567.

Settembrini L, Gultz J, Kaim J, Scherer W. A technique for bleaching non-vital teeth: inside/outside bleaching. J Am Dent Assoc 1997; 128:1283-4.

Shinohara MS. Shear Bond Strength Evaluation of composite Resin on Enamel and Dentin after Nonvital Bleaching. J Esthet Restor Dent 2005; 17:22-29.

Steiner DR, West JD. A method to determine the location and shape of an intracoronal bleach barrier. J Endodont 1994; 20:304.

第 **3** 章

家庭漂白

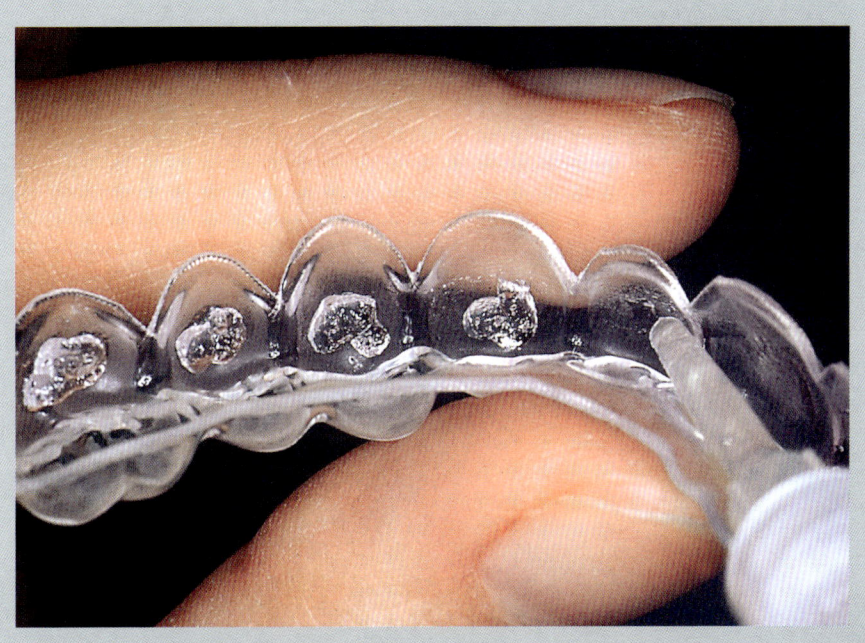

家庭漂白技术（home whitening technique）的提出可以追溯到 1968 年，Arkansas 的一名正畸科医师 Klusmier 建议患者自己于夜间在正畸保持器内放置含 10% 过氧化脲的口腔消毒剂（Marion Merell Dow）以治疗牙龈炎症。他注意到使用后患者不仅牙龈组织愈合状况有所改善，更有趣的是，牙齿也变亮了。此后，他开始将这项技术用于牙齿漂白，并多次在牙科会议上介绍这一发现。此技术也被传播到了其他课题组，并由 Haywood 和 Heymann 于 1989 年首次在牙科文献中报道。由临床研究协会公布的调查结果显示，到 1990 年，只有 52% 受调查的牙医在临床使用过这种漂白方法。那时，对这种治疗方法产生怀疑是因为牙医对漂白过程不了解，担心会发生变化。现今距首次报道已有 18 年，此项技术已成为牙科专业领域最被广泛认可的一种治疗方法。它之所以被接受是由于长期的研究报告证实：在牙医监督指导下此治疗方法安全、有效，且可获得成功。

牙齿漂白的机制

精确的牙齿漂白机制尚未被完全了解，但很可能就是一种"氧化"反应。过氧化氢是一种强氧化剂，最常用于牙齿漂白，它能释放高活性的 $O\cdot$ 和 $HO_2\cdot$（图 3-1）。在酸性环境下，可形成更多的 $O\cdot$；而在碱性环境下，可以生成具有更强氧化能力的 $HO_2\cdot$。在漂白过程中，这些高反应性活性分子可渗透到牙釉质和牙本质的有机物中，5～15 分钟内即到达牙髓。这些活性分子不仅能清除牙齿外源性的色素从而改变牙釉质的颜色，还能改变由内源性着色引起的牙本质变色。参照 Albers 1991 年的研究结果（图 3-2），在漂白的初始过程中，深色的碳环复合物被打开，转化为浅色的链式结构。复式连接的碳复合物通常呈黄色，被打开后常转化为无色的羟基组。若此过程持续进行，牙齿就会越来越亮。但是，这一过程最终会达到一个饱和点，此时，即使再对牙齿进行漂白也不会影响它的颜色。临床上需注意：当达到饱和点时即应停止漂白治疗，因为超越饱和点的过度漂白会影响牙齿结构，导致牙齿变脆及孔隙增加。为安全起见，整个牙齿漂白过程都应在牙医的监督下完成。

图 3-1　过氧化氢的分裂。

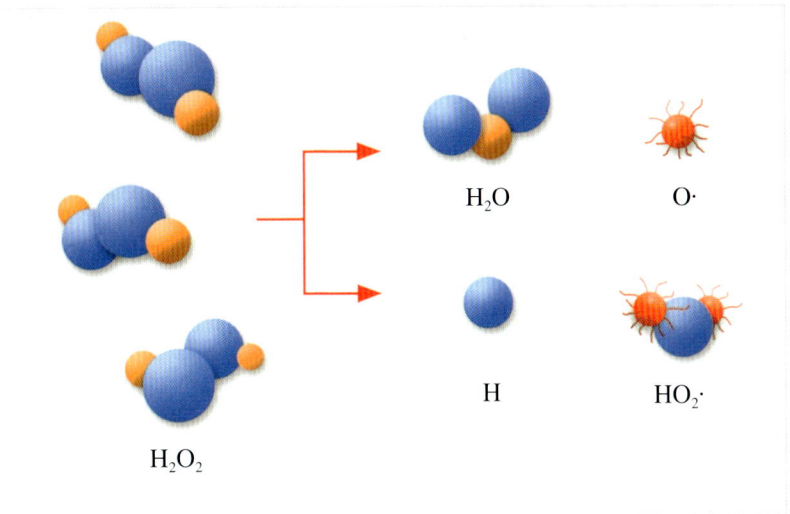

图 3-2　牙齿漂白的机制（Albers 1991，ADEPT Report）。

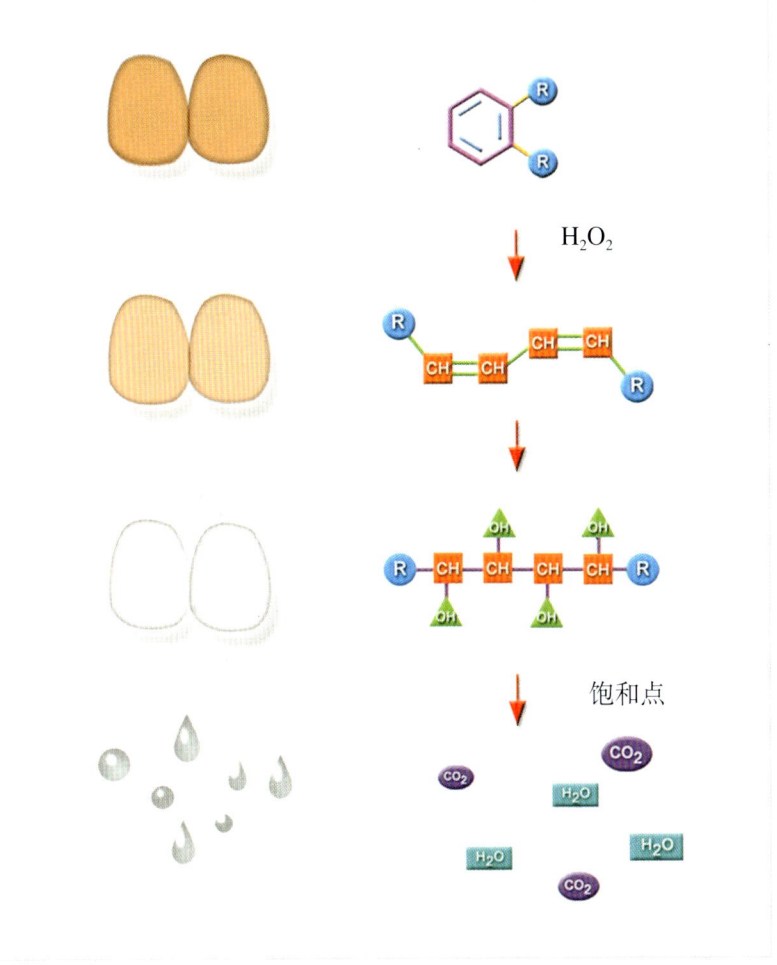

家庭漂白材料

最常用的过氧化物牙齿漂白材料中的活性成分是过氧化氢和过氧化脲。10%的过氧化脲（$CH_6N_2O_3$）发生化学反应后分解成3.35%的过氧化氢、6.65%的尿素、二氧化碳和氨（图3-3）。过氧化氢和过氧化脲均被美国食品药品监督管理局（FDA）认可作为口腔消毒剂。含10%~15%的过氧化脲和1.5%~3%过氧化氢的漂白产品被分成一类，这类产品通常在做牙齿漂白时被认为是安全有效的。市场上有很多适用于家庭漂白的产品。一般来讲，过氧化脲的浓度范围为10%~22%。高浓度、高稠度、高黏度的过氧化脲比低浓度、低黏度的能产生更快的漂白效果，但两者间的最终漂白效果无明显差异。漂白材料的选择取决于很多因素：漂白效率、安全性、费用、浓度、可操作性、pH值（中性）、黏稠度、气味、治疗时间和包装设计等。

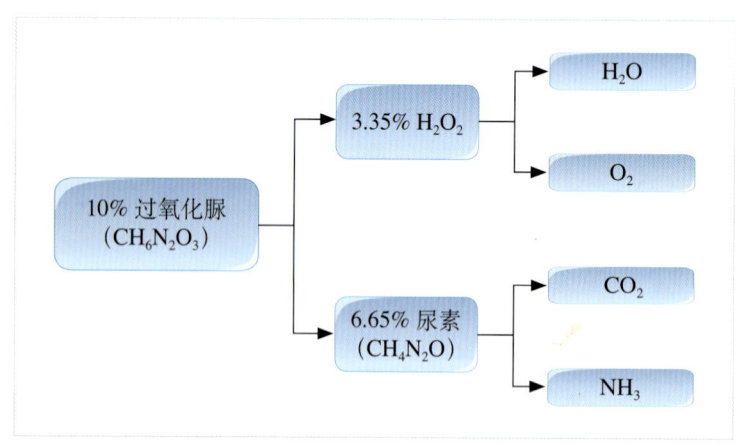

图3-3 过氧化脲的分解反应。

自助漂白产品

自助漂白（over-the-counter，OTC）套装（图3-4）可以从商店购买或邮购，并不需要牙医处方。过去，OTC产品是一套含3个步骤的体系，由一支催化剂、一支漂白凝胶和一支漂白牙膏组成。催化剂和凝胶常含有不同浓度的酸，可使牙齿矿物质溶解。漂白的第三步是使用含二氧化钛的漂白牙膏，而二氧化钛是油漆和涂改液中的常用成分。随着2000年过氧化氢条的面世，OTC系统中的漂白材料和装载方式有了很大改进，使其更加有效且便于使用。过氧化氢条中含不同浓度的过氧化氢。过氧化氢被添加到设计好的可弯曲的聚乙烯条上，这种装载了过氧化氢凝胶的聚乙烯条，可贴到前牙的唇面直接使用，而无需制作托盘。其他的装载方式包括在笔上涂布、胶囊和带激活灯的口腔部件。在应用OTC产品时最大的问题是，患者可能会错误判断其牙齿的条件，过度使用产品，造成浪费。

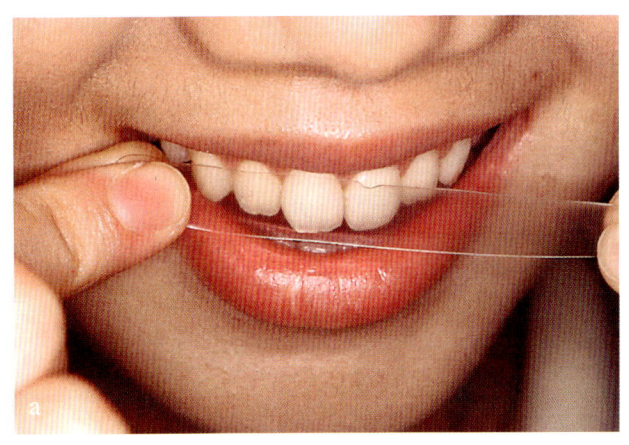 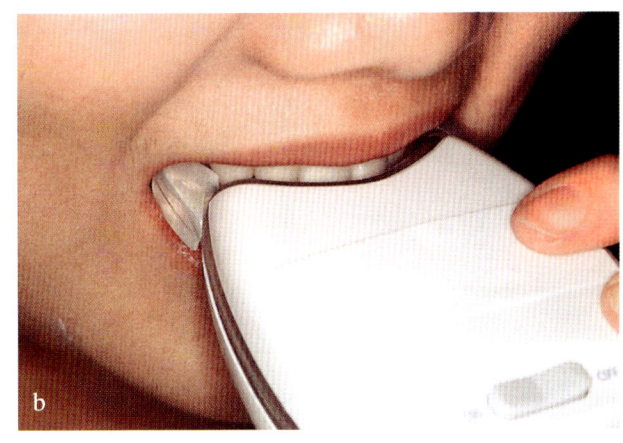

图3-4 自助漂白产品。
a. 含漂白材料的可弯曲聚乙烯条。
b. 用于光照激活的口腔部件。

家庭漂白的适应证和禁忌证

适应证

- 均匀黄色、橘色或淡棕色牙齿变色
- 增龄性牙齿变黄
- 中度四环素变色
- 表面呈棕色的氟斑牙
- 由吸烟、喝咖啡、喝茶及其他有色食物造成的着色
- 患者为遗传性黄色或灰色牙齿
- 希望用微创治疗改善牙齿颜色的患者
- 变黄的单颗活髓前牙

禁忌证

- 先天性牙釉质和牙本质发育不良
- 重度四环素变色
- 由修复材料造成的变色（如汞合金）
- 怀孕或哺乳期的妇女
- 由磨耗或腐蚀造成的重度表面缺损
- 依从性不好的患者
- 不能耐受托盘或漂白产品的味道
- 期望值太高
- 以前就存在重度牙齿敏感

家庭漂白技术

家庭漂白应在完成适当的诊断和治疗设计、获得患者知情同意后方能开始。根据患者特征及牙齿变色的性质，治疗过程可能会有一些变化，但主要的家庭漂白治疗过程可分为三个阶段：初始、复查和结束。

拥有一个基本的启动过程很重要，它可确保每位患者都能依常规程序成功地完成治疗，医务人员也需知道自己在牙齿漂白时的角色，做到各行其职。

初始阶段

清洁牙齿表面，精确地复制上下颌牙列印模，用以制作漂白托盘。在患者等候时，可在诊室或技工室内制作托盘。因此，托盘制作可与佩戴托盘和漂白配件在同一次就诊完成。佩戴时，将漂白凝胶恰当地注入托盘中，并向患者演示托盘的摘戴，使他们熟悉家庭漂白的操作。除向患者演示外，还应将文字指导送给患者（图3-5），并向他们一步一步地进行详细解

释。同时细致说明可能出现的不适和注意事项（图 3-6）。

- **家庭漂白套装的使用说明**：不同制造商生产的家庭漂白套装多有不同。牙科工作者应熟悉每种产品的使用方法。向患者展示并介绍漂白套装的组成（如漂白注射器、托盘、托盘盒、脱敏剂、比色板、使用说明书）
- **试托盘**：在患者口内试戴托盘，检查托盘的就位程度、固位和舒适性。若有边缘过长或压迫牙龈，则需对托盘进行调改。
- **向托盘内注入凝胶**：演示如何将漂白凝胶注入托盘。通常在托盘中于每颗牙的唇面放 2～3 滴凝胶即可。根据牙齿大小不同及是否有托盘槽，注入漂白凝胶的量会有不同。最好在托盘一侧演示如何注入，让患者自己在另一侧完成注入。
- **清除多余的漂白材料**：向患者强调清洁牙齿的重要性，因为漂白材料需接触到牙面才能起作用。将装有漂白材料的托盘在口内戴好后，多余的漂白材料需用棉卷擦掉。
- **在诊室内行家庭漂白**：首次家庭漂白应在诊室内完成，这样患者可以熟悉从开始到结束的整个治疗过程。当患者佩戴着托盘时，可以再次温习家庭漂白指导说明，在这段时间内，牙科医务人员还可告诉患者更多有关佩戴时间和治疗间隔等方面的信息。为获得最佳的漂白效果，家庭漂白应在要求的治疗期间每日整晚进行。若发生牙齿敏感，漂白可在白天进行，隔天戴一次托盘，每次 2 小时。
- **取下托盘和冲洗**：取下托盘后，用凉水冲洗牙齿，并用牙刷轻柔地刷牙。托盘需用抗菌液态肥皂在流动水中清洗。
- **托盘的存放**：托盘应保存于漂白套装所配备的托盘盒中。

家庭漂白说明书

1. 漂白前需用牙刷或牙线清洁牙齿，漂白凝胶在清洁的牙齿上才会更有效。
2. 在托盘的内侧唇面装一小滴漂白凝胶。
3. 将装有凝胶的托盘放入口内使托盘在牙齿上稳定就位，用棉签清除多余的凝胶。
4. 白天至少应戴用 2 小时托盘，晚上睡眠时需一直佩戴。
5. 治疗完成后，取下托盘，用牙刷蘸水刷牙。
6. 在水流下冲洗托盘，干燥后用专用盒存放。
7. 牙齿敏感部位可使用脱敏剂。
8. 如果您遇到任何严重不适或敏感，请与您的牙医或牙科医务人员联系。

为了您的甜美微笑行牙齿漂白……

牙科临床诊所　电话：××××××××

图 3-5　家庭漂白说明书

图 3-6 初始阶段。

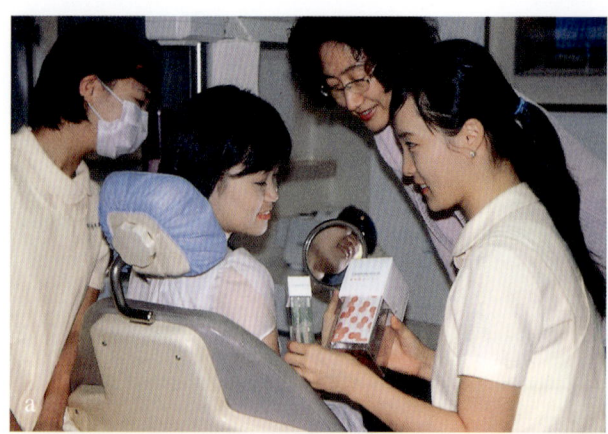

a. 向患者介绍家庭漂白套装。

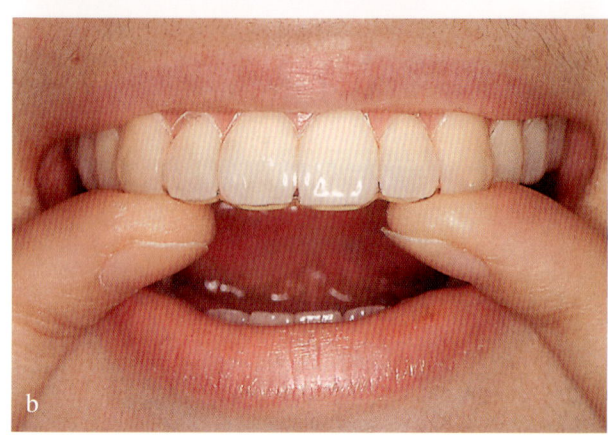

b. 试戴托盘。

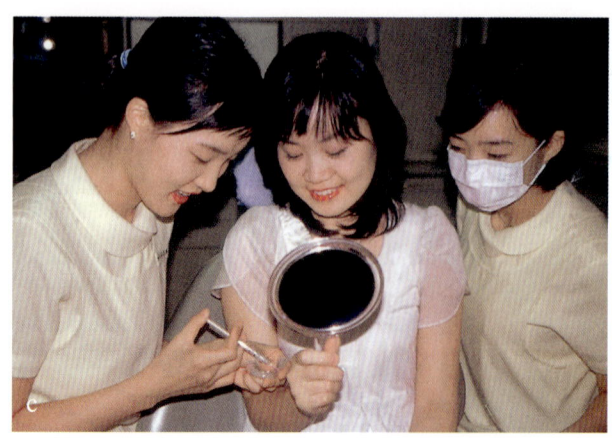

c. 演示向托盘内注入漂白剂的正确方法。

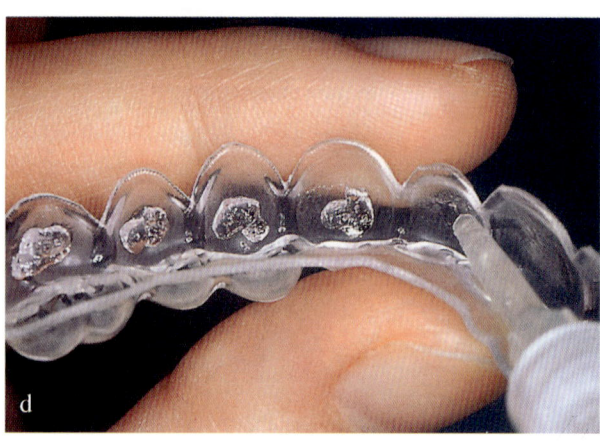

d. 将 2～3 滴漂白凝胶滴入托盘内每颗牙齿的唇面。

图 3-6（续） 初始阶段。

e. 清除多余的漂白材料。

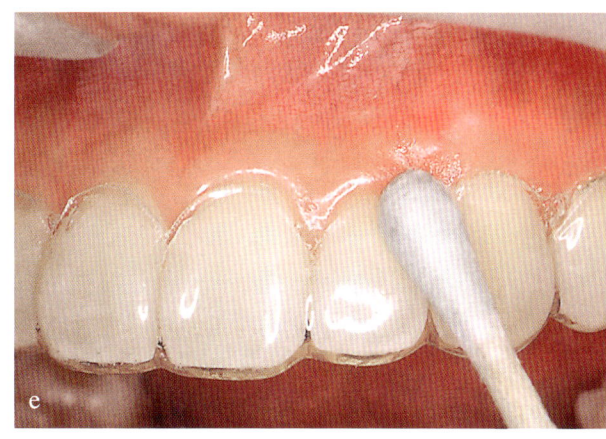

f. 取下托盘冲洗。

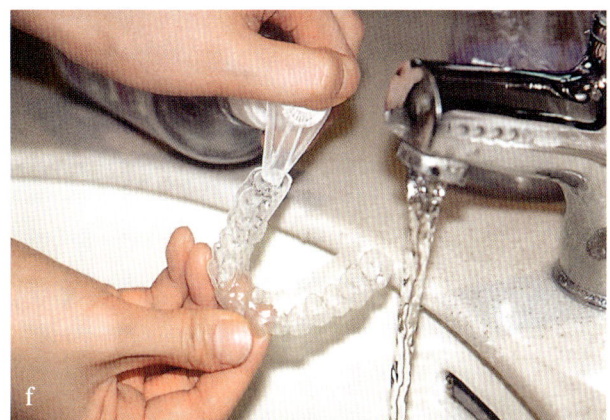

g. 将上颌托盘交给患者，完成上颌漂白前下颌托盘需由诊所保存。

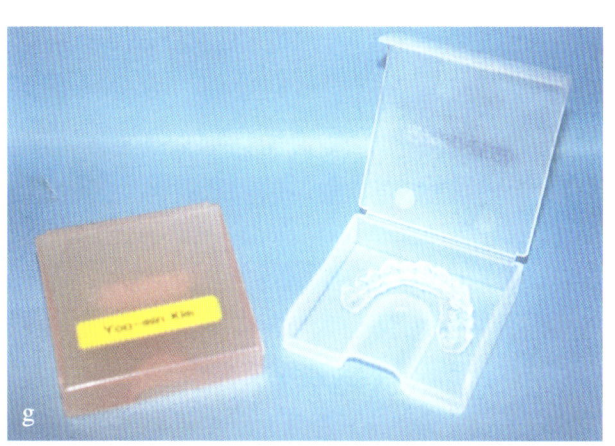

h. 需在初始阶段付全款。

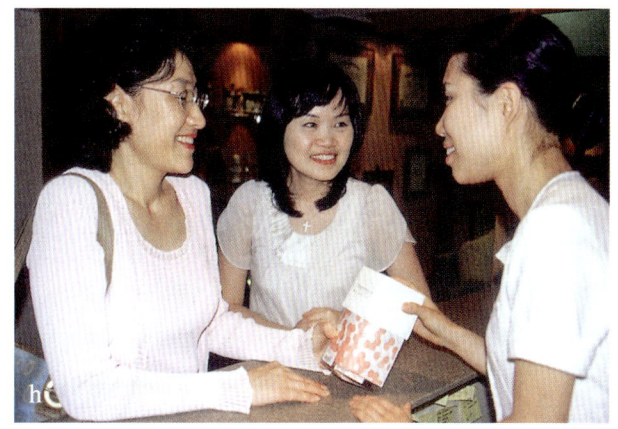

- **漂白后的反应：**
  ① 敏感：漂白前就已有牙齿敏感的患者，应在漂白治疗前行脱敏治疗。在牙齿漂白后超过 67% 的患者会经历敏感。如果症状轻微，减少佩戴托盘的时间可以减轻症状。若遇严重敏感，患者需到牙科诊所就诊或与诊所电话联系，请医生开脱敏剂，如氟化药物、硝酸钾和无定形磷酸钙。
  ② 斑纹阶段：由于牙齿上的某些部位较其他区域更疏松，牙齿不会一开始就均匀变亮。在此阶段，牙齿呈斑纹状外观，这一状况会随着漂白的进展而逐渐消失（图 3-7）。
  ③ 牙龈刺激：机械和化学刺激都会引起牙龈灼痛。机械刺激是由过长的尖锐托盘边缘或托盘变形引起，应经常检查托盘并进行适当修改。化学刺激是由于托盘内放置了过多的凝胶而致（图 3-8）。
  ④ 味觉改变：尽管这种情况很少见，但漂白过程中确实可能会出现味觉改变，患者觉得口内有金属味。
  ⑤ 颞下颌关节不适：因佩戴托盘改变了咬合，会加重易感患者的关节不适。若患者正处于关节疼痛或肌肉痉挛状态，就不应再行漂白，应等这些问题解决后再继续。
  ⑥ 易着色：行漂白后的牙齿对酸性饮料和高色素食物非常敏感。考虑到表膜的形成需要一定时间，治疗后 1~2 小时内应该避免这类食物和饮料。
  ⑦ 过敏：尽管非常罕见，确有患者对过氧化氢、塑料或凝胶中的防腐剂过敏。反应程度从皮肤的轻微瘙痒、发红到肿胀、皮疹。注意：若出现过敏，应建议患者停止治疗（图 3-9）。

复查阶段

上牙弓完成漂白 1~2 周后需进行复查，复查不仅可检查漂白进展程度，还能了解患者在治疗中有无不适感或副反应。同时，通过复查也可激励患者，使之增加对治疗的依从性。若上、下牙弓间有明显区别，患者对其上牙弓漂白后的颜色满意，本次就诊时就可佩戴下颌托盘。（图 3-10）

- **评估不适感**：检查软组织上是否存在因过量使用漂白剂或托盘造成的刺激迹象。对患者在家庭漂白过程中所经历的其他不适也需进行评估，并给予指导建议。
- **评价颜色变化**：在此阶段，很容易发现上、下牙齿间的颜色变化，颜色改变程度主要受变色性质及患者合作程度的影响。若患者对上牙弓牙齿的颜色不满意，则还需激励其对上牙弓的牙齿进行进一步漂白。
- **戴入下颌托盘**：如果患者对上牙弓牙齿的颜色改变满意，就可戴入下颌托盘，开始进行下颌牙列漂白。
- **鼓励继续漂白治疗**：复诊最重要的目的是激励患者，使其坚持漂白治疗。

结束阶段

依照恰当的诊断和治疗计划，在牙医监督下进行家庭漂白，一旦达到最佳漂白效果，或患者对结果满意时，就可结束治疗。对漂白效果进行评价和记录可参照前述方法。

最后，需对患者进行漂白效果维护指导（图3-11）。

- **评价颜色变化**：对上、下牙弓牙齿颜色的视觉效果进行对比。下颌牙齿应与上颌牙齿的颜色协调。当患者对效果满意时，漂白治疗就可结束。下颌牙齿的漂白通常需要更长时间，这是因为下颌牙齿不如上颌牙齿增白速度快，且下颌牙齿较小，容易发生敏感。
- **拍照和比色**：家庭漂白前后颜色的改变可依前述漂白方法，用比色图谱、拍照或比色设备来评价和记录。
- **漂白前后的微笑分析**：在漂白前进行的微笑分析是一种有价值的记录，它可强烈地激励患者对漂白治疗的信心。而治疗后的微笑分析可使患者确信漂白治疗已成功完成。
- **维护指导**：可以口头告知维护漂白效果的相关事项，但若能将其用笔写出，并配以治疗前后的照片对比则更有效。

牙齿美学漂白

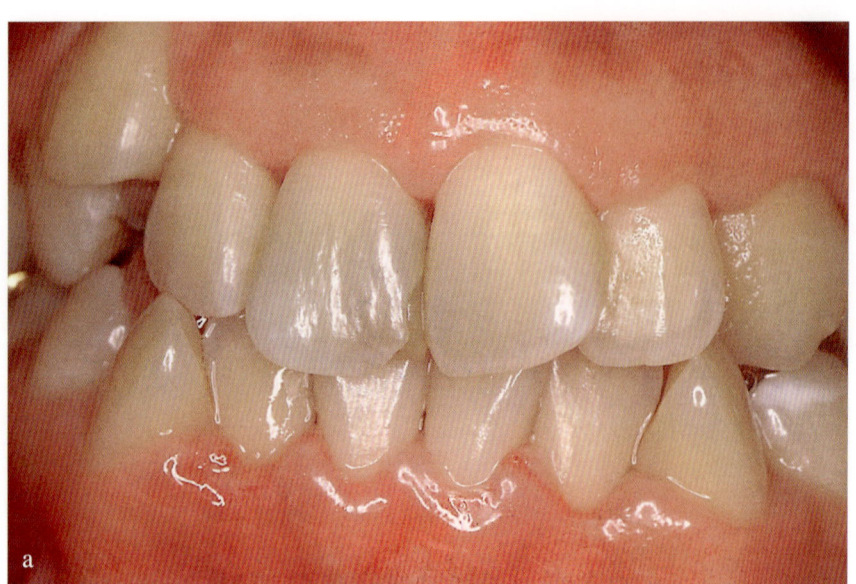

图 3-7 斑纹期。

a. 行家庭漂白前。

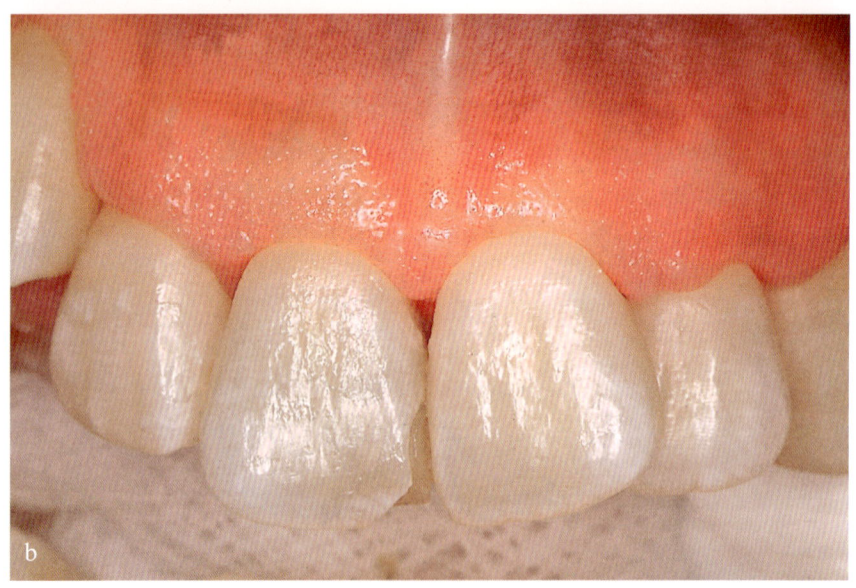

b. 家庭漂白期间牙齿呈斑纹状。

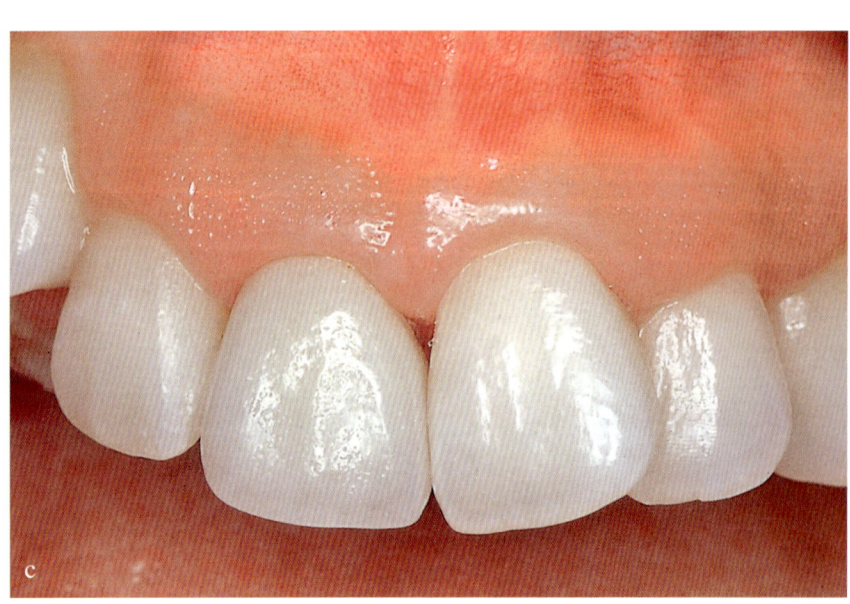

c. 随着家庭漂白继续进行，牙齿的斑纹状外观得到改善。

图 3-8 牙龈刺激。

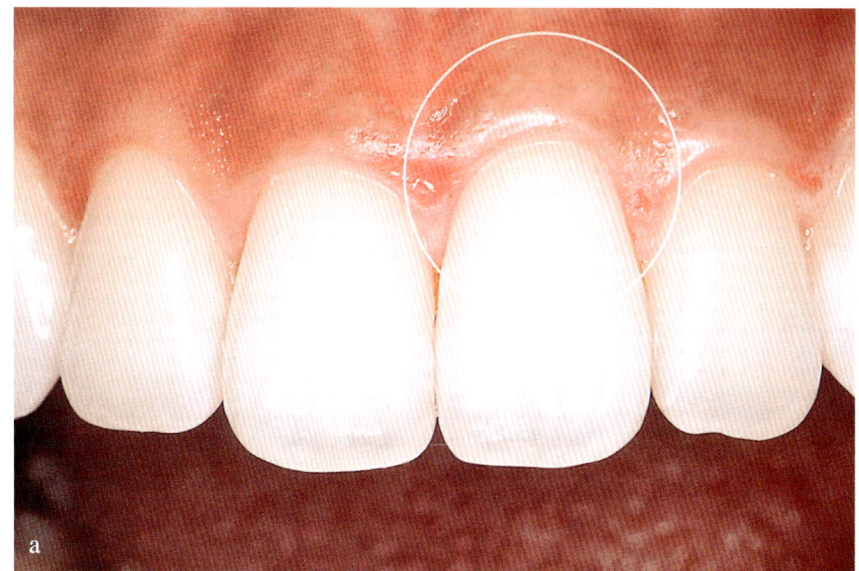

a. 化学刺激是由于在托盘中放置太多的漂白凝胶所致。

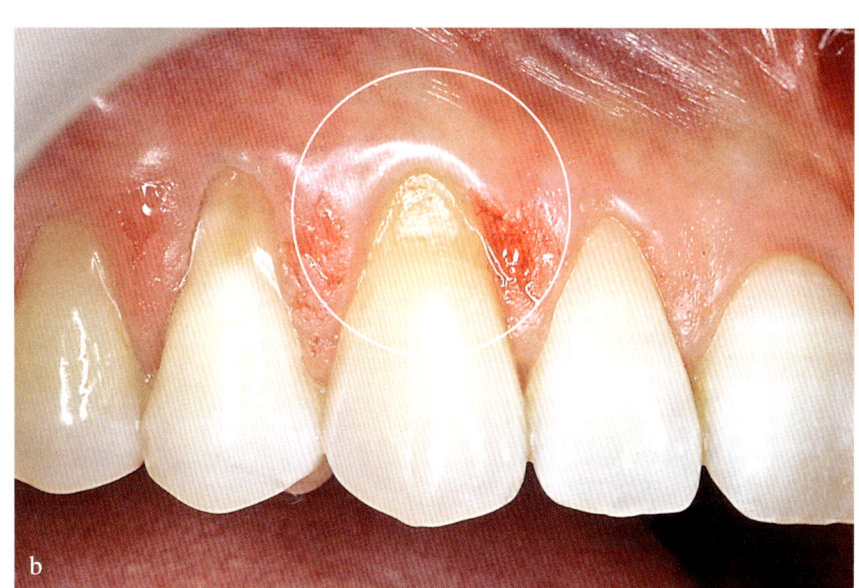

b. 由于托盘不吻合造成过度刺激，引起牙龈出血。

图 3-9 过敏。患者在行家庭漂白后引起皮肤瘙痒并出现红点。

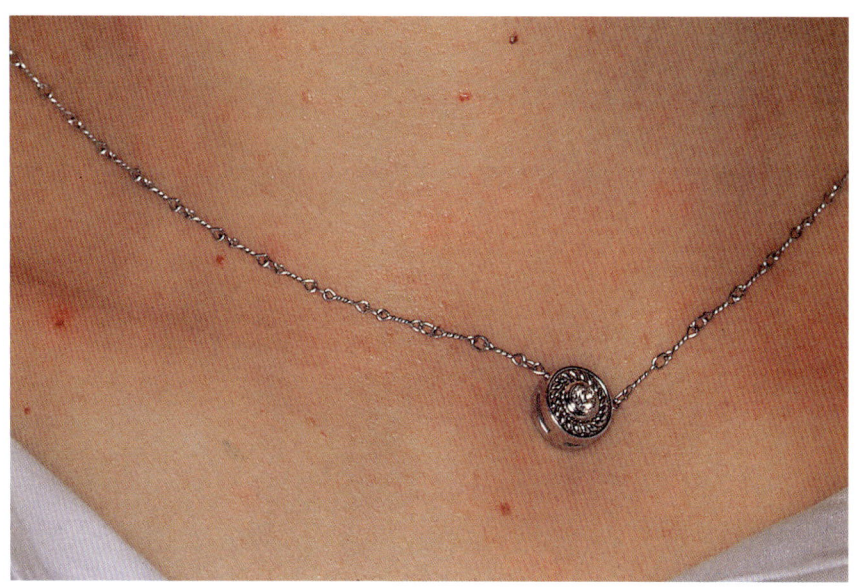

图 3-10 复查阶段。

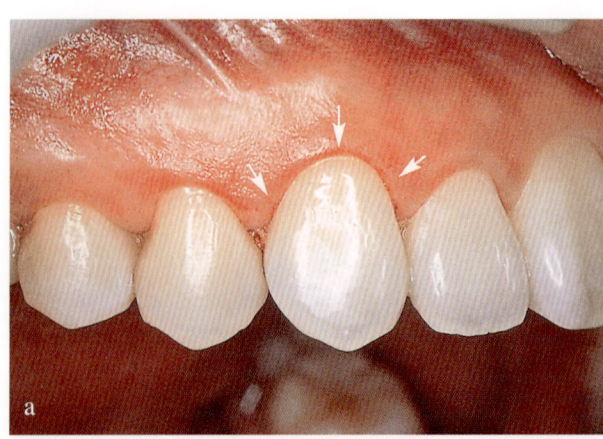

a. 评估不适和软组织刺激。

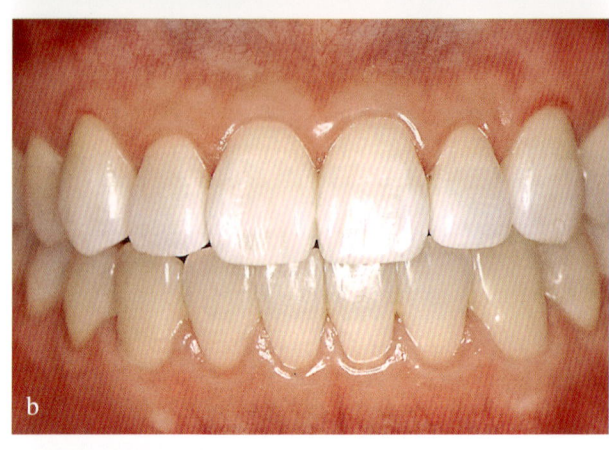

b. 与下颌牙齿比较来评价上颌牙齿漂白后的颜色变化。

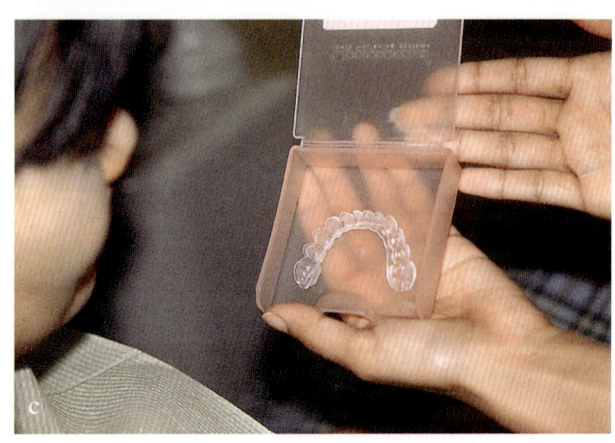

c. 提交下颌托盘。

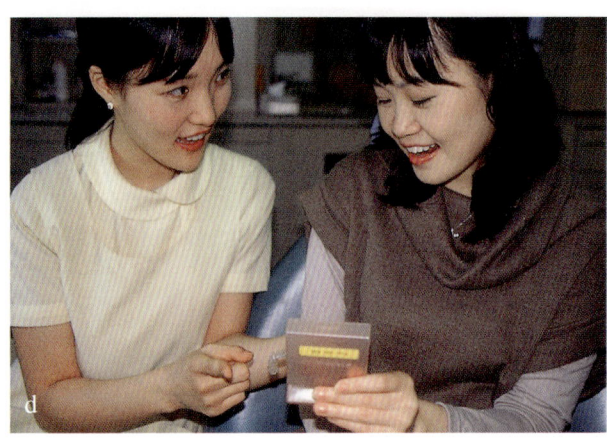

d. 激励患者进行漂白治疗。

图 3-11 结束阶段。

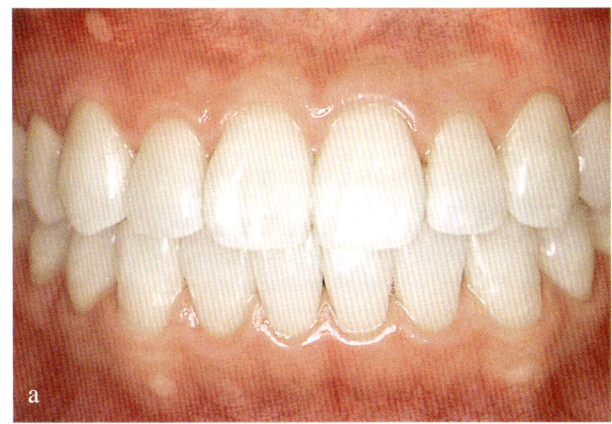

a. 评价颜色改变。

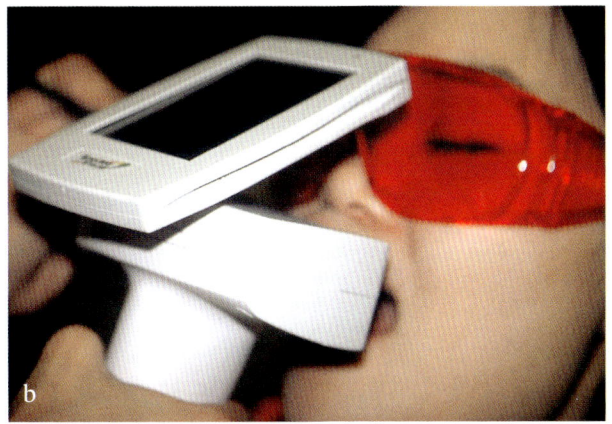

b. 照相，用测色仪比色。

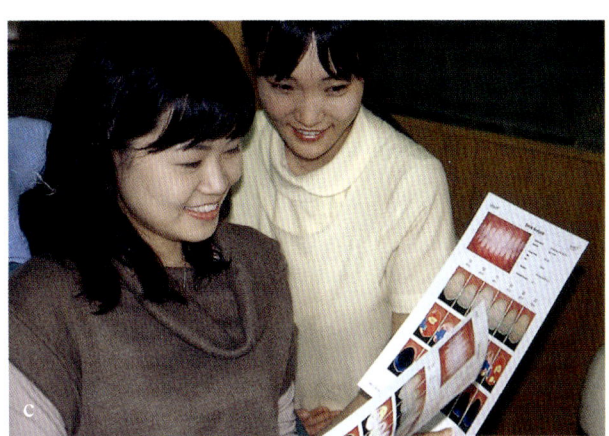

c. 佩戴漂白托盘前、后的微笑分析。

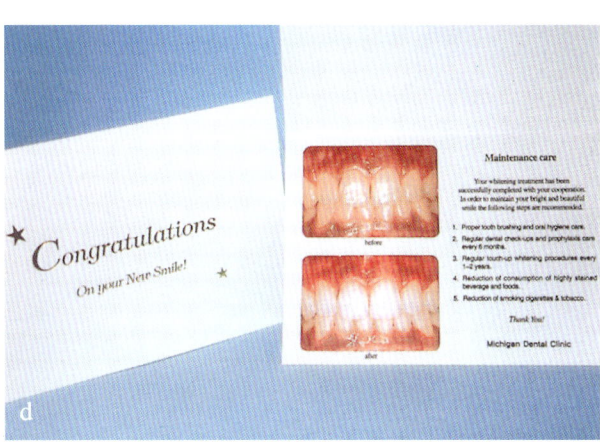

d. 漂白效果维护指导说明。

制作托盘

经适当设计和制作的漂白托盘是成功治疗及使患者保持良好依从性的基础。

制作步骤（图 3-12，图 3-13）

- **取印模**：选取合适的托盘，制取藻酸盐印模。印模要准确，完整的牙齿结构及其周围约 1.2mm 的组织应清晰可见。如果牙齿舌侧有固位装置或有较大倒凹，在取模前应适当进行填倒凹处理，以免印模变形。
- **模型制取**：于藻酸盐印模中仔细灌注石膏，避免出现气泡。在石膏凝固前，应形成一光滑马蹄形底座。将凝固后的模型在模型修整机上做粗略修整，以使其底座变平，且与𬌗平面平行。若底座太厚或打磨不匀，热塑片就无法精确地与模型贴合；若底座被磨除太多，模型强度就会降低，容易折裂。可用尖锐的工具或刀片去除小气泡和锐利边缘，牙龈边缘要清晰。完成的模型应有一个平坦的底座，且应与𬌗平面平行，没有缺陷。
- **安置储槽（选用）**：在模型上牙列的唇面放置一薄层（约 0.5mm 厚）填倒凹树脂，并光照固化。此层树脂不能覆盖整个牙齿唇面，而应在距牙龈缘及邻间隙约 1mm 处终止，以保证托盘边缘紧密封闭。有无储槽似乎不会影响漂白效果，但可为漂白凝胶提供空间，抑制凝胶溢出。
- **真空成形**：将一软而薄的热塑片放在真空成形器的两层夹持器中间，将修整好的模型放在真空平台上。启动加热器加热，将已被预热的热塑片向模型方向降低，直至真空平台架下方约 2cm 处，保持抽真空状态直到热塑片紧密贴合在模型上。关闭加热器和抽真空设备。将模型及与其紧贴的热塑片置于平台上冷却。
- **修剪托盘**：为防止变形，在去除模型前需用大号剪刀去除多余的大块托盘材料。按照预期形状，用刀片或锐利的小剪刀修整托盘边缘。各种不同的托盘类型如下：
  - 直线型：托盘边缘向牙龈延伸 2~3mm，呈光滑的直线形，虽然容易制作且不易变形，但不易从这种形态的托盘中清除多余的漂白凝胶，容易引起牙龈刺激。
  - 扇贝型：颊舌侧边缘依牙龈外缘形成扇贝状。
  - 组合型：颊侧边缘依牙龈外缘形成扇贝状，舌侧边缘向牙龈延伸 2~3mm，呈光滑的直线形。
- **清洗保存托盘**：制作完成的托盘在交予患者前需清洁，并放在托盘盒内。

理想托盘的特征

- 固位良好
- 不刺激软组织、牙龈、黏膜和舌头
- 边缘光滑、高度抛光
- 使用中不易变形
- 由生物相容性材料制成
- 易清洁及干燥

图 3-12 填倒凹。

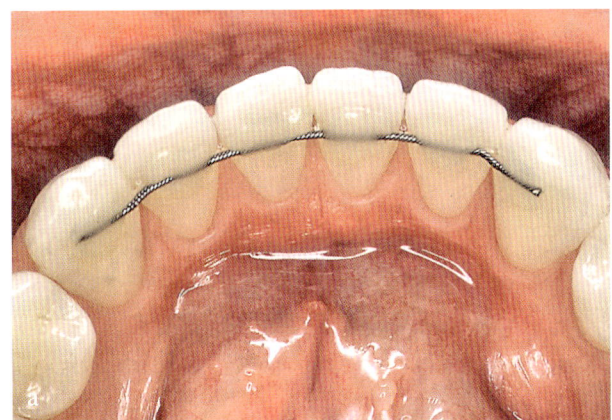

a. 舌侧固位装置下的倒凹常致印模变形。

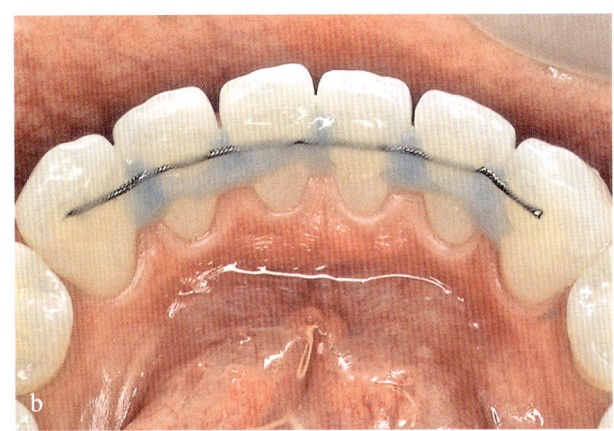

b. 在制取印模前填倒凹。

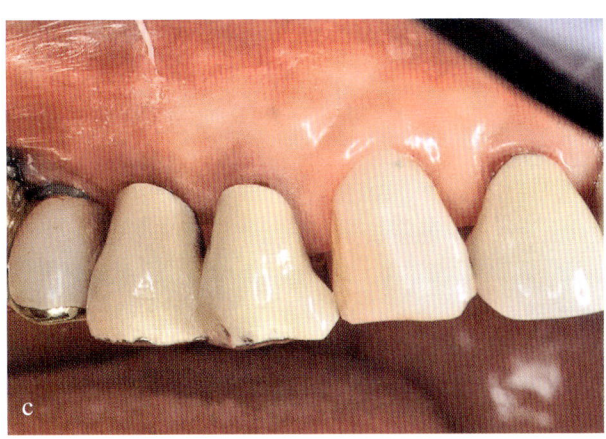

c. 桥体周围的倒凹常引起印模材料撕裂。

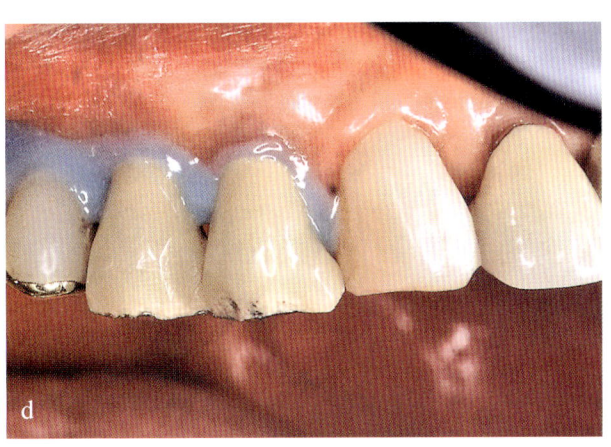

d. 制取印模前于桥体周围填倒凹。

牙齿美学漂白

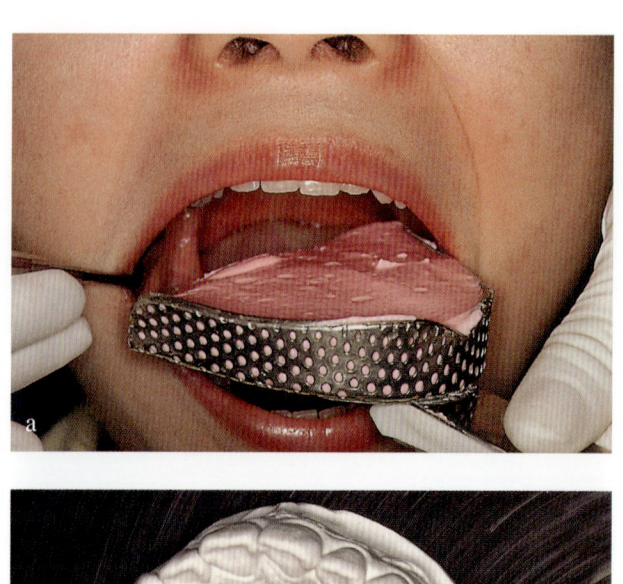
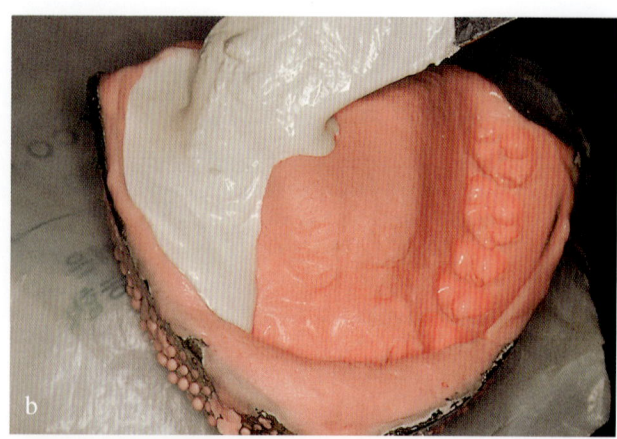
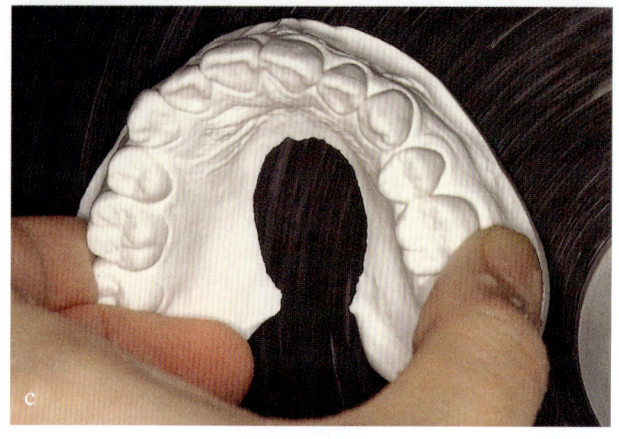
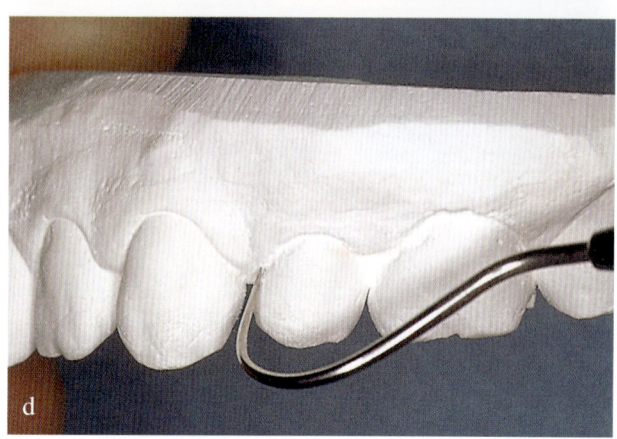
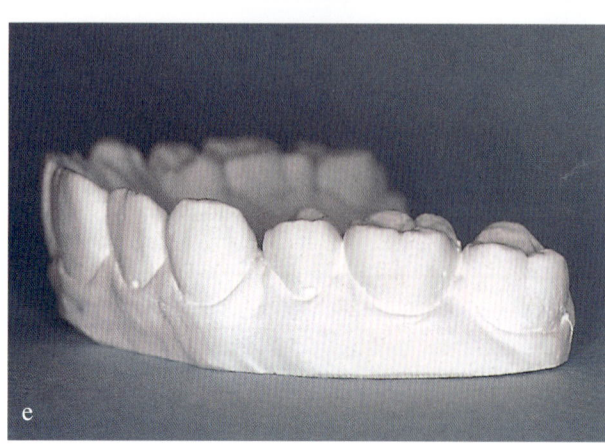
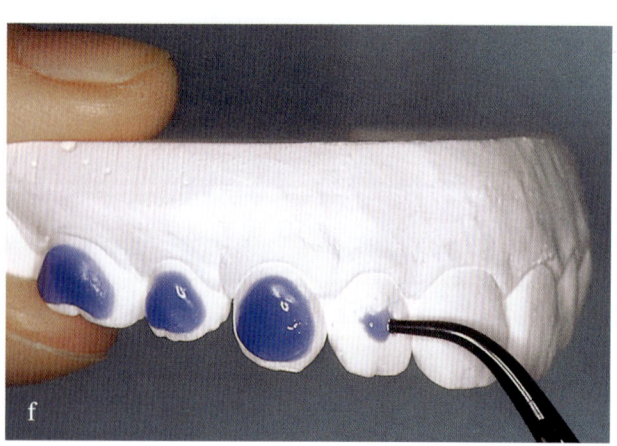

图 3-13　漂白托盘的序列制作过程。

a. 制取藻酸盐印模。

b. 用人造石仔细灌注印模，以免出现气泡及缺陷。

c. 修整模型，使底座平坦并与𬌗平面平行。

d. 去除小气泡和锐利边缘。

e. 最终的模型应该有平坦的底座，且底座应与𬌗平面平行。

f. 在牙齿表面滴一薄层填倒凹树脂，作为储槽。

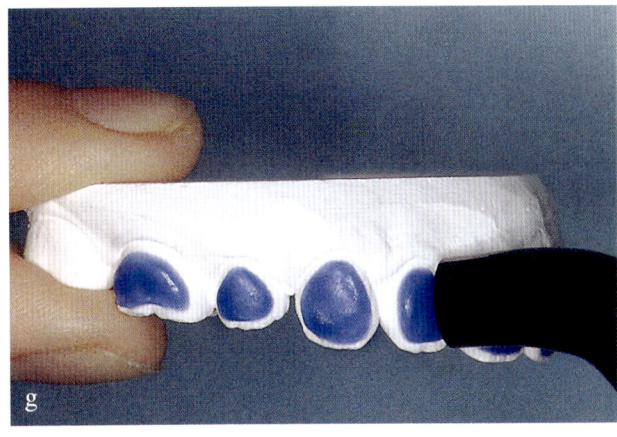
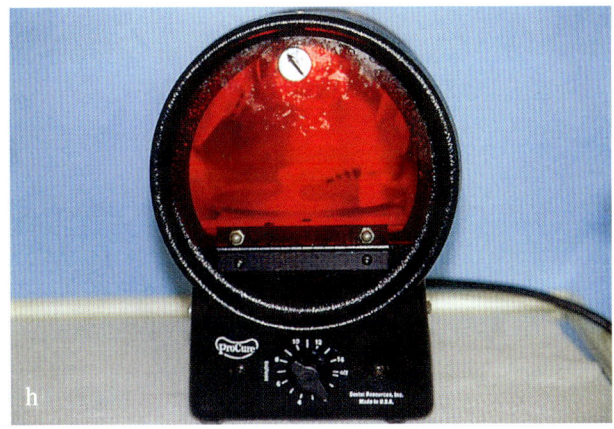
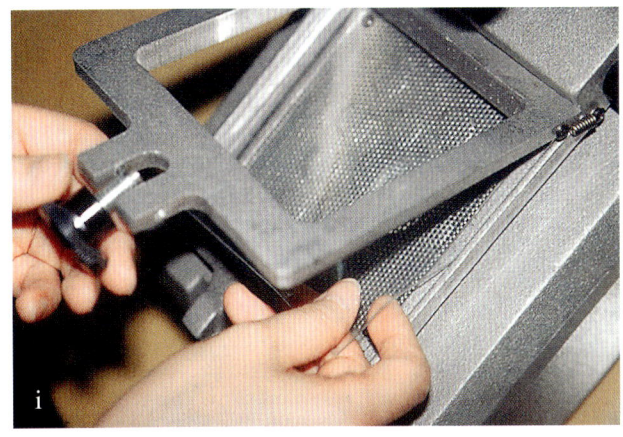
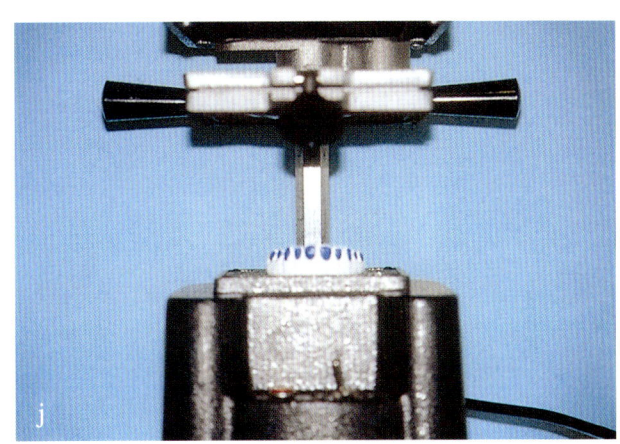
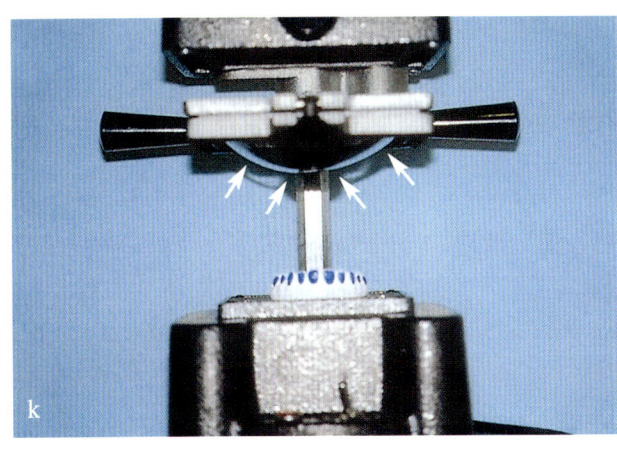
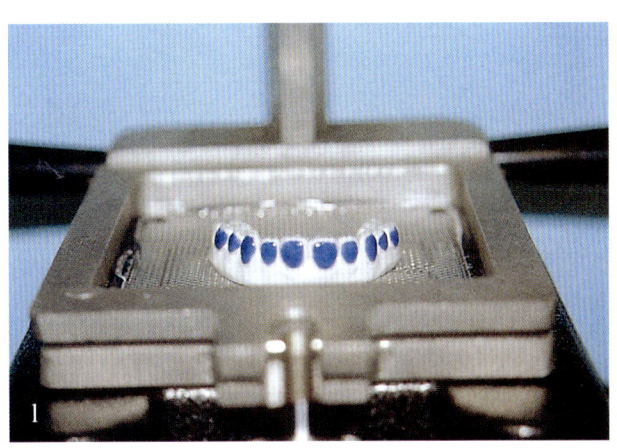

图 3-13（续） 漂白托盘的序列制作过程。

g. 光照固化填倒凹树脂。

h. 光照固化箱。

i. 将一张软而薄的热塑片放在真空成形器的两层夹持器中间。

j. 将模型放在真空平台上。

k. 将加热后的热塑片向模型方向降低，直至真空平台架下方约 2cm 处。

l. 将模型及与其紧贴的热塑片置于平台上冷却。

牙齿美学漂白

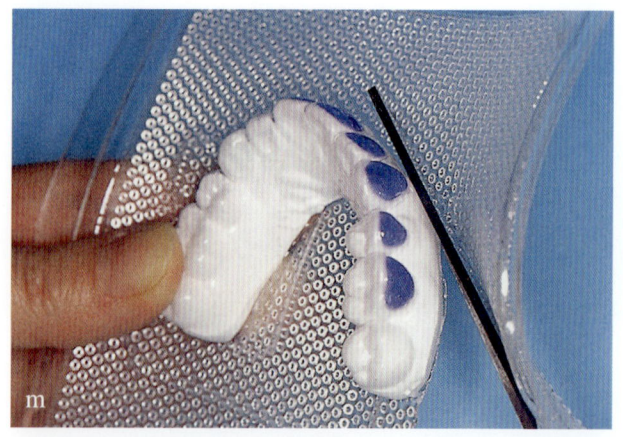
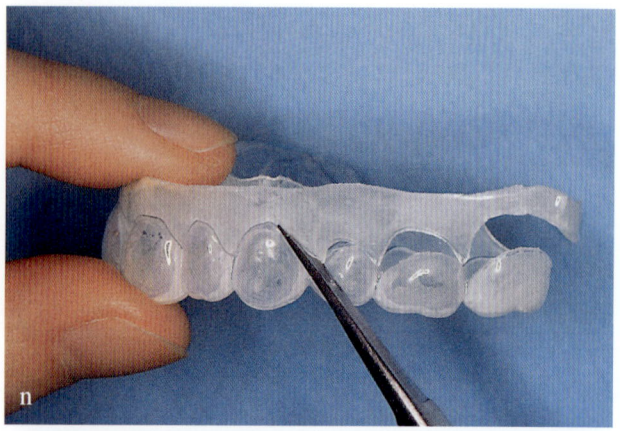
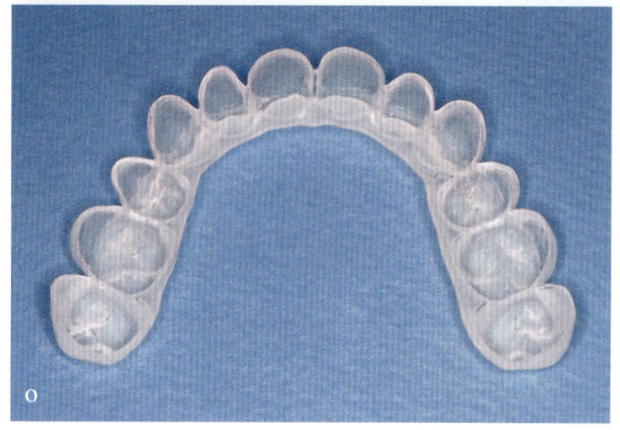
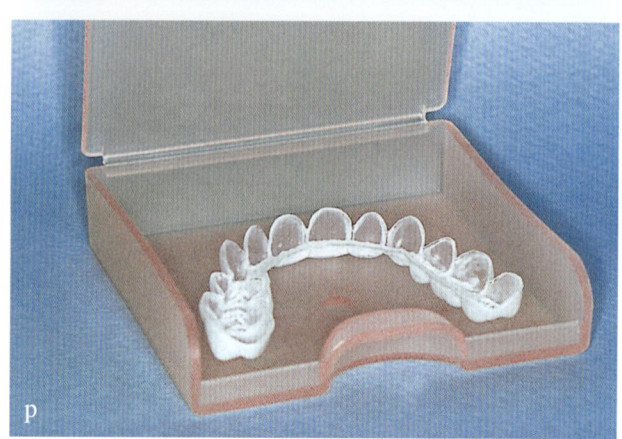
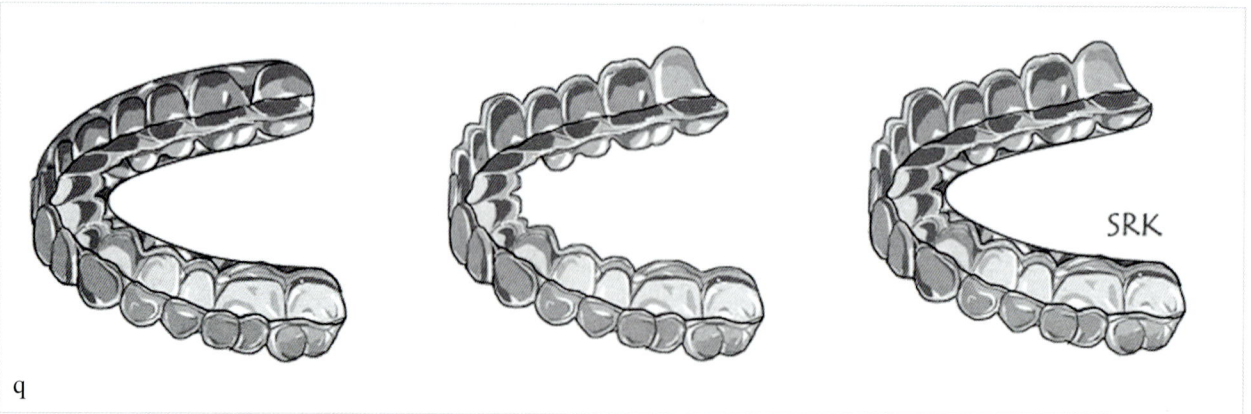

图 3-13（续） 漂白托盘的序列制作过程。

m. 用大剪刀粗略修剪。

n. 用小而锐利的剪刀或刀片修整托盘边缘。

o. 完成的托盘（组合型）。

p. 在交予患者前托盘被放在托盘盒内。

q. 不同的托盘类型：直线型，扇贝型，组合型。

患者满意度

自家庭漂白技术于 1989 年首次在文献中报道起，就被认为是一种既简单又安全的治疗变色牙的方法。2003 年，Leonard 对患者应用家庭漂白后的满意度进行了评估，评估内容包括疗效、可维持的期限及其副作用等。家庭漂白对 98% 的外源性着色及与年龄相关的牙齿变色病例有效。对 86% 的四环素变色病例在行延时治疗后有效。家庭漂白的副作用轻微，且大多短暂。此调查显示了较高的患者满意度。10 年后，43% 的患者未行补充治疗，但仍对其牙齿的颜色表示满意。总之，96% 的患者对家庭漂白表示满意，94% 的患者表示会将此方法介绍给朋友。(图 3-14)

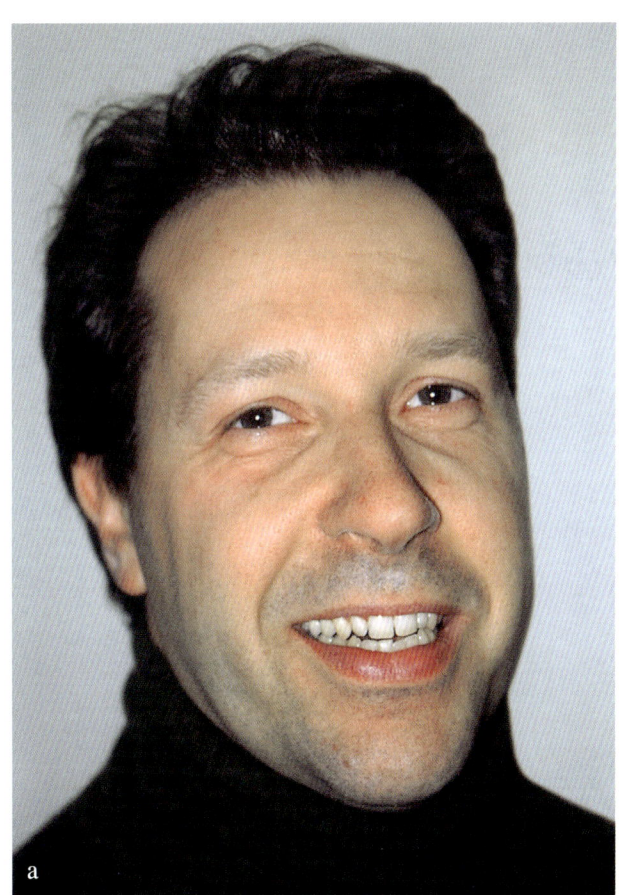
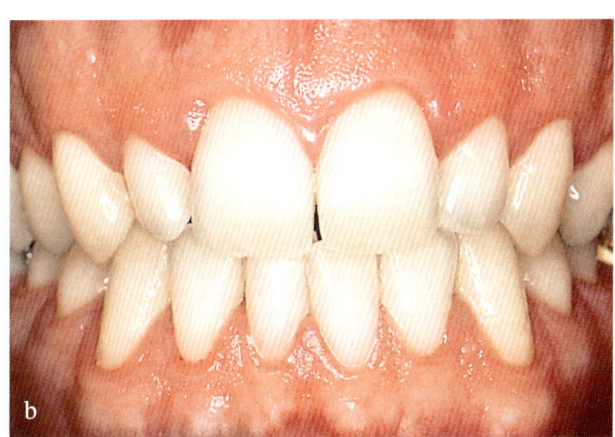
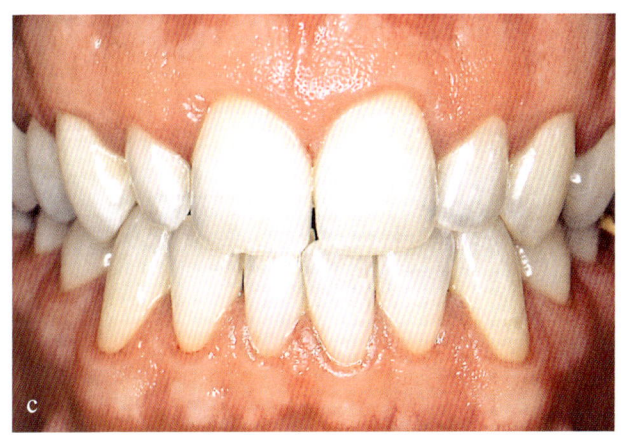

图 3-14　患者满意。
a. 最初对牙齿漂白持怀疑态度的患者，完成漂白后表示满意的照片。
b. 家庭漂白前。
c. 家庭漂白 1 周后的上、下颌牙齿。

患者的反馈信

许多患者在行家庭漂白后给牙科诊所寄来感谢卡或感谢信以表达他们的感激之情,表示对其疗效非常满意。可将这些反馈意见陈列在诊所,以激励其他患者开始行漂白治疗。(图3-15,图3-16)

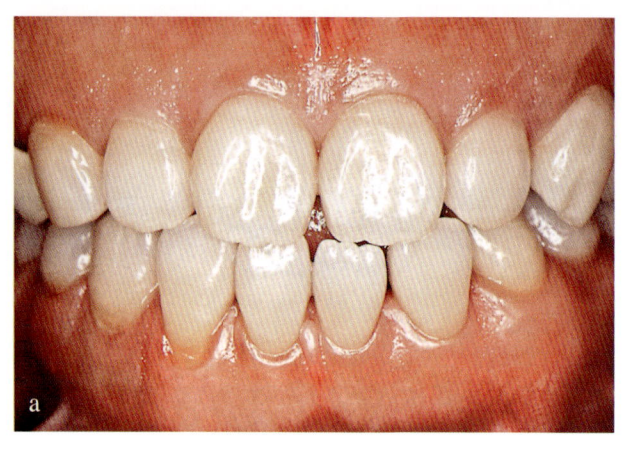
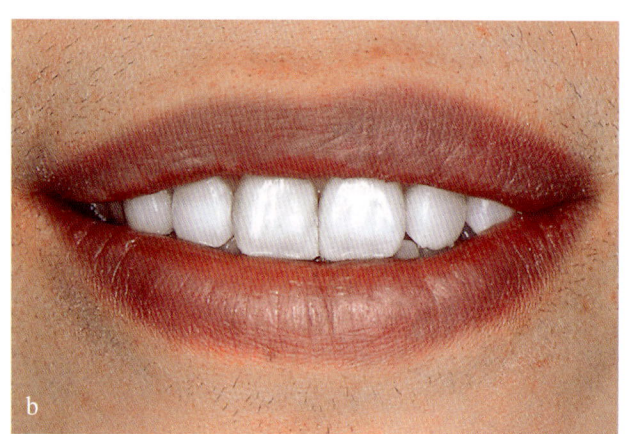

图3-15 微笑时不愿显露牙齿的患者。

a. 治疗前。

b. 家庭漂白后,用美学修整和复合树脂充填关闭上颌中切牙间的间隙。

我的牙齿漂白经历

我常常羡慕那些在微笑时拥有漂亮白牙的朋友们。在漂白前,我的牙齿呈黄色,不愿在微笑时露出牙齿。我一直认为牙齿的颜色是天生的,如果不磨牙制作贴面其颜色不可能改变。

咨询我的牙医后我很快乐,他向我推荐使用牙齿漂白。现在我的牙又白又亮,终于可以在人前骄傲地显露我漂亮的微笑了。

我很高兴能有这次机会来表达我对So-Ran Kwon医生及全体Michigan牙科诊所工作人员的感谢,感谢他们高超的牙齿漂白技术。

YJ. Ko

图3-16 患者的反馈信

如果所有的适应证、禁忌证都被考虑到,且在牙医的监督下患者能配合治疗,那么家庭漂白就是一种既简单又安全的牙齿美白方法。

问题和回答

问题 1 美白条对牙齿漂白有效吗?

回答: 美白条中含有不同浓度的过氧化氢,对牙齿漂白有效。它适用于牙齿颜色均匀,且变色较轻的患者。但是由于治疗无法在牙医的监督下进行,过度使用会引起一些问题。

问题 2 10% 和 15% 的过氧化脲对漂白效果有何不同影响?

回答: 15% 过氧化脲凝胶的漂白速度更快,但据报道两者最终的漂白效果都一样。

问题 3 为何牙齿颈部的漂白效果不如中部或切端?

回答: 牙齿中部和切端的牙釉质更厚,能更快、更容易地进行漂白。但颈部是在持续的漂白过程中逐渐变白。在治疗前应告诉患者在近牙根的颈区,行漂白后还会有些发黄。

问题 4 家庭漂白过程中能喝水吗?

回答: 在家庭漂白时最好不要进食或饮水。但若您非常渴,可用吸管喝点水。

问题 5 储槽是必需的吗?

回答: 是否有储槽不一定会影响漂白效果,但是它可为漂白凝胶提供空间,预防过多的凝胶从托盘流出。最好按制造商的指导依漂白材料对储槽的需求操作。

问题 6 年轻患者可行牙齿漂白吗?

回答: 若年轻患者的牙齿发黄、有白色斑点或呈杂色是适合漂白的。对更年轻的患者,他们若不能配合家庭漂白,经家长同意,可以选用强力漂白。(图 3-17)

牙齿美学漂白

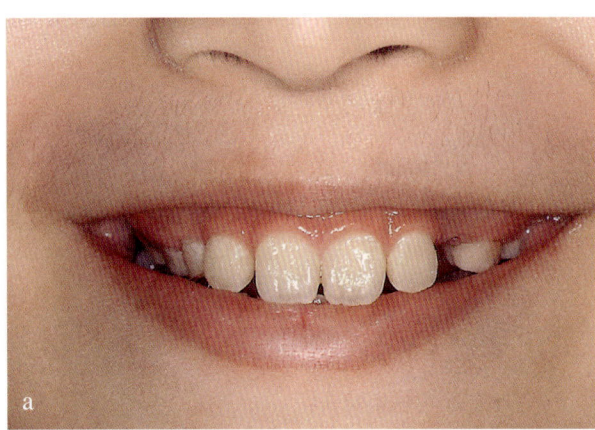

图 3-17　年轻患者的牙齿漂白。

a. 漂白前的微笑。

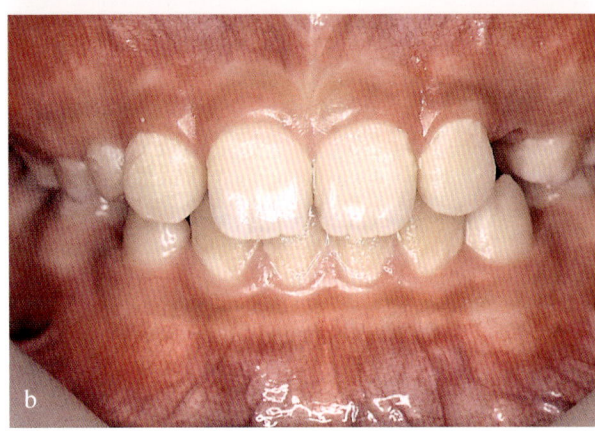

b. 特别年轻的患者不能耐受家庭漂白，在征得其父母同意后可选用强力漂白。

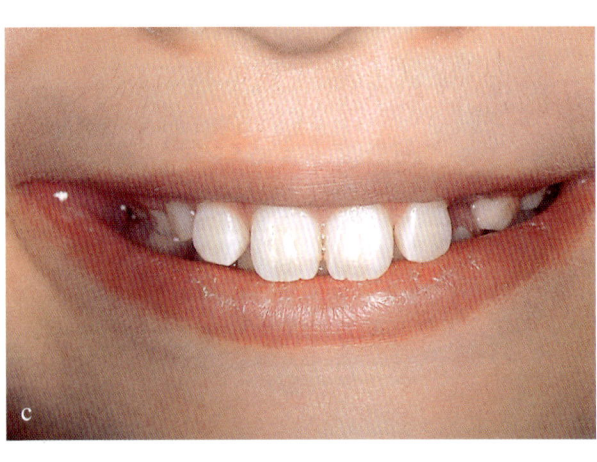

c. 漂白后的微笑。

参考文献

Albers HF. Dentine and sensitivity. Adept Report 2000; 6:4,10-11.

Donly KJ. Tooth Whitening in children and adolescents. J Esthet Restor Dent 2005; 17(6):380-381.

Dunn JR. Dentist-Prescribed Home Bleaching: Current Status. Compendium 1998; 19(8):760-764.

Goldstein RE, Garber DA. Complete Dental Bleaching, Quintessence Publishing Co, Inc, 1995.

Greenwall LH. Bleaching techniques in restorative dentistry, Martin Dunitz, 2001.

Haywood VB, Heymann HO. Nightguard vital bleaching. Quintessence Int 1989; 20:173-176.

Haywood VB, Heymann HO: Nightguard vital bleaching: How Safe Is It? Quintessence Int 1991; 22:515-523.

Haywood VB. History, safety, and effectiveness of current bleaching techniques and applications of the nightguard vital bleaching technique. Quintessence Int 1992; 23:471-488.

Haywood VB. Nightguard Vital Bleaching: Current Concepts and Research. JADA supplement 1997; 128:19s-25s.

Haywood VB. Overview and Status of Mouthguard Bleaching. J Esthet Dent 1991; 3(5):157-161. Haywood VB: Nightguard Vital Bleaching: Current Information and Research. Esthetic Dentistry Update 1990; 1(2),7-12. Haywood, VB. Achieving, Maintaining, and Recovering Successful Tooth Bleaching. J Esthet Dent 1996; 8(1):31-38.

Haywood, VB. Nightguard Vital Bleaching: Information and Consent Form. Esthetic Dent Update 1995; 6(5):130-132.

Kwon S. Tooth Whitening State of the Art, Dental Publishing Co, Inc, 2004.

Leonard RH: Efficacy, longevity, side effects, and patient perceptions of nightguard vital bleaching, Compend Contin Educ Dent 1998;19:766.

Matis BA. In Vivo Study of Two Carbamide Peroxide Gels with Different Desensitizing Agents. Oper Dent 2007; 32-6:549-555.

McCaslin AJ, Haywood VB, Potter BJ, Dickinson GL, Russell CM. Assessing Dentin Color Changes from Nightguard Vital Bleaching. JADA 1999; 130:1485-1490.

Metz MJ. Clinical Evaluation of 15% Carbamide Peroxide on the Surface Microharness and Shear Bond Strength of Human Enamel. Oper Dent 2007; 32-5:427-436.

第 **4** 章

强力漂白

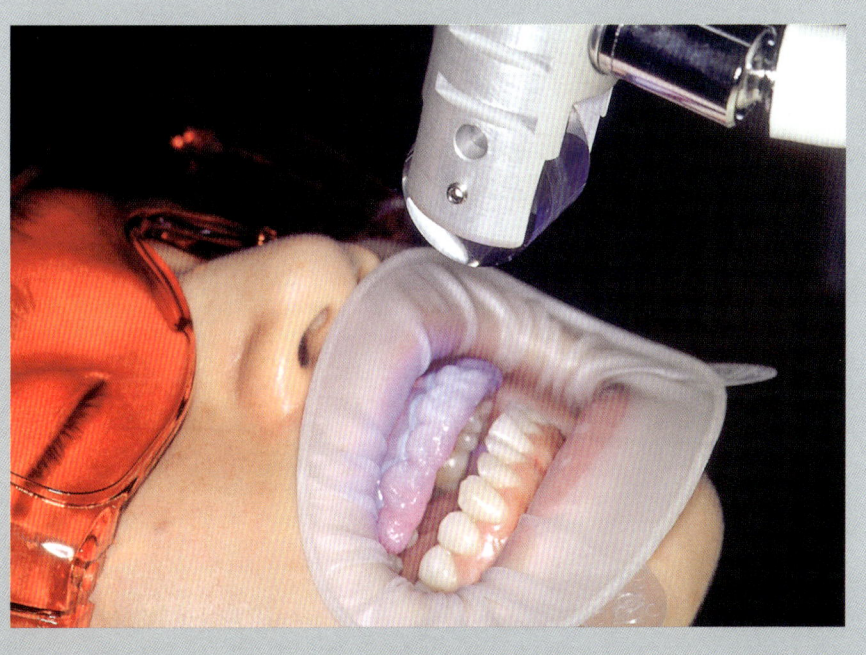

变色的活髓牙可在诊椅旁用高浓度凝胶成功漂白。诊室内漂白可作为家庭漂白的替代方案，尤其对那些不能耐受漂白托盘及依从性差的患者更是提供了另一种选择。诊室内漂白适用于中至重度的变色牙、个别牙齿变色，以及期望能获得快速疗效的病例。通常，在经单一疗程后漂白效果即可显现，这可充分调动患者继续治疗的积极性。但应强调，单一疗程的强力漂白治疗（power whitening）不可能完全获得最期望的漂白结果。也就是说，为最大限度地增白需要多次就诊。另外如果可能的话，强力漂白治疗应与家庭漂白联合应用。若两种方法能结合使用，可获得较应用单一方法更快捷、更洁白的漂白治疗效果。诊室内漂白最早始于1877年，当时Chapple报道使用叶酸对活髓牙漂白。Harlan 1884年首次介绍使用过氧化氢。从此之后，过氧化氢就成为在诊室内治疗变色牙时最被广泛认可的漂白剂。最初，为预防组织损伤而使用橡皮障及牙线结扎隔离后，常在牙面上应用30%～35%的液态过氧化氢，通常可使用一种加热源来加快漂白进度（图4-1）。

强力漂白诞生于1918年。当时Abbot报道用高强度的光照射过氧化氢促使其快速升温，可加快其化学反应进程。也是从那时开始，光固化树脂隔障开始被应用，以改善应用橡皮障加牙线结扎隔离所致的不适及麻烦。此外，由于高浓度过氧化氢凝胶及糊剂的应用，可降低牙龈及软组织发生溃疡和刺激的几率。最后，高强度光照灯也被改进成为更适用于强力漂白的专用器材。

设备

强力漂白材料

在市场上可选用的强力漂白材料种类很多，通常使用的高浓度过氧化氢和过氧化脲呈凝胶状。此类凝胶系统中含有水，其优点为可预防漂白时的脱水。许多产品宣称拥有可促使漂白过程加速的特殊催化剂（化学的或光感应的）；为减少敏感反应，许多制造商还在他们的系统中加入脱敏剂。但是，具体的催化机制及其牙齿漂白功效并未被相关文件描述。此外，还需对在漂白系统中结合使用脱敏剂进行更进一步的研究。

强力漂白

图 4-1 用高浓度液态过氧化氢强力漂白。

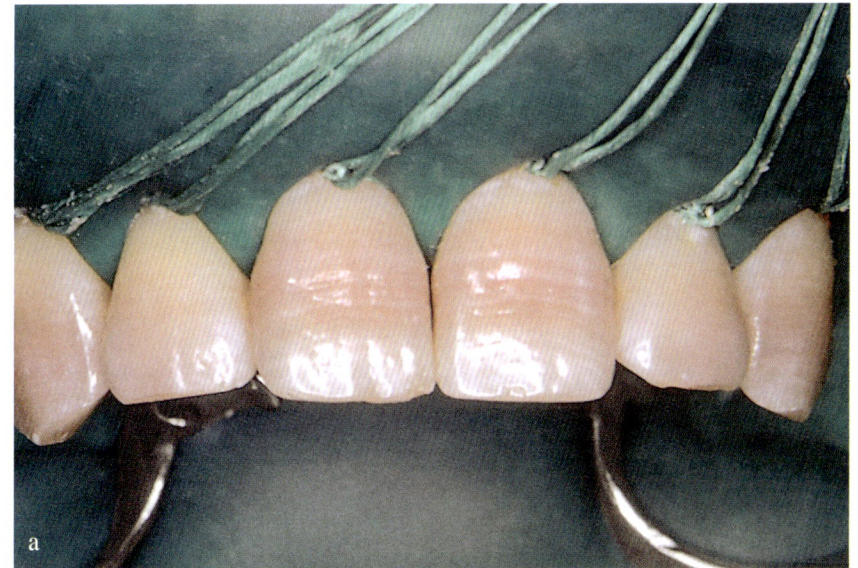

a. 在放置橡皮障后用牙线对牙齿进行分别结扎。

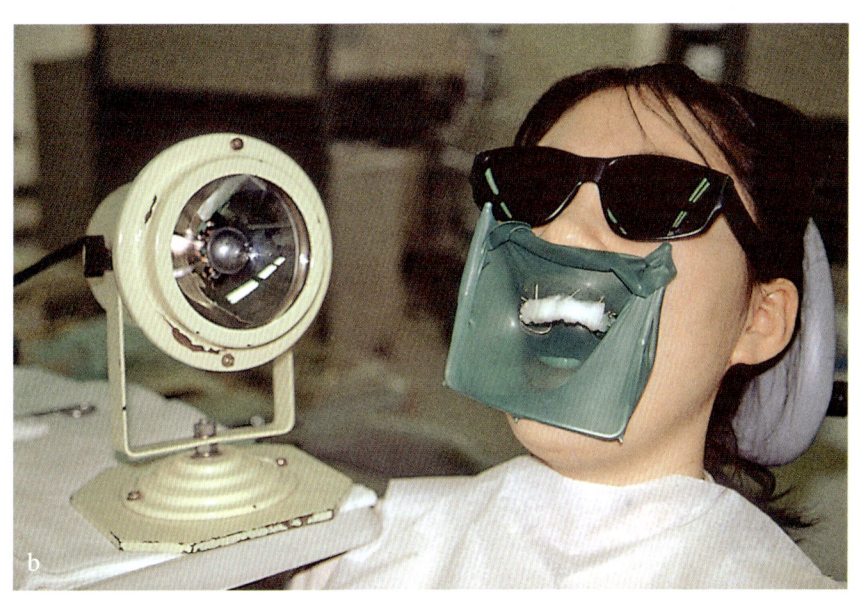

b. 加热源被用于促进过氧化氢的氧化反应。

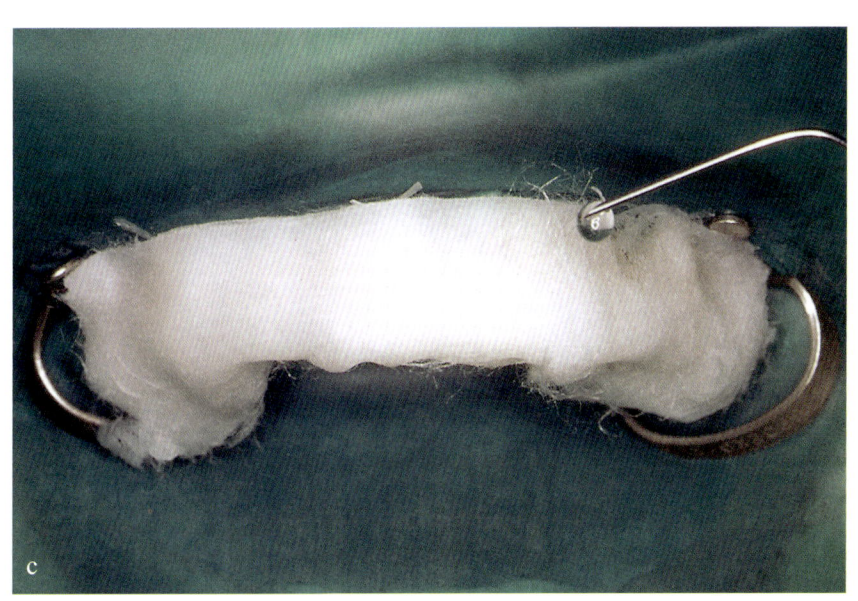

c. 由于液体变干需再次添加过氧化氢液。

颊牵拉器

为使患者在强力漂白时感觉舒适，选择适当的颊牵拉器很重要。虽然所有牵拉器都为塑料制品，但其坚硬度和适应性在不同系统中会有变化。牵拉器应易被放入口内，且能适度地牵拉嘴唇，并不造成过度的组织拉伸。建议使用具可塑性的颊牵拉器。（图4-2）

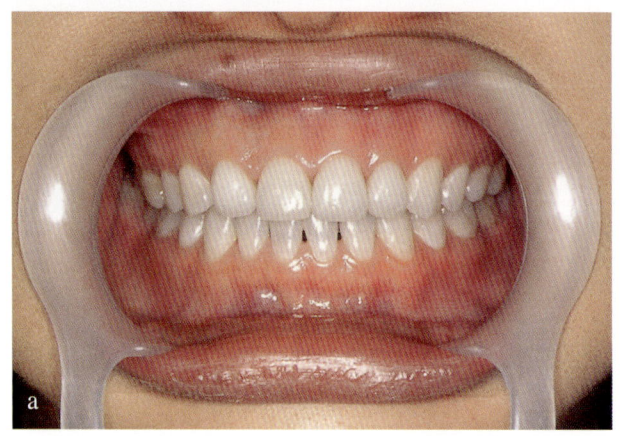
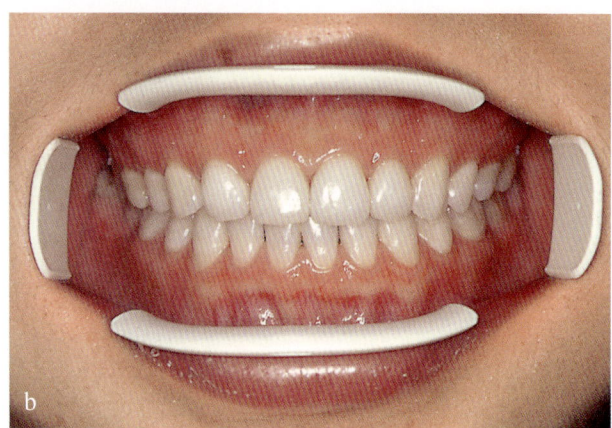
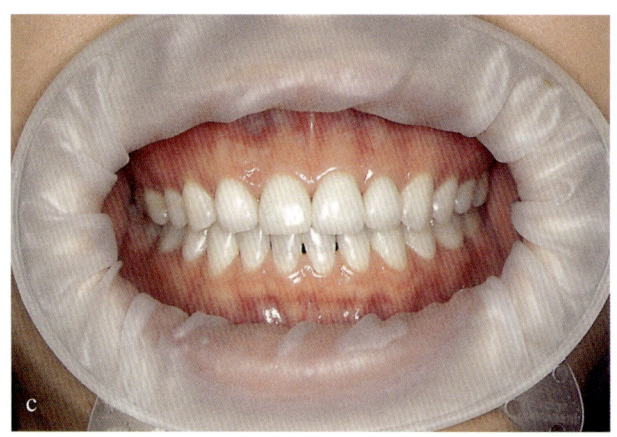
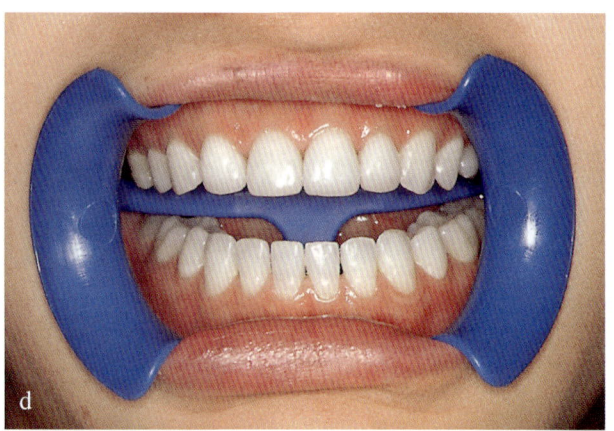
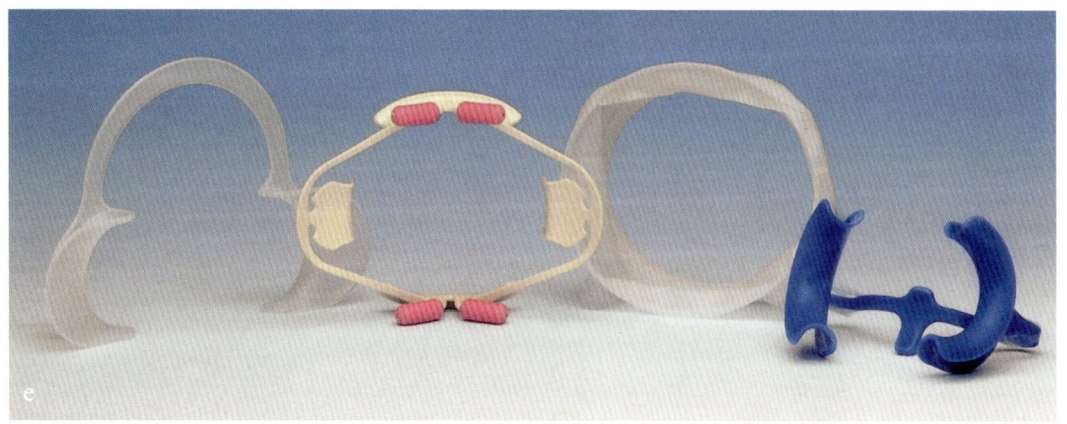

图4-2　不同类型的颊牵拉器。

a. 透明牵拉器，Hanil。

b. 唇颊牵拉器，Hawe。

c. OptraGate牵拉器，Ivoclar Vivadent。

d. 舌唇牵拉器。

e. 不同的颊牵拉器。

牙龈保护器

使用传统的橡皮障、夹钳和牙线对牙龈行隔离保护是安全的。但其缺点为耗时，且患者在使用时会有不适感。光固化树脂隔障可在短期内保护牙龈组织，不致引起患者不适。树脂隔障应覆盖 0.5mm 的牙齿及延伸到龈上约 2～3mm。（图 4-3）

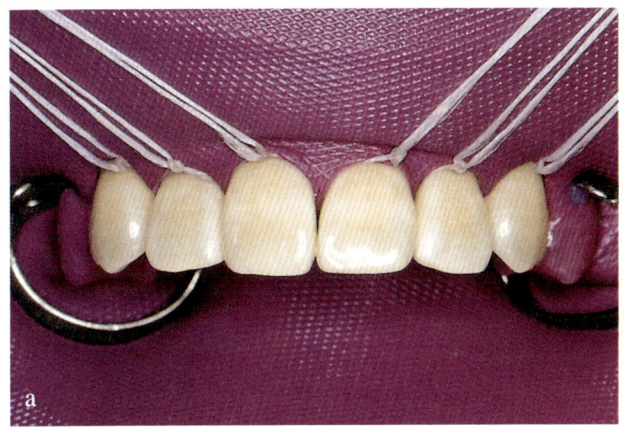
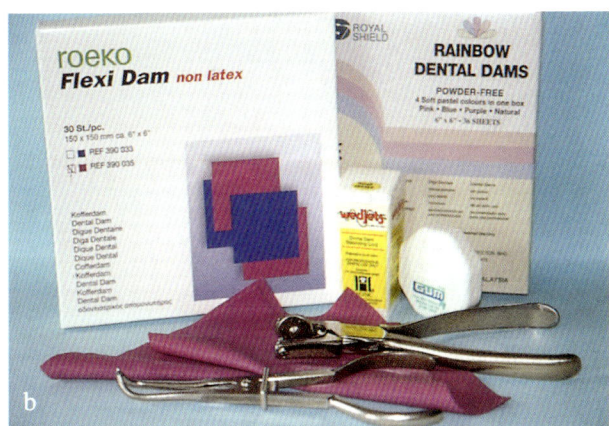
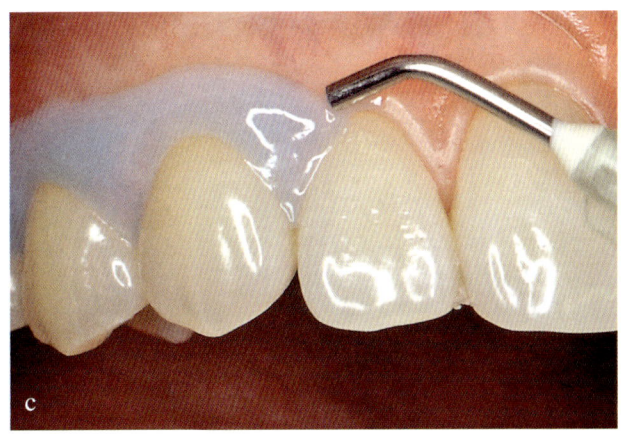
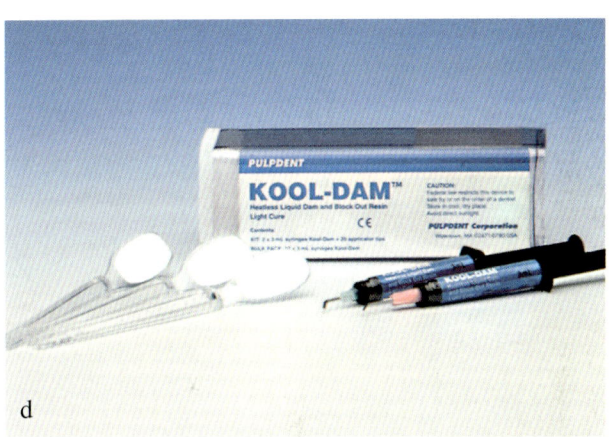
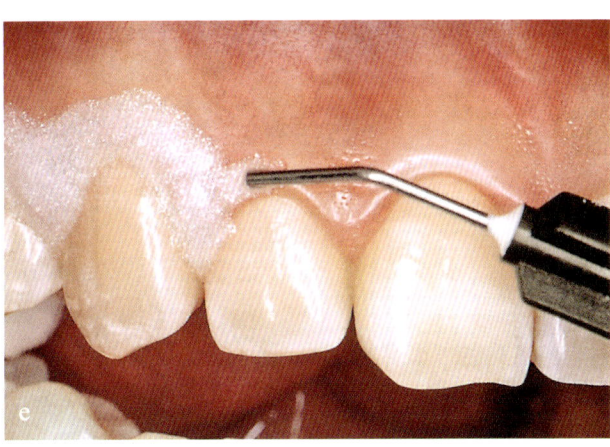
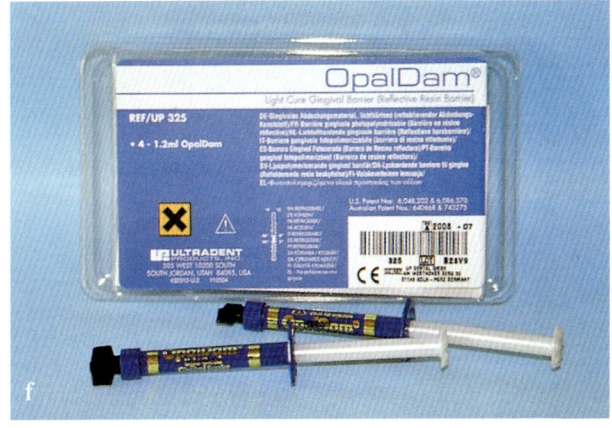

图 4-3　牙龈保护器。
a,b. 用橡皮障保护牙龈的方法。
c,d. 树脂隔障（Kool Dam, Pulpdent Corporation, USA）。
e,f. 树脂隔障（Opal Dam, Ultradent Products Inc, Utah, USA）。

光照激活装置

卤素灯、等离子体电弧灯、发光二极管及不同波长的激光系统被推荐用于激活强力漂白材料。这些光源间的主要区别在于激光可发射特定波长的纯单色光，而卤素及等离子体电弧灯会发射包含跨越了可见光谱区（波长在 380～750nm）的较宽波长区间的光，从紫外到红外（图4-4）。大多数用于强力漂白的灯都是传统的树脂固化灯。由于其灯头大小有限，每个牙都需分别激活，使治疗过程冗长烦琐。为便利激活过程，多数灯都被改装成具有漂白模式、拥有另一个可扩展照射全牙弓的灯头。一种专用于强力漂白，且具有多种用途的光照系统已被设计完成，无需更换灯头就可完成全牙弓的同时激活。应该强调的是，所有光照激活系统都只能作用于强力漂白剂，以加强其漂白过程，而非作用于牙实质或牙齿着色本身。用光照激活是否能有效增加强力漂白的疗效，及其背后的作用机制尚未被充分阐明。理论上认为，光能被漂白凝胶中的光感催化剂吸收，转而促使过氧化氢加速分解成 O·（图4-5）。由于对此种激活能否产生更佳的漂白效果尚存争议，光照激活系统的使用应慎重考虑。只有在被证明可获得较好的颜色改善，并证实在光照时不会有升温的特定前提下，才能采用强力漂白材料联合应用光照的方法。

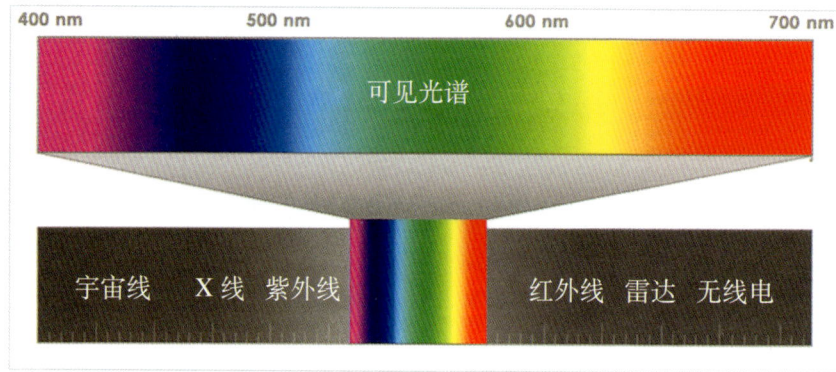

图 4-4　电磁光谱。

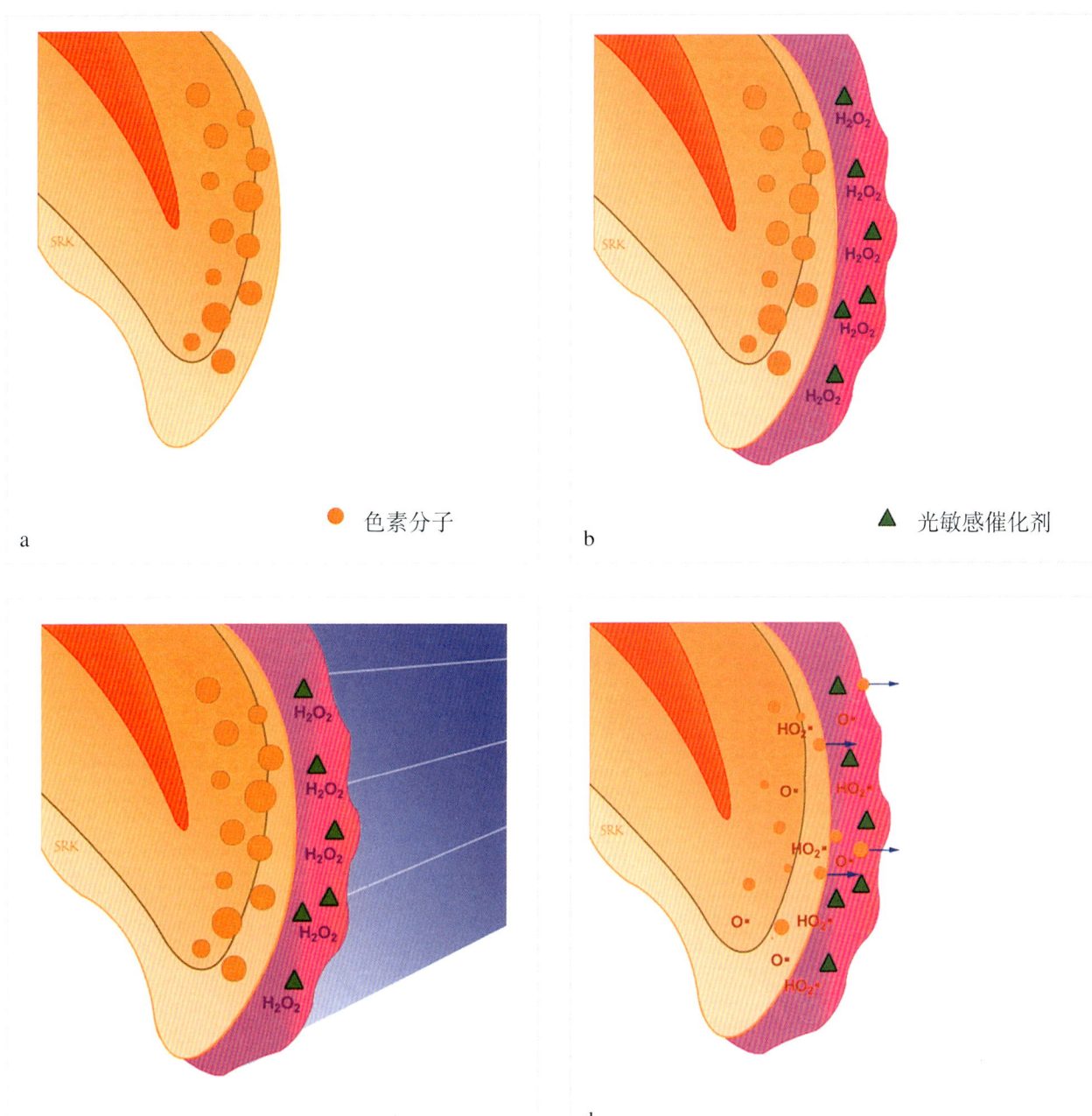

图 4-5 强力漂白时用光照激活的漂白机制。

a. 在变色牙中分布的色素。

b. 应用含光感催化剂的漂白材料。

c. 光照激活。

d. 光感催化剂经光照激活后可促进过氧化氢分解成 O· 和 $HO_2·$，因此加快了漂白过程。

- **适宜选用的光照激活系统应具备以下条件**（图4-6）
  ① 光感催化剂的能量吸收特性应与特定的光照波长相匹配。
  ② 光照波长应在安全范围内，如果含有紫外线（波长小于380nm），需对皮肤和牙龈行彻底的隔离和保护。
  ③ 可长久保持一定的光照强度。
  ④ 升温不能超过牙髓可耐受的阈值（41.5℃）。
  ⑤ 双重模式（固化模式和漂白模式），与单一漂白模式相比。
  ⑥ 易于搬动和储存。
  ⑦ 性价比好。

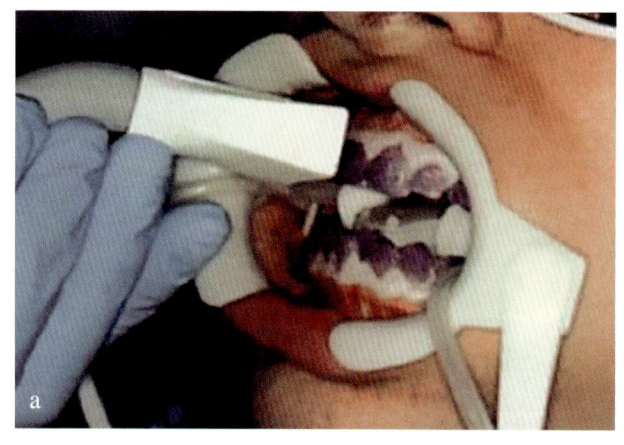
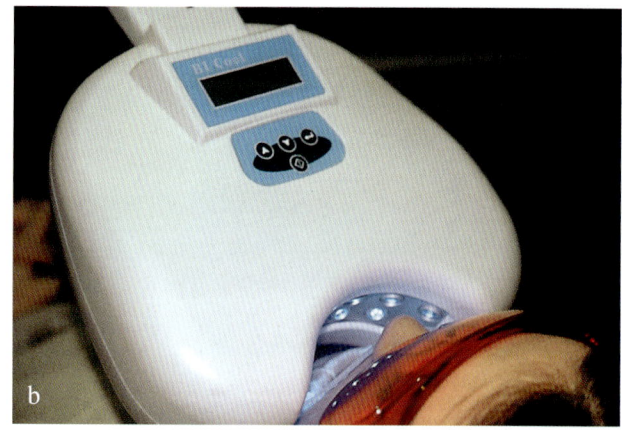
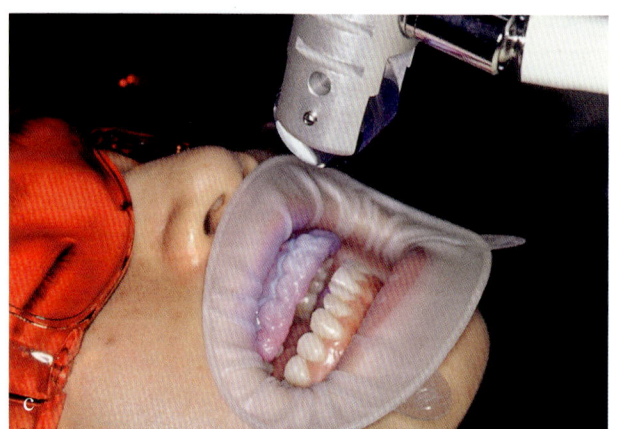
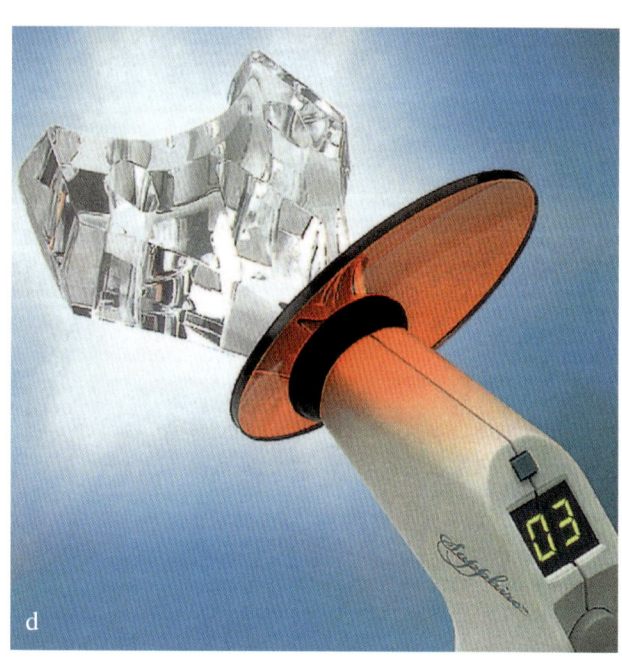

图4-6 不同类型的光照激活系统。
a. Lasersmile（二极管激光）。800～830nm：漂白模式。
b. BT Cool (LED)。430～490nm：漂白模式。
c. Filpo White (Plasma Arc)：漂白模式和固化模式。
d. Sapphire (Plasma Arc)：漂白模式和固化模式。

强力漂白的优点和缺点

优点

- 漂白可即刻生效
- 患者无需过多参与
- 可对少数牙行选择性漂白（图 4-7）
- 治疗完全在牙医掌控下完成

缺点

- 费用高
- 就诊次数多
- 可能会因微漏造成牙龈和软组织烧伤
- 可能会发生快速颜色反弹
- 术后敏感发生率高

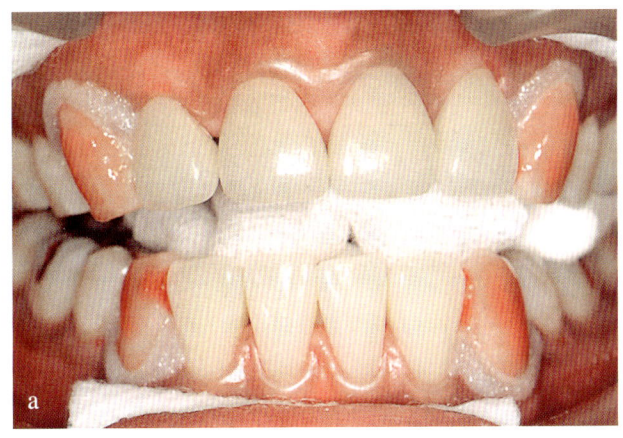
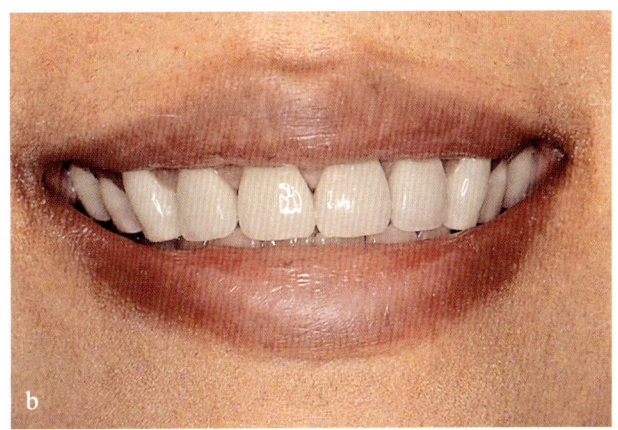
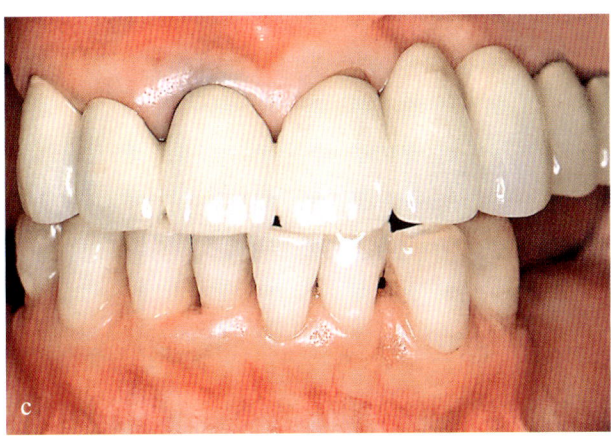
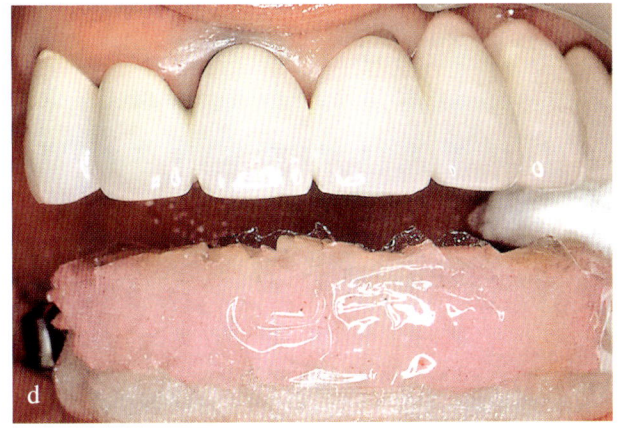

图 4-7　选择性强力漂白。
a,b. 对四颗较其他牙齿略黑的尖牙行选择性强力漂白。
c,d. 完成对余留下牙的选择性强力漂白后，其颜色与上颌修复体匹配。

可使用不同的方法和材料来进行强力漂白。对每位患者仔细诊断和制订治疗计划是提供完美漂白治疗最重要的环节。虽然最好是对上牙弓或下牙弓行分开漂白，但某些患者不愿多次就诊，有时也需对上、下牙弓同时漂白。为加大漂白效果，且能使其保持长久，强力漂白应与家庭漂白联合应用。牙医应能在不同治疗时期设计多种漂白方案，并对患者的变色性质及其生活方式有分阶段的考虑（图4-8，图4-9）；从而使患者能够选择最适宜的方案。对所有患者来说，最基本的强力漂白技术都是相似的，但具体的漂白方法可根据影响漂白的因素以及制造商的具体说明而进行适当修改。

影响漂白的因素

表面清洁：为去除所有的表面残垢，应对牙面行彻底的刮治和抛光。

过氧化氢的浓度：浓度越高，氧化过程的效率越大。经常使用的最高浓度是35%的过氧化氢。

注意：当胶体化制剂加入35%的过氧化氢溶液后，过氧化氢的浓度会降至25%。

温度：每升温10℃，化学反应的效率就会加倍。通常，如果温度升高到某一点时，患者还无不适感，那么此升温过程就可被认为是在安全范围内进行的。

pH值：为延长过氧化氢的有效期，当储存和运输时，应维持其为酸性pH值。而最适宜过氧化氢进行氧化反应的pH值为9.5～10.8，在同样的时间内，它可比低pH值时的效率提升50%。

时间：漂白效果与牙齿接触漂白剂的时间直接相关。接触时间越长，颜色变化就越明显。

密封的环境：密封的环境可提升过氧化氢的漂白效率。

（经Quintessence Publishing Inc许可，由R.E. Goldstein提供）

图 4-8 2 周治疗方案。

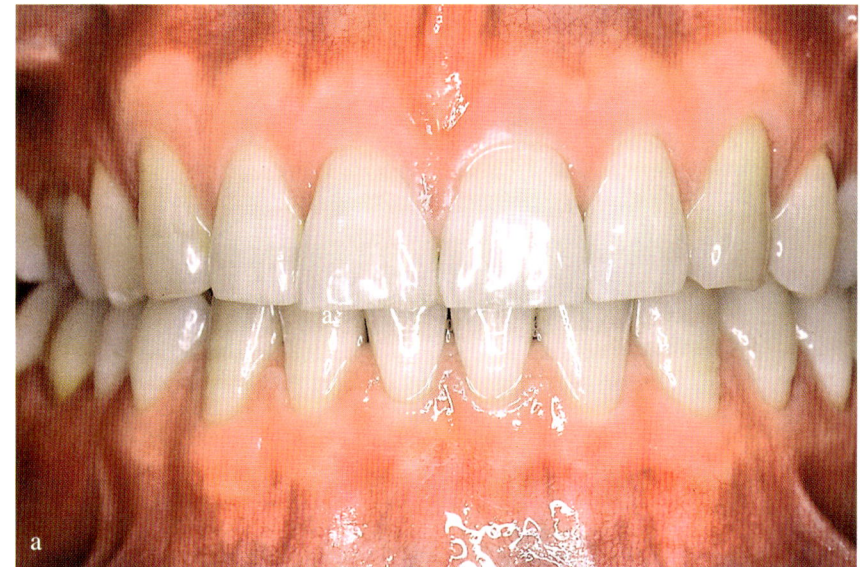

a. 牙齿呈均匀黄色变。

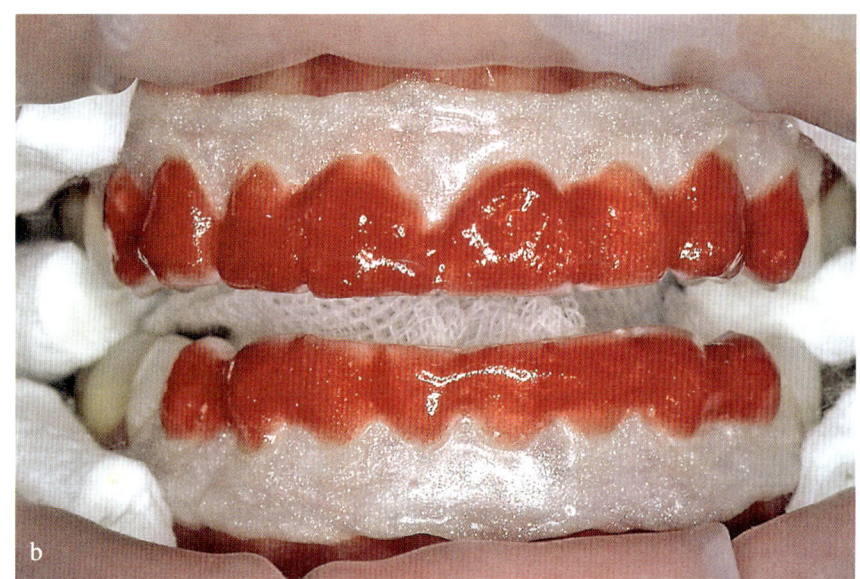

b. 患者坚持要求在 2 周内行上、下牙弓同时漂白。

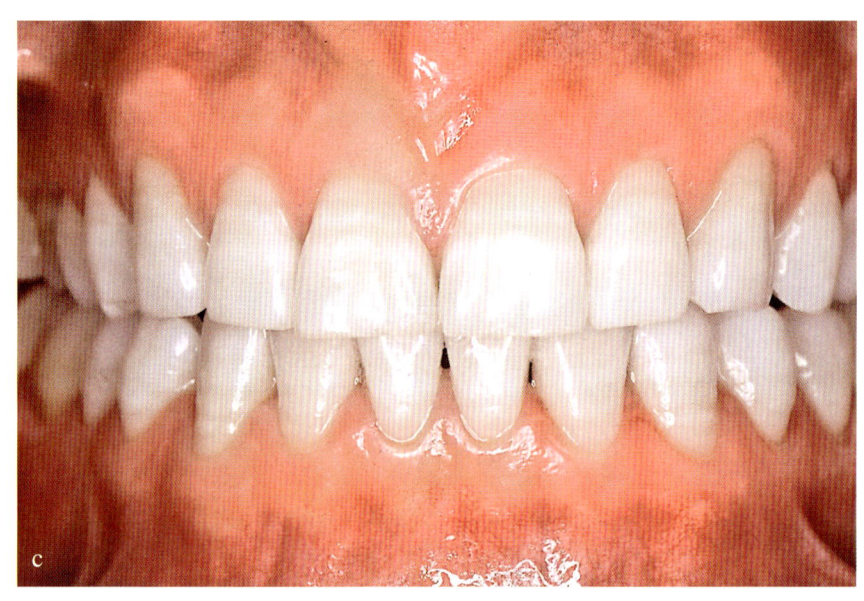

c. 完成每次间隔 3~4 天、3 个疗程的强力漂白，并结合应用家庭漂白的治疗效果。

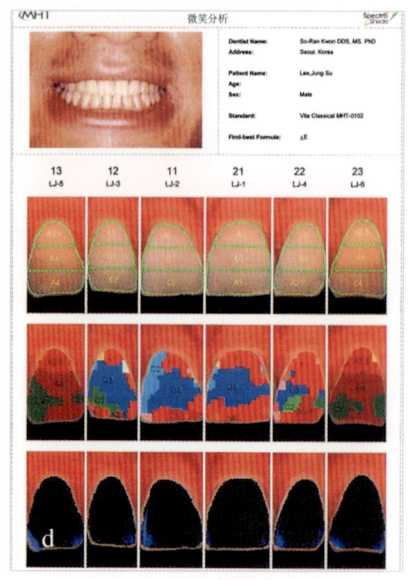
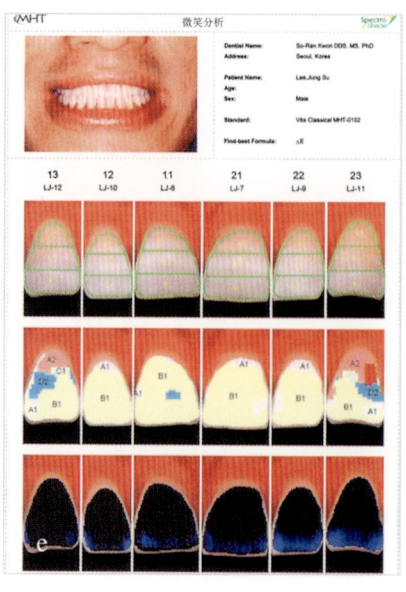

图 4-8（续） 2 周治疗方案。

d. 漂白前的微笑分析。

e. 漂白后的微笑分析。

f. 右上中切牙颈部、中部及切端的 ΔE 值。

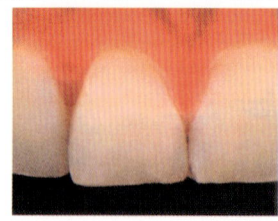

	牙医姓名：	So-Ran Kwon DDS, MS,Ph
	地址：	汉城，韩国
	患者姓名：	Lee, Jung Su
	年龄：	
	性别：	男性
	牙位：	11/11
	牙齿标号：	LJ-2/LJ-8
	时间：	2007-08-29 12:22:01
	记录：	

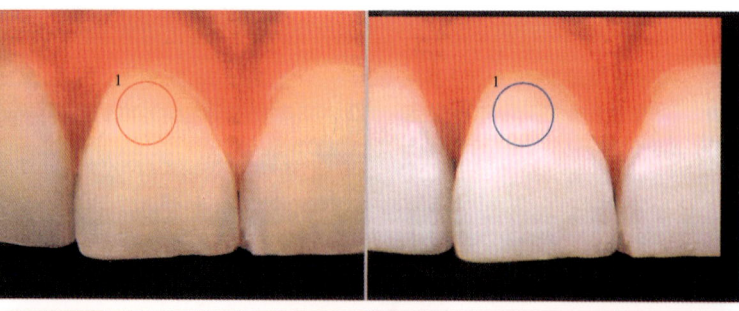

1：	左：	右：	差值：
L:	71.06	74.27	3.22
a:	8.09	6.92	-1.16
b:	18.75	11.35	-7.39
		ΔE	8.15

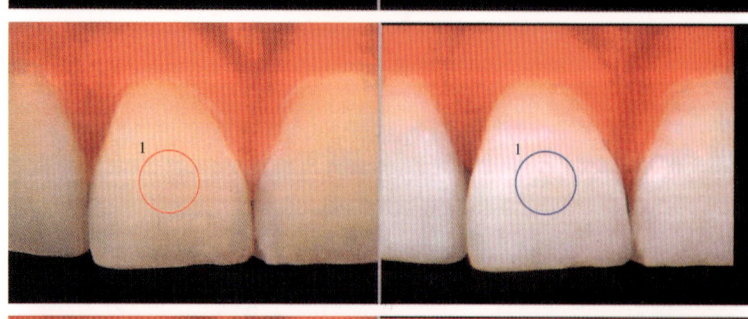

1：	左：	右：	差值：
L:	71.05	75.73	4.68
a:	4.46	2.91	-1.56
b:	17.65	9.58	-8.07
		ΔE	9.46

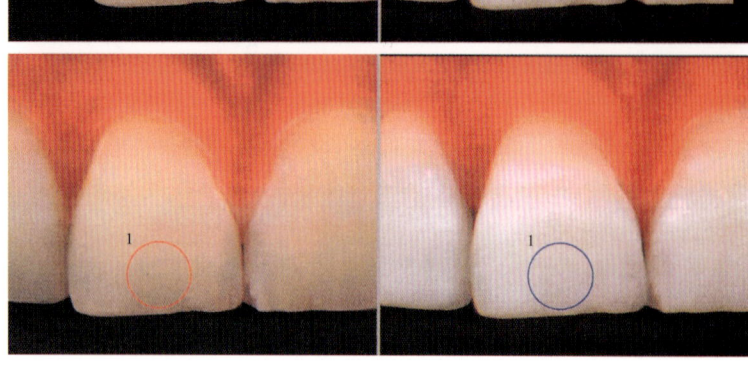

1：	左：	右：	差值：
L:	66.37	71.27	4.89
a:	3.11	1.71	-1.40
b:	16.10	7.45	-8.65
		ΔE	10.03

强力漂白

图 4-9　4 周治疗方案。

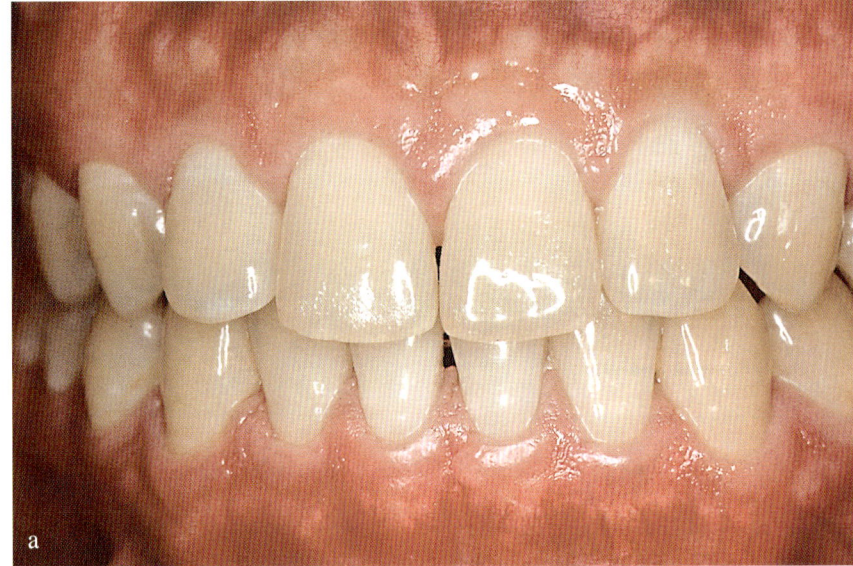

a. 牙齿呈均匀黄色变。

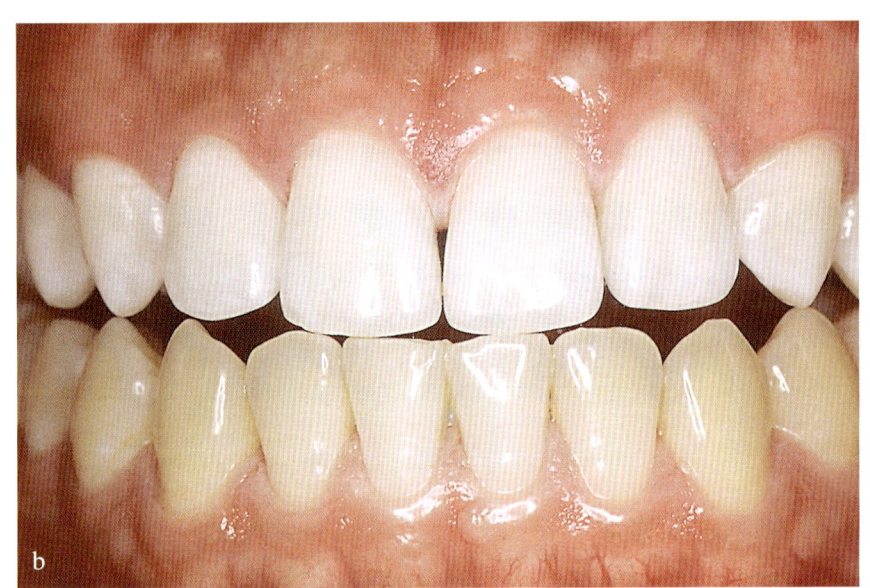

b. 用 3 周时间完成上牙弓 3 个疗程的强力漂白，并结合应用家庭漂白，上、下牙弓间的颜色差异。

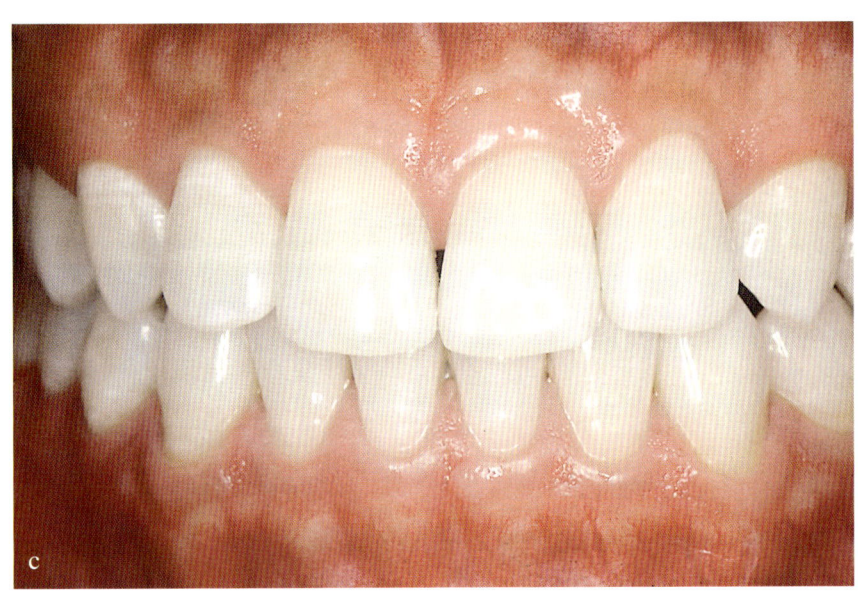

c. 用 3 周时间完成下牙弓 3 个疗程的强力漂白，并结合应用家庭漂白。每周完成一次强力漂白。

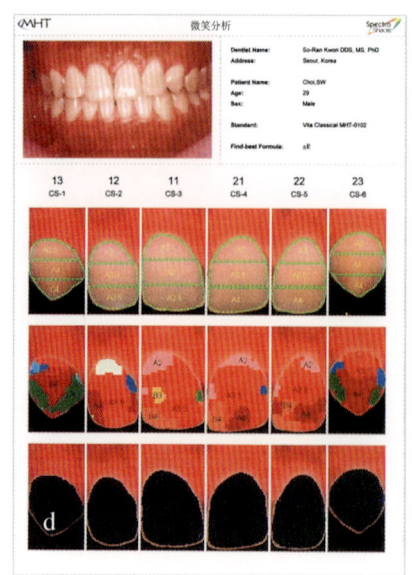
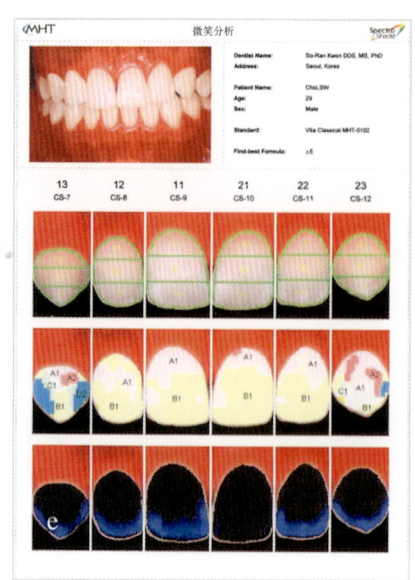

图4-9（续） 4周治疗方案。

d. 漂白前的微笑分析。

e. 漂白后的微笑分析。

f. 右上中切牙颈部、中部及切端的 ΔE 值。

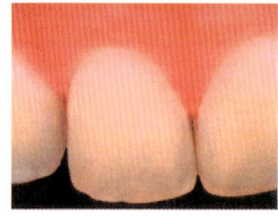

牙医姓名：	So-Ran Kwon DDS, MS,Ph
地址：	汉城，韩国
患者姓名：	Choi, SW
年龄：	29
性别：	男性
牙位：	11/11
牙齿标号：	CS-3/CS-9
时间：	2006-06-21 15:11:33
记录：	

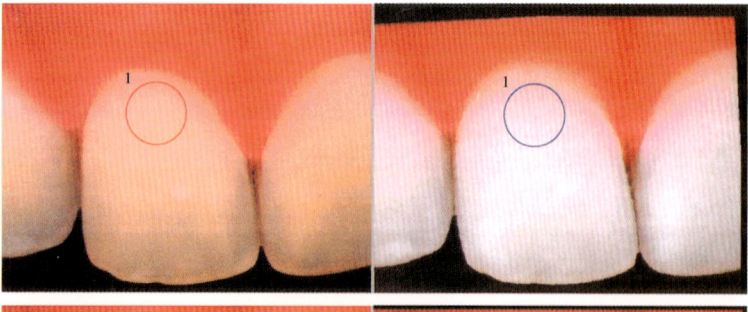

1：		左：	右：	差值：
	L:	73.29	79.26	5.97
	a:	7.09	4.26	-2.83
	b:	20.43	13.22	-7.22
			ΔE	9.79

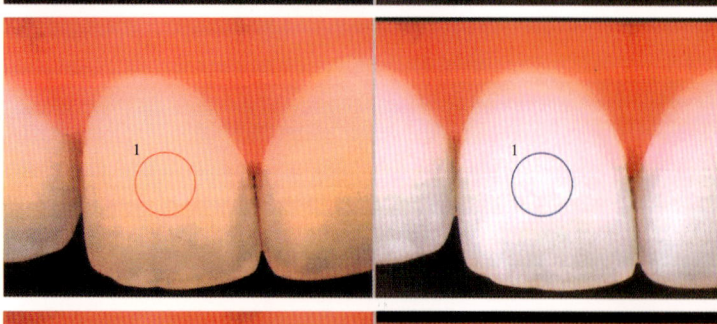

1：		左：	右：	差值：
	L:	72.32	79.76	7.44
	a:	3.54	0.60	-2.95
	b:	22.76	11.30	-11.46
			ΔE	13.98

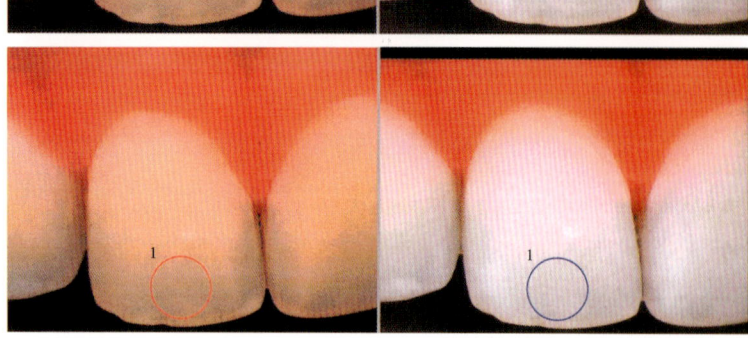

1：		左：	右：	差值：
	L:	65.41	73.50	8.09
	a:	2.42	-0.33	-2.75
	b:	19.22	7.47	-11.75
			ΔE	14.53

强力漂白技术（图 4-10）

- **准备**：治疗前拍摄照片以记录原始颜色。对牙面行彻底的预防性清理，去除污染着色及菌斑，以保证使漂白材料适于穿透。对刚完成正畸治疗的患者尤其应特别留意。应完全清除残存的粘接材料。
- **隔离牙齿**：在治疗过程中，为保护唇、颊组织不受损伤，适当选择和安置颊牵拉器非常必要。干燥黏膜，并在光照固化前沿牙龈线放置树脂隔障以遮盖约 0.5mm 的牙齿颈部及 2~3mm 的牙龈。适当地放置棉卷和纱布有助于控制唾液。患者应佩戴眼保护罩，以预防眼睛被激活光线照射。
- **应用漂白材料**：将强力漂白材料均匀地涂在牙面上。
- **光照激活**：按制造商的要求安置激活光源，以使光束能直接照射牙齿唇面。定期清除过多的唾液，并检查患者是否有不适及敏感表现。
- **去除漂白材料**：依牙齿变色严重程度的不同，并按制造商的指导，于 30~40 分钟后去除强力漂白材料，并用清水漱口。
- **抛光**：使用 2% 的中性氟化钠凝胶 5~10 分钟，以减轻牙齿的敏感反应。最后将氟化凝胶用水冲洗掉，同时去除牙面上的树脂隔障。虽然牙面上的漂白材料已被清除，但被激活了的 O• 仍存留在牙内。因此，在漂白治疗完成后，患者还可能会有刺痛或过敏感觉。为缓解敏感反应及提高患者的满意度，建议最好将上、下牙弓分开漂白，以使患者能观察到颜色的变化和差异。

图 4-10　强力漂白技术。

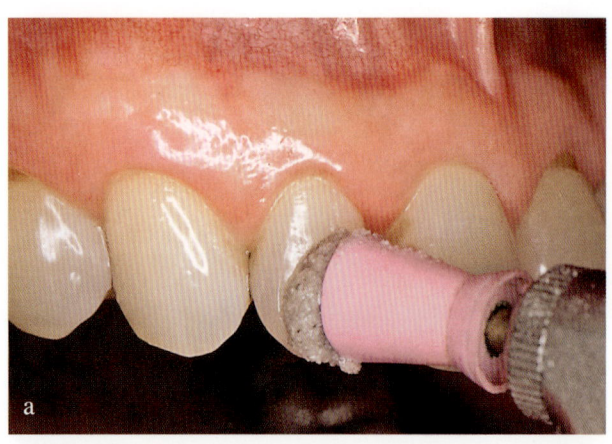

a. 在漂白前必须彻底地预防性清除污染着色及菌斑。

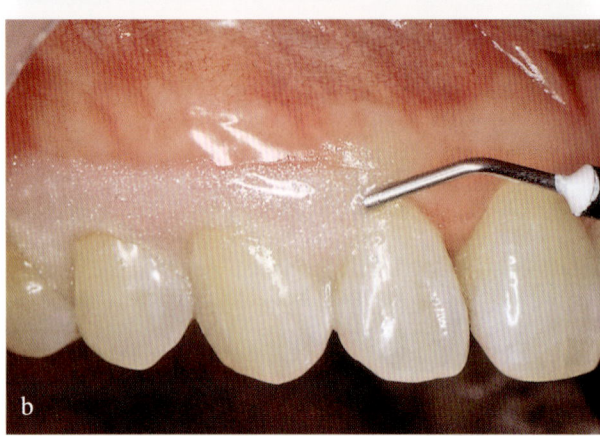

b. 树脂隔障应沿牙龈线放置，并遮盖约 0.5mm 的牙齿颈部及 2～3mm 的牙龈。

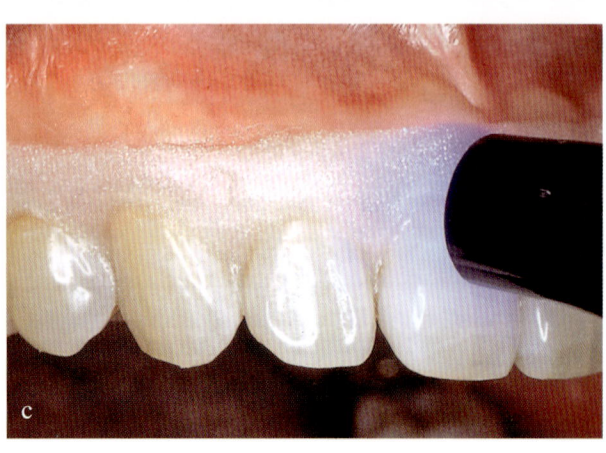

c. 光照固化树脂隔障。

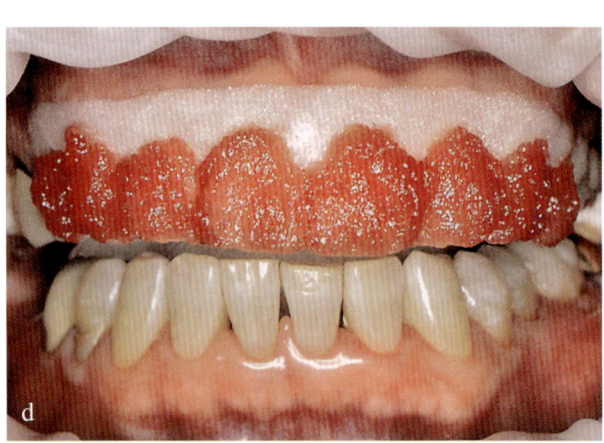

d. 在牙面上均匀涂用强力漂白材料。

图 4-10（续） 强力漂白技术。

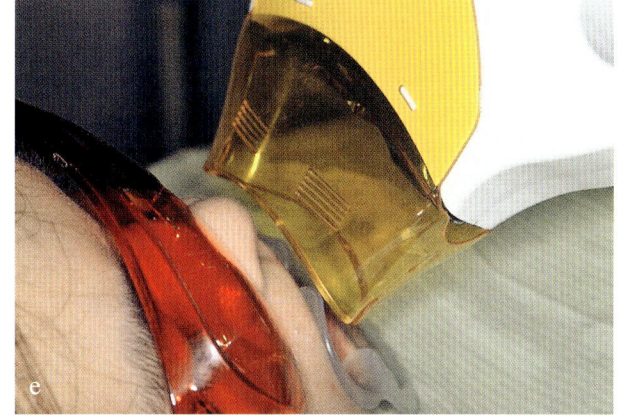

e. 进行光照激活（可选择）。

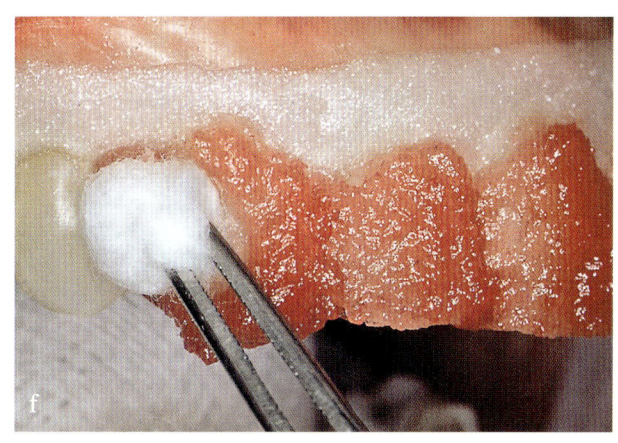

f. 依牙齿变色严重程度，并按制造商的说明，于 30~40 分钟后去除强力漂白材料，并用清水漱口。

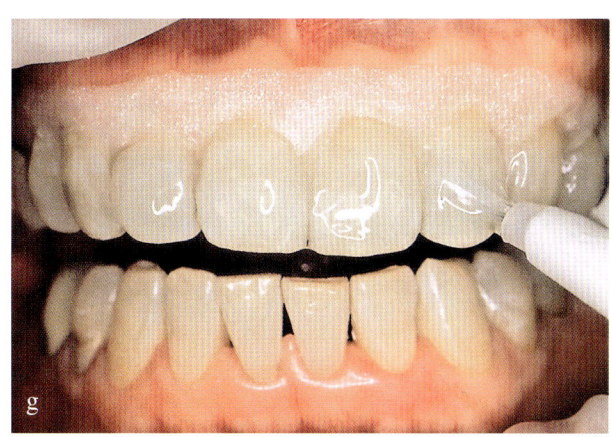

g. 应用 2% 的中性氟化钠凝胶 5~10 分钟。

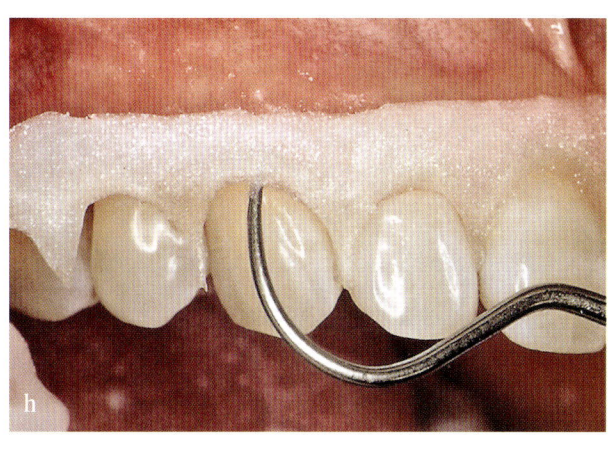

h. 用水冲洗掉氟化钠凝胶，并去除树脂隔障。

强力漂白的演变

- Kwon 封闭漂白
- 压迫漂白
- 臭氧漂白

Kwon 封闭漂白

虽然现用的强力漂白系统于近期进行了升级，仍有许多问题亟待解决。最主要的问题是需多次就诊；另外由于牙齿脱水会发生假阳性的颜色改变；应用高浓度过氧化物也会造成过多的热敏感反应；在每个疗程中，由于某些挥发性成分似乎蒸发了，需多次补充漂白材料才可保证最大的治疗效果；由于材料蒸发，有些患者抱怨有不适感和鼻部刺激；多次补充强力漂白材料使漂白治疗既耗时，又费钱。Kwon 于 2006 年提出一种新的强力漂白方案称为"封闭漂白技术"。它将一层低密度聚乙烯（LLDPE）包裹物放在强力漂白凝胶上（图 4-11），以预防活化剂的蒸发和干燥。封闭漂白的作用机制为：通过创造一个密闭环境，可使被激活的漂白材料保持一定浓度，且能更加接近牙面，便于其直接进入牙体，而不是蒸发到空气中。此方法不仅提高了漂白效果，也可预防无意中接触到漂白材料，使治疗过程更加安全。自从开始使用更加有效的且需被激活的漂白材料后，较低浓度的材料可被选用，并且无需再补充。如此，既简化了漂白治疗的过程，又更加经济实惠。此技术的另一优点为：它可用于任何的强力漂白系统，无需考虑是否应进行光照激活。Lee 在 2007 年的一项研究中展示了封闭方法漂白组和传统方法漂白组在完成漂白治疗后的巨大颜色差异，提示通过封闭可以提升漂白治疗的效果（图 4-12）。

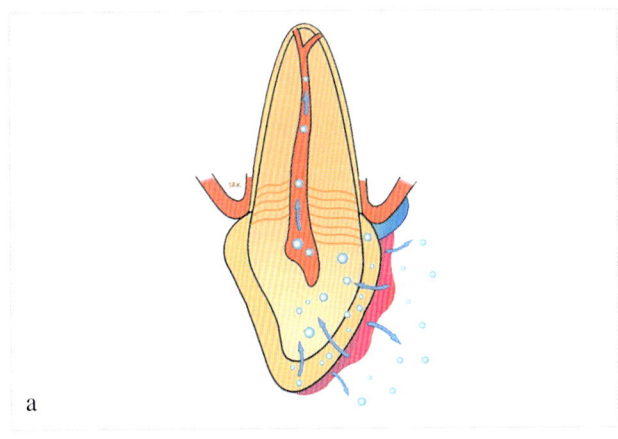 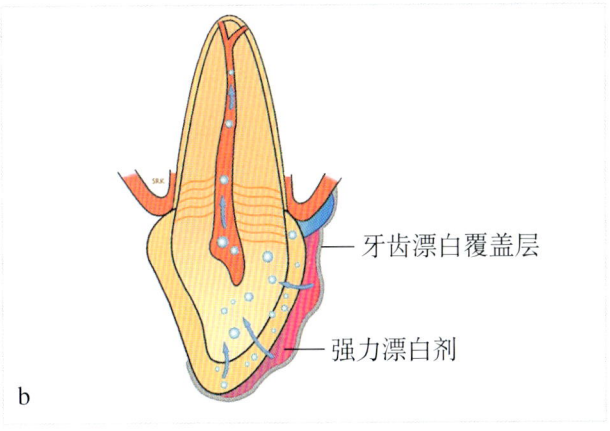

牙齿漂白覆盖层

强力漂白剂

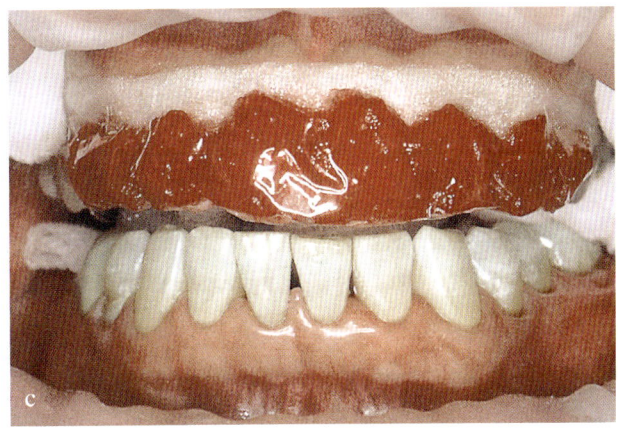 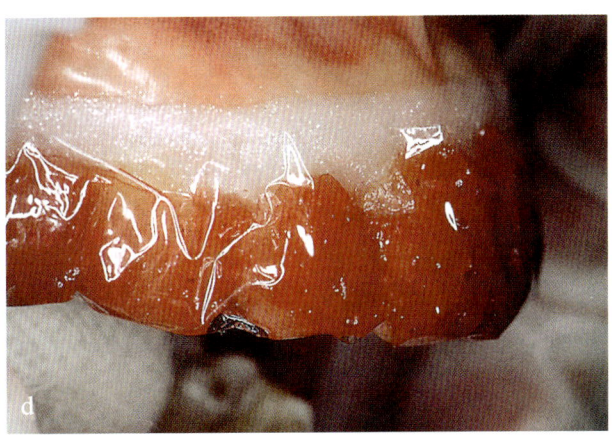

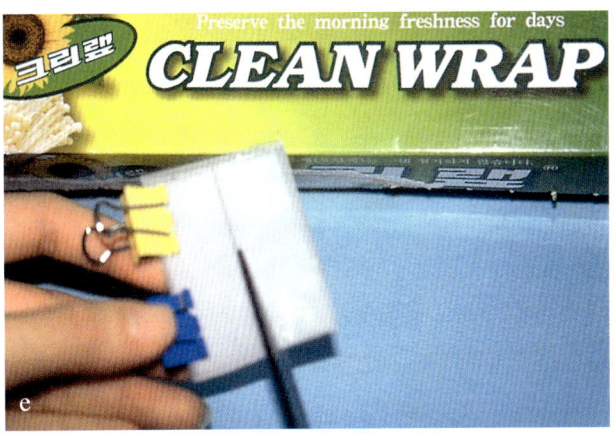 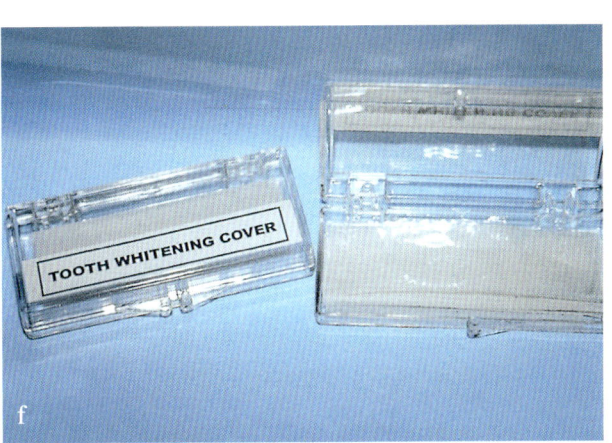

图 4-11　Kwon 封闭漂白。

a. 在传统强力漂白过程中，部分激活体可渗入牙内，而其余部分会在空气中蒸发。

b. 在封闭漂白过程中，所有被激活的漂白材料都直接渗入牙内，而不会在空气中蒸发。

c. 在强力漂白凝胶上放置一层低密度聚乙烯（LLDPE）包裹物。

d. 从侧面看包裹的位置。

e. 包裹物被切成 2cm×7cm 大小。

f. 包裹物被保存在盒中，其间由油纸分开以防粘连。

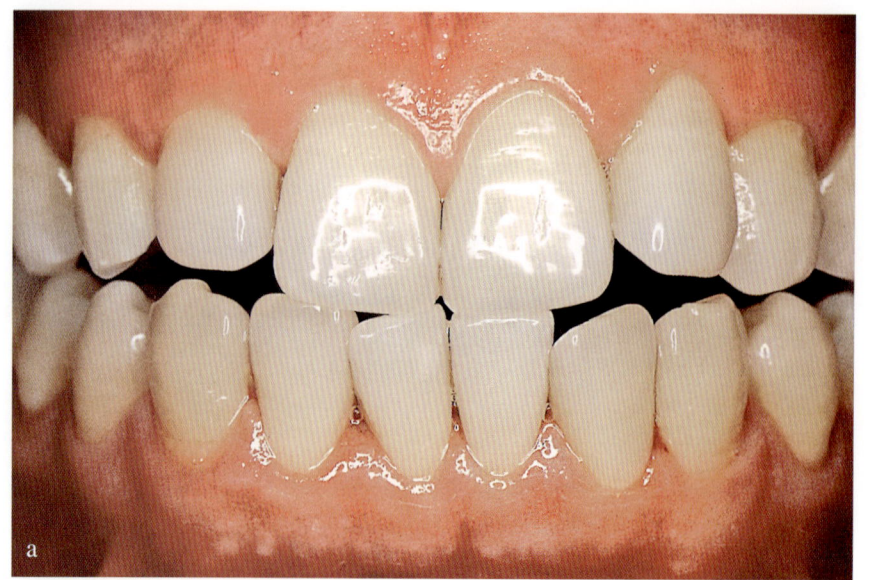

图 4-12　采用同一牙弓左、右分开的漂白治疗设计，以显示封闭漂白的效果。

a. 治疗前。

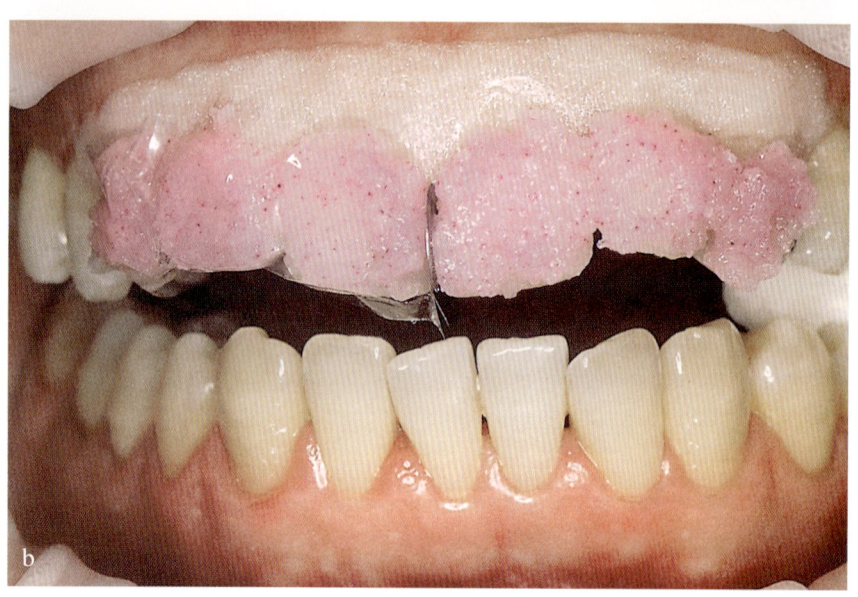

b. 同一牙弓被左、右分开进行强力漂白治疗，右侧用包裹物封闭。

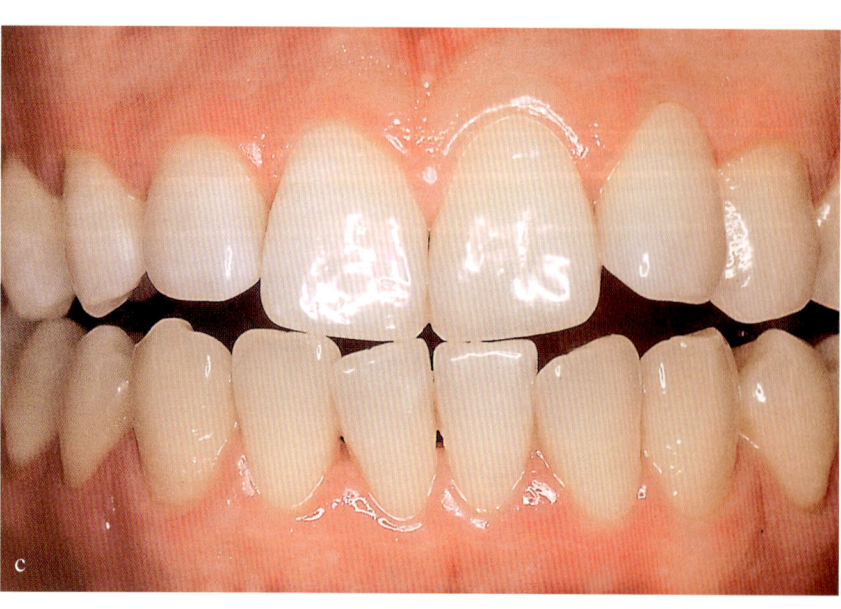

c. 当完成 3 个疗程的强力漂白治疗后，可见左、右侧有轻度颜色差异。

压迫漂白

为满足增加漂白效率的需求，Miara 于 2000 年推出了另一种可产生密闭环境的类似设计。在这个被称为"压迫漂白技术"的系统中，充满强力漂白材料的漂白托盘被放入口内，其边界最后用光固化树脂隔障封闭。强力漂白过程被认为是正在氧化的 $HO_2\cdot$ 沿牙釉质微孔逐渐弥散渗入到牙本质内，并将色素氧化。有人认为若在此时施加压力，可更有效地促使 $O\cdot$ 进入牙釉质内。（图 4-13）

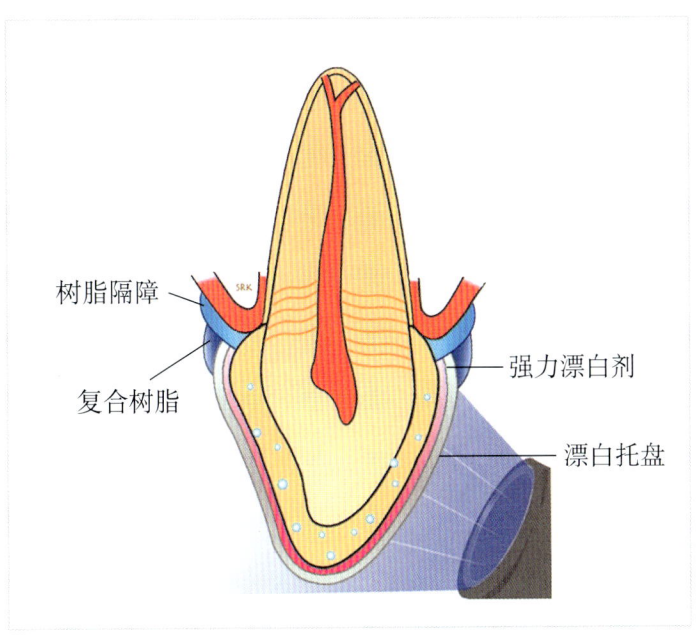

图 4-13　压迫漂白技术

臭氧漂白

强力漂白近期的动向为：使用更多的活化剂（光感性 / 化学性）及光照系统以使低浓度的过氧化氢产生出众的增白效果。由于臭氧具有强氧化能力，Holmes 和 Lynch 在 2005 年推荐了另一种改良强力漂白方法，即应用一臭氧机来提高漂白效果。

强力漂白时的常见问题及其处理

- **牙龈和软组织烧伤**：如果牙龈未被树脂隔障适当地隔离和保护，高浓度强力漂白材料的微渗漏可能会引起牙龈溃疡、刺激和烧伤。若发现在凝胶中形成小气泡或患者抱怨有不适感和疼痛，就说明有微渗漏发生。牙龈烧伤应立即医治，方法为：清除强力漂白材料和树脂隔障，用大量的水冲洗，以及应用局部麻醉或使用含维生素 E 的涂膏（图 4-14）。在强力漂白时，最好不要使用局部麻醉，以使患者能马上告知牙医可能发生的微渗漏和疼痛。
- **治疗过程中发生严重的敏感和疼痛**：如果在治疗中患者抱怨有严重疼痛，应去除漂白材料，根据疼痛的严重程度，换用低浓度的材料或在牙面上使用脱敏材料。
- **严重的术后敏感和疼痛**：通常敏感和疼痛会在 12~24 小时后缓解，可使用阿司匹林、对乙酰氨基酚、非类固醇类消炎药以即刻缓解疼痛。也可将局部脱敏剂，如氟化药物、硝酸钾和无定形磷酸钙等发给患者回家使用。

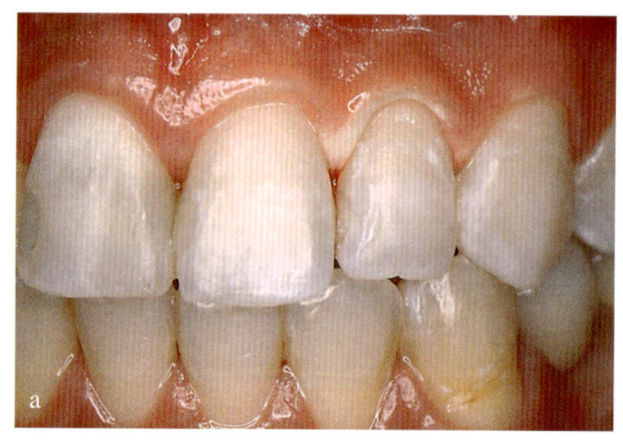 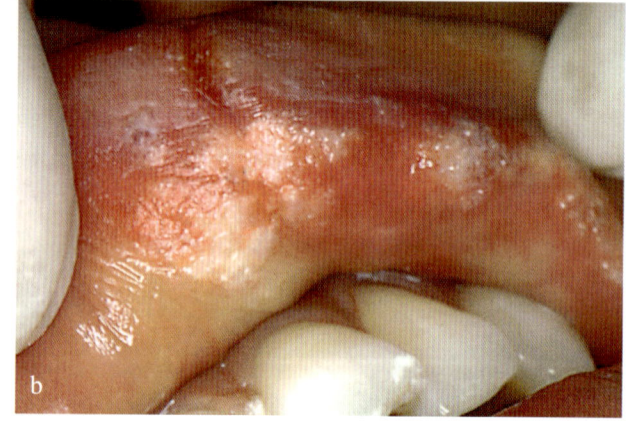

图 4-14　强力漂白材料微渗漏。
a. 行强力漂白后，左上切牙周围的牙龈溃疡。
b. 由于在清除时强力漂白材料触及上唇而引发肿胀和烧伤。

　　强力漂白可获得即刻的增白效果。为了加强漂白效果并在长时期内维持漂白结果，强力漂白应与家庭漂白相互结合使用。

问题和回答

问题 1 是否强力漂白比家庭漂白更有效?

回答: 漂白效果是由多种因素决定的,例如:漂白材料的浓度,治疗经历的时间、次数等。但是强力漂白使用更高浓度的材料可获得即刻的疗效。为长期维持疗效,建议强力漂白应与家庭漂白联合应用。

问题 2 在强力漂白之前行酸蚀处理能否增强漂白效果?

回答: Hall 在 1991 年就指出酸蚀不会对漂白效果产生任何影响。

问题 3 强力漂白时是否可以不行光照激活?

回答: 强力漂白时是由强力漂白材料本身起主要作用,并不绝对需要使用光照激活。

问题 4 当有牙颈部磨损时如何进行强力漂白?

回答: 如果发现有牙颈部磨损,应使用树脂隔障保护此区域,或用光固化玻璃离子水门汀先对此区域行暂时充填。当完成漂白治疗后再用复合树脂修补此区域。

问题 5 您建议应使用几个疗程的强力漂白治疗?

回答: 通常为获得满意效果最少需 3 个疗程。

问题 6 为何在行家庭漂白时联合应用强力漂白治疗?

回答: 虽然安全且有效果,但由于效率低,在行家庭漂白时,患者常中途放弃治疗(放弃率 50%)。因此,为鼓励和激励患者完成治疗全过程,最好在行家庭漂白时联合应用强力漂白治疗。

参考文献

ADA Council on Scientific Affairs. Laser assisted bleaching: an update. J Am Dent Assoc 1998; 129:1484-7. Barghi NB. Making a clinical decision for vital tooth bleaching: at-home or in-office? Compend Contin Educ Dent Aug, 1998; 19(8):831-8.

Bishara SE, Sulieman AH, Olson M. Effect of enamel bleaching on the bonding strength of orthodontic brackets. Am J Orthod Dentofacial Orthop Nov, 1993; 104(5)444-7.

Bowles WH, Thompson LR. Vital bleaching: the effect of heat and hydrogen peroxide on pulpal enzymes. J Endodont 1986; 12:108-12.

Bowles WH, Ungwuneri Z. Pulp chamber penetration by hydrogen peroxide following vital bleaching procedures. J Endodont 1987; 13:375-7.

Christensen G. New resin curing lights, high intensity vs. multimode intensity. Status Report 2. CRA Newsletter 1999; 23/5: 6.

Christensen G. Tooth bleaching, state-of-the-art. CRA Newsletter 1997; 21/4.

Christensen G. Why resin curing lights do not increase tooth lightening. Status Report. CRA Newsletter 2000; 24/6: 3.

Cohen SC. Human pulpal responses to bleaching procedures in teeth. J Endodont 1979; 5: 134-8.

Dzierzak J. Factors Which Cause Tooth Color Changes…Protocol for In-Office "Power" Bleaching. The Bleaching Report 1991; 3(2):15-20.

Eldeniz Au, Usumez A, Usumez S, Ozturk N. Pulpal temperature rise during light-activated bleaching. J Biomed Mater Res 2005; 72B:254-259.

Gallagher A. Clinical Study to Compare Two In-Office(Chairside) Whitening Systems. J Clin Dent 2002; 13:219-224.

Garber DA. Dentist-monitored bleaching: a discussion of combination and laser bleaching. J Am Dent Assoc Suppl 1997; 128: 26S-30S.

Goldstein RE, Garber DA. Complete Dental Bleaching, Quintessence Publishing Co, Inc, 1995.

Goldstein RE. In-Office bleaching: where we came from, where we are today. J Am Dent Assoc Suppl. 1997; 128:11S-15S.

Hall DA. Should etching be performed as part of a vital bleaching technique. Quintessence Int 1991; 22:679-86.

Holmes J., Lynch E. Uses of ozone in the general dental practice: Integration into general dental practice, Part 2.

Jones AH, Diaz-Arnold AM, Vargas MA, Cobb DS. Colorimetric assessment of laser and home bleaching techniques. J Esthet Dent 1999; 11(2):87-94.

Kwon S. Tooth Whitening State of the Art, Dental Publishing Co, Inc, 2004. Lee, Y. The effectiveness of sealing technique on in-office bleaching. Department of Dentistry, Yonsei University. Master of Science. 2007.

Lu AC. In-Office Bleaching Systems: A Scanning Electron Microscope Study. Compendium 2001; 22(9):798-805.

Luk K, Tam L, Hubert M. Effect of light energy on peroxide tooth bleaching. JADA 2004; 135:194-201.

Matis BA. Eight In-Office Tooth Whitening Systems Evaluated In Vivo: A Pilot Study. Oper Dent 2007; 32-4:322-327.

Miara P. An innovative chairside bleaching protocol for treating stained dentition: initial results. Pract Perio Aesth Dent 2000; 12/7:669-78.

Miller M. (editor) Reality: The information source for esthetic dentistry. Vol. 13. Reality Publishing Company: Houston, Texas, 1999.

Miller M. (editor) Reality: The information source for esthetic dentistry. Vol. 14. Reality Publishing Company: Houston, Texas, 2000.

Papathanasiou A. Clinical Evaluation of a 35% Hydrogen Peroxide In-Office Whitening System. Compendium 2002; 23(4): 335-346.

Reyto R. Laser tooth whitening. Dent Clin North Am 1998; 21(4):755-62.

Ritter AV. In-office Tooth Bleaching. J Esthet Restor Dent 2006; 18(3):168-169.

Rosensteil SF, Gegauff AG, Johnston WM. Duration of tooth colour change after bleaching. J Am Dent Assoc 1991; 123:54-9.

Shethri SA. A Clinical Evaluation of Two In-Office Bleaching Products. Oper Dent 2003; 28-5:488-495.

Tam L. Vital tooth bleaching: review and current status. J Can Dent Assoc 1992; 58(8):654-63.

Wolfgang B., Thomas Attin: External bleaching therapy with activation by heat, light or laser – A systematic review. Dental Materials, 2006.

Zach L, Cohen G. Pulp response to externally applied heat. Oral Surg 1965; 19:515-30.

第 5 章

微量调磨

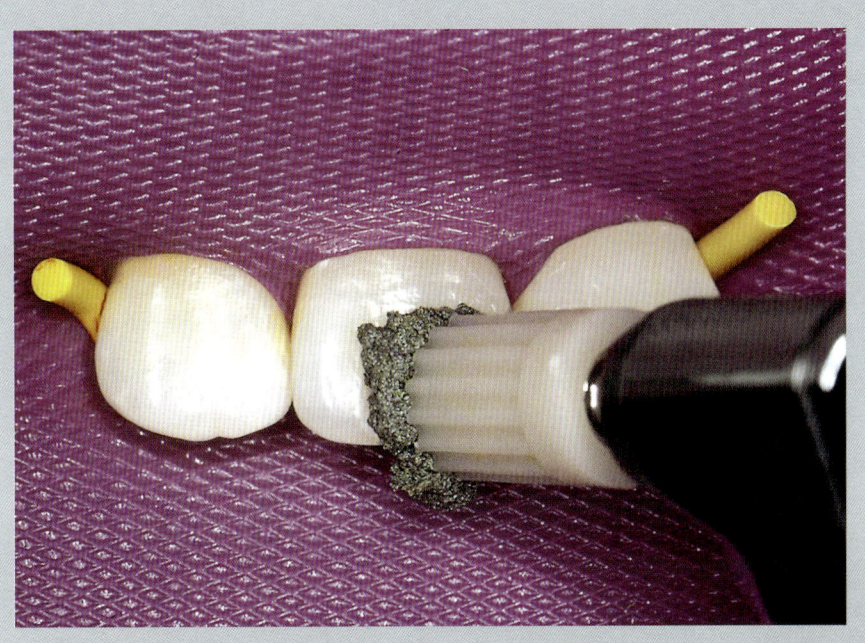

在意自己外表的患者，会很关注釉质表面局部存在的白垩斑及褐色变。在出现微量调磨技术之前，对此类情况的最佳治疗方法是用涡轮手机去除着色区域，再行修复治疗。然而，若局部着色仅限于牙齿表面，微量调磨则是一种更加保守的治疗方法，能够尽最大可能保存牙体组织。为获得最佳效果，微量调磨可以与牙齿漂白联合应用。

Croll 将釉质微量调磨定义为：用一种专用化合物将一薄层被腐蚀及磨损的釉质于同一时间去除，以形成光滑完整表面的治疗过程。釉质表层被重建，形成没有釉柱且为无定形状态的表层结构，临床表现为平滑且有光泽的釉质。此种方法用于治疗因矿化过度、不足或外着色等造成的釉质变色。

适应证和禁忌证

适应证	禁忌证
■ 釉质矿化过度 ■ 仅限于釉质层的变色 ■ 氟斑牙 ■ 白垩斑 ■ 由正畸带环造成的脱钙 ■ 粗糙的牙齿表面	■ 与年龄相关的牙齿变色 ■ 四环素着色 ■ 釉质发育不全 ■ 牙本质发育不全 ■ 深度脱钙达牙本质层 ■ 龋病引起的脱钙

优点和缺点

优点	缺点
■ 操作简单 ■ 保守治疗，费用低 ■ 疗效立竿见影，且可长久维持 ■ 无需特殊维护	■ 需去除一薄层釉质 ■ 很难预测治疗效果 ■ 需使用强腐蚀性材料 ■ 需采取保护患者、助手及牙医的措施

微量调磨治疗使用的材料

多年前盐酸就被建议用于去除牙面着色。以前常用 McInnes 溶液，它是由 5 份 30% 的过氧化氢，5 份 36% 的盐酸及 1 份乙醚组成的混合物（图 5-1）。可将一个棉球在溶液中浸湿，然后用它涂抹牙齿表面。有时还需选用手机切盘去除着色。由于使用这种溶液容易对患者、牙医及其助手造成损伤，因此需格外小心和采取保护措施。现在介绍的微量调磨套装包含盐酸糊剂，它可使治疗操作变得更简单安全。Prema 套装（Premier Dental Products Co., Norris town, PA, 图 5-2）是含 10% 盐酸的预成细金刚砂粒水溶性糊剂，可用手动器械取用，或用手机及专用合成橡胶头取用。Opalustre（Ultradent Products Inc, Utah, USA, 图 5-3）套装是含 6.6% 的盐酸和金刚砂微粒的水溶性糊剂。可用带毛刷的专用橡皮杯取用。

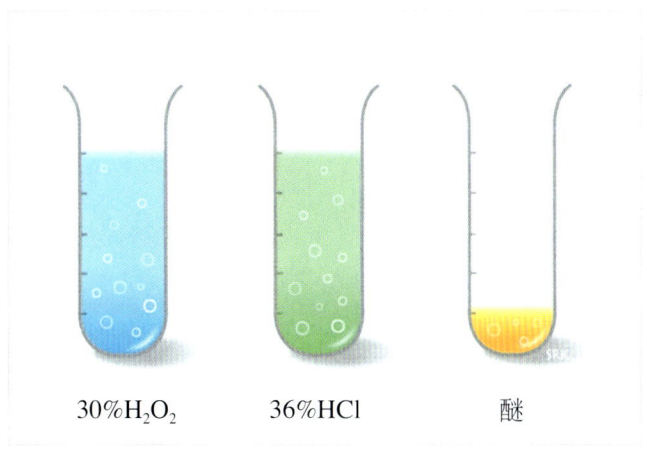

图 5-1　McInnes 溶液。

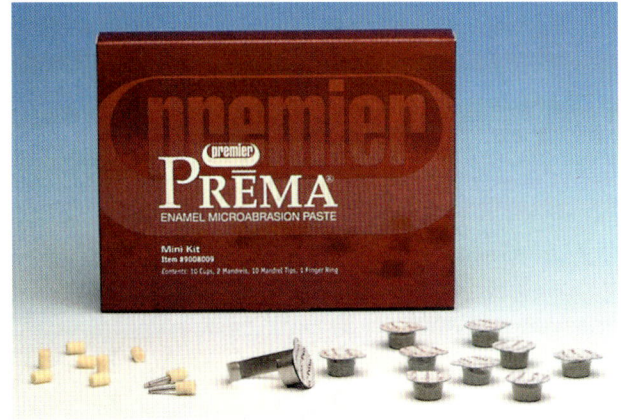

图 5-2　Prema 套装（Premier Dental Products Co., Norris Town, PA）。

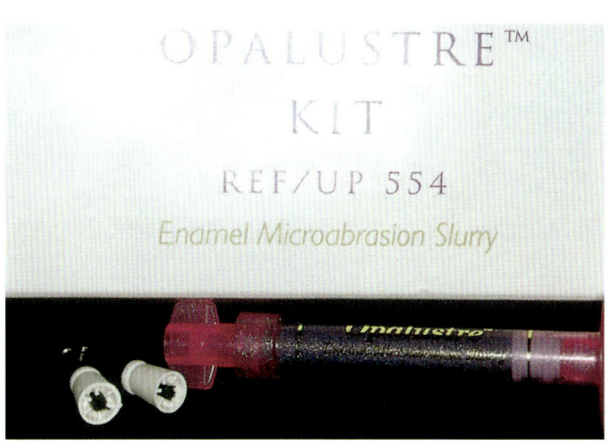

图 5-3　Opalustre 套装（Ultradent Products Inc, Utah, USA）。

微量调磨技术

釉质微量调磨方法不可能解决所有的牙齿变色问题。多数情况下很难预测这种治疗方法的效果,其原因是难以判定病损的准确深度。因此,应充分告知患者并使其理解这种治疗方法的相关事宜。在行微量调磨后,为了获得理想的效果可能还需进行复合树脂充填或瓷贴面修复。为判断白垩斑或矿化不足区的深度,建议用口镜从切端观察病损在唇舌方向的穿透情况。以下是行微量调磨的基本操作步骤:

- **牙齿的隔离**:用橡皮障将需要治疗的牙齿隔离。可用金属夹或"楔子"(Hygienic Corporation, USA)固定橡皮障。判断被治疗牙的唇舌厚度以决定可去除的釉质厚度。
- **精细地去除病损**:为缩短治疗时间,可先用细颗粒金刚砂钻或钨钢钻去除病损组织。
- **放置微量调磨糊剂**:将微量调磨糊剂放置在治疗区,用专用橡皮杯轻压打磨病损区30~60秒。通常,每次操作会去除22~27μm厚度的釉质。应使用齿轮转动的慢速(10∶1)手机以预防糊剂飞溅。需要不断地观察及再添加水。有时还需重复操作。
- **抛光**:用含氟的抛光膏抛光牙齿表面。
- **中性氟化钠凝胶**:将中性氟化钠凝胶涂布于牙面上5~10分钟。
- **复查**:让患者1~2周内复诊,以评价治疗效果。必要时需重复治疗过程。(图 5-4)

注意事项

刚结束微量调磨治疗时,由于还存在小范围的脱钙区,牙面看起来并不自然。但在2~6个月复查时,多数病例的釉质表面出现再矿化,呈现光洁的表面。

图 5-4 微量调磨技术。

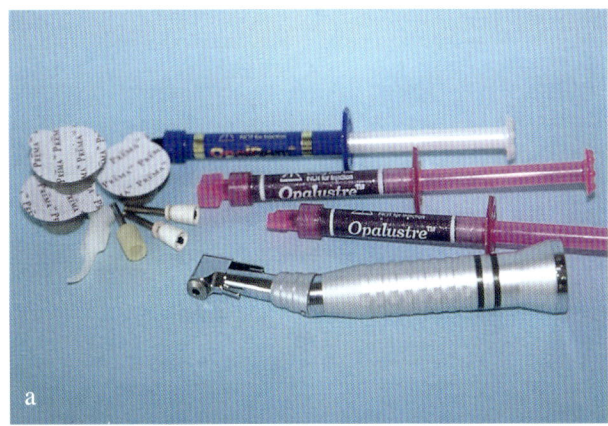

a. 微量调磨使用的材料。

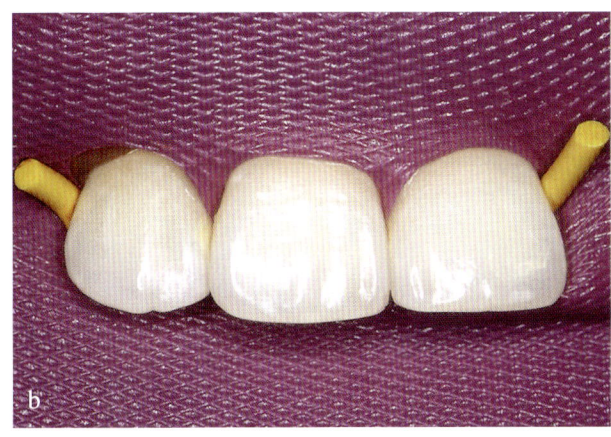

b. 隔离需治疗的牙齿。

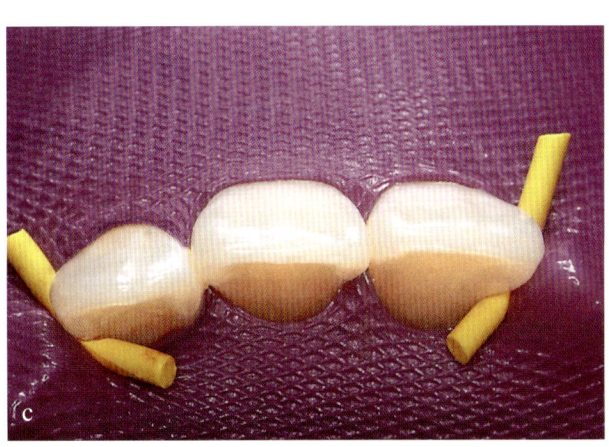

c. 判断釉质的唇舌向厚度。

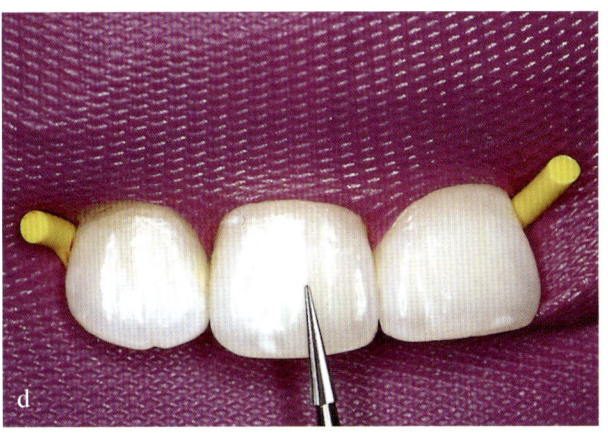

d. 为节省治疗时间,使用细颗粒金刚砂钻或钨钢钻打磨。

图 5-4（续） 微量调磨技术。

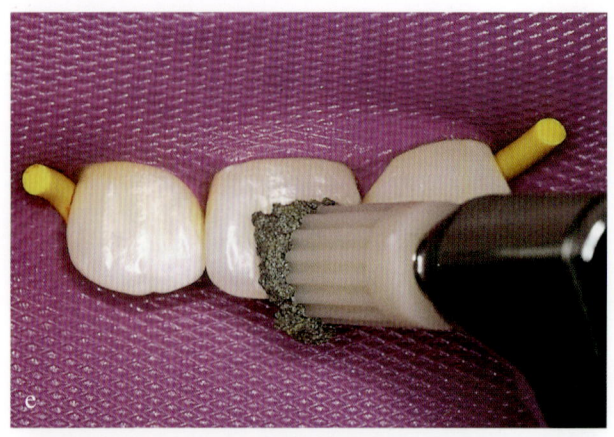

e. 用专用橡皮杯加轻微压力行微量调磨。

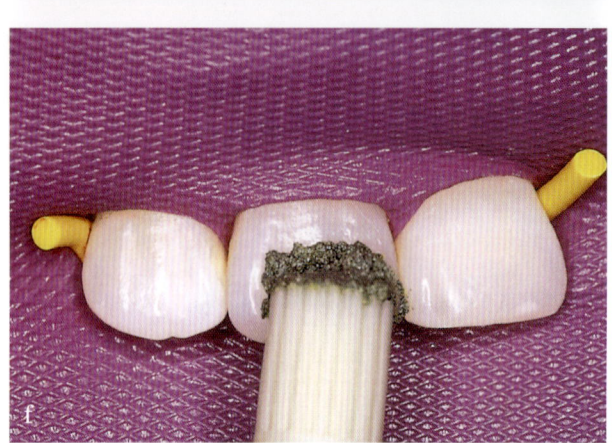

f. 橡皮杯的位置和方向可以变换。

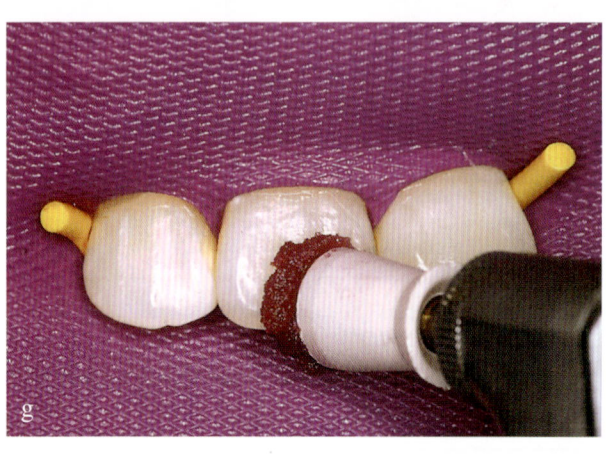

g. 用含氟的抛光膏抛光。

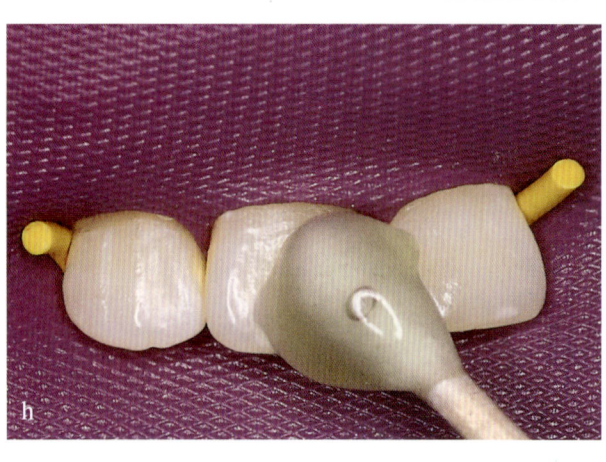

h. 将中性氟化钠凝胶涂布在牙面上 5~10 分钟。

微量调磨和其他治疗方法的联合应用

在行漂白治疗前可用微量调磨去除难以漂白的白垩色和褐色斑点。对完成正畸治疗后要进行漂白的病例，尤其适用微量调磨以去除托槽周围的脱钙区，平整粗糙的牙齿表面（图5-5，图5-6）。用微量调磨可以成功去除表浅的白垩斑。若病损深度大于0.2mm，尝试微量调磨后若不能完全去除病损，就需进行复合树脂充填或贴面修复（图5-7）。在某些情况下，漂白治疗前隐约可见的白垩斑在治疗后却变得很明显，此时也需进行微量调磨治疗，或采取其他美学粘接修复（图5-8）。

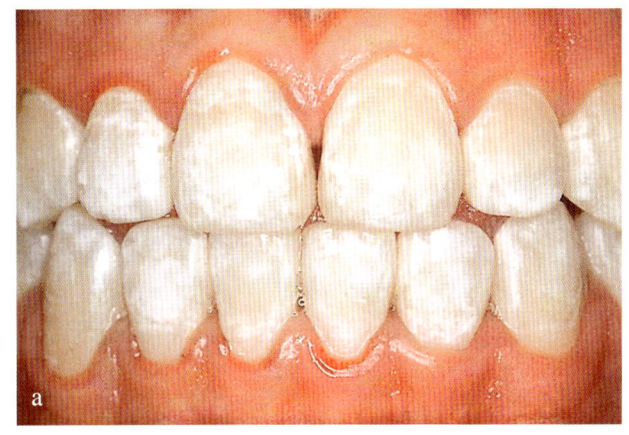
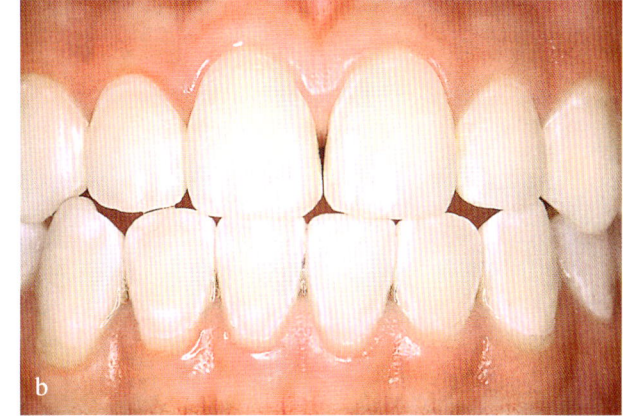
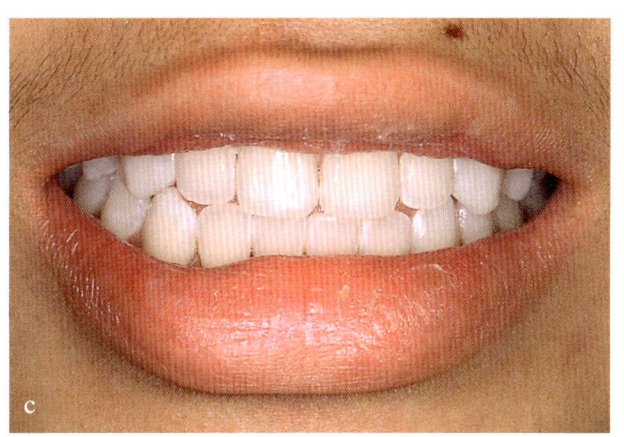

图5-5 微量调磨与牙齿漂白治疗联合应用。
a. 正畸治疗后出现广泛及均匀的脱钙。
b. 行微量调磨和漂白治疗（联合使用家庭漂白和强力漂白）后。
c. 治疗后的微笑。

在行微量调磨治疗时，一薄层的釉质被专用化合物统一腐蚀并去除，形成光滑完整的釉质表面，治疗效果稳定。

牙齿美学漂白

图 5-6　微量调磨与牙齿漂白治疗联合应用。

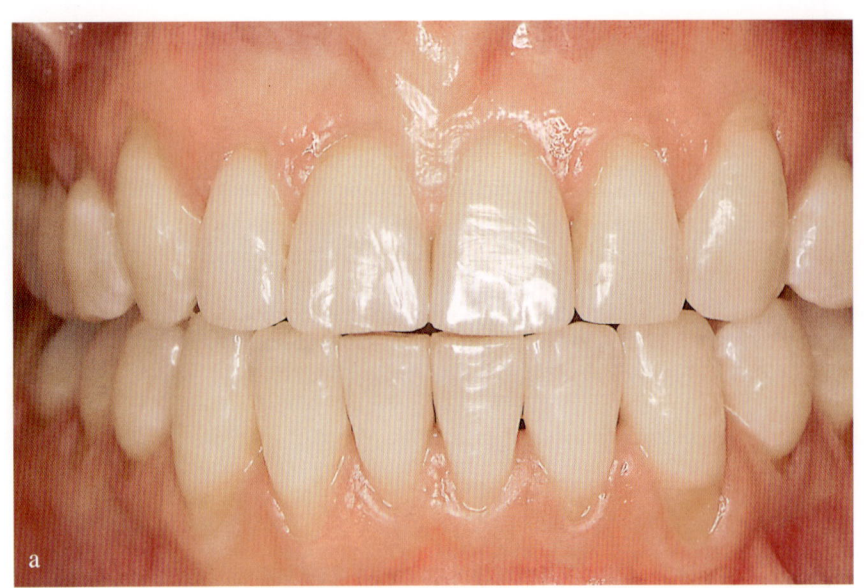

a. 正畸治疗后牙齿呈均匀黄色变，牙面粗糙。

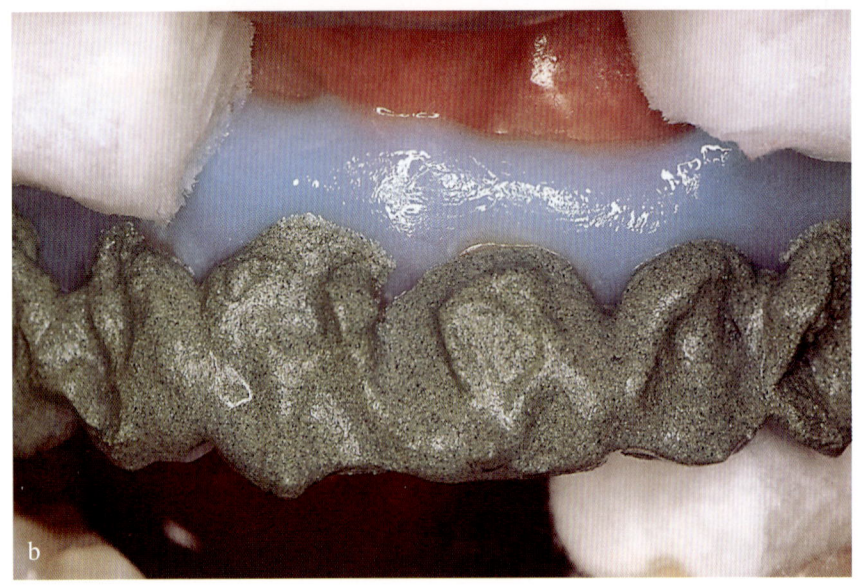

b. 放置微量调磨膏。

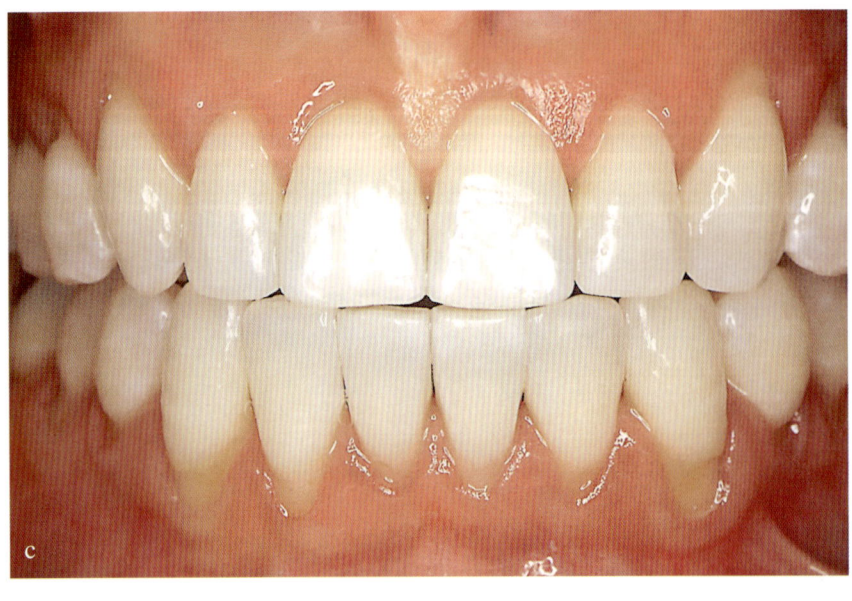

c. 行强力漂白和微量调磨后，粗糙的牙面变得光滑、亮白。

图5-7　微量调磨与修复治疗联合应用。

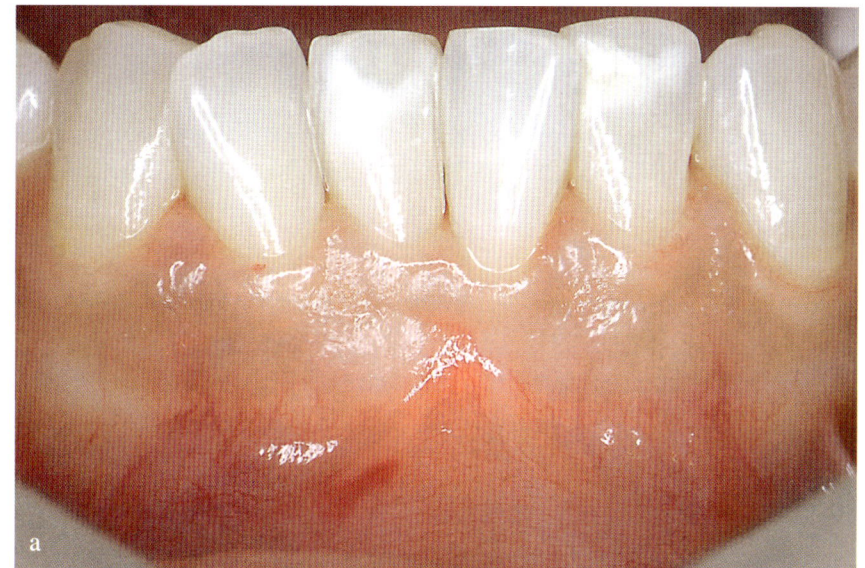

a. 试用微量调磨未能完全去除白垩斑。

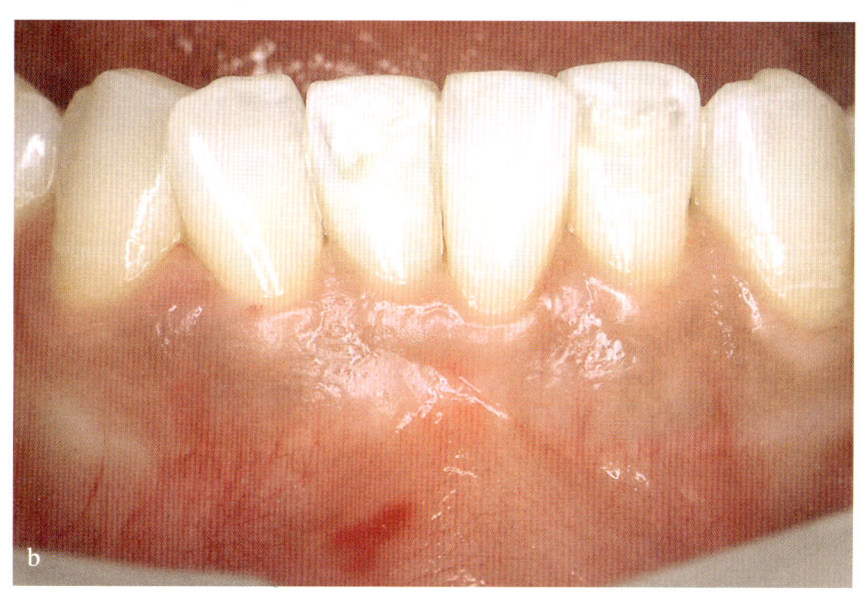

b. 用钨钢钻去除白垩斑。

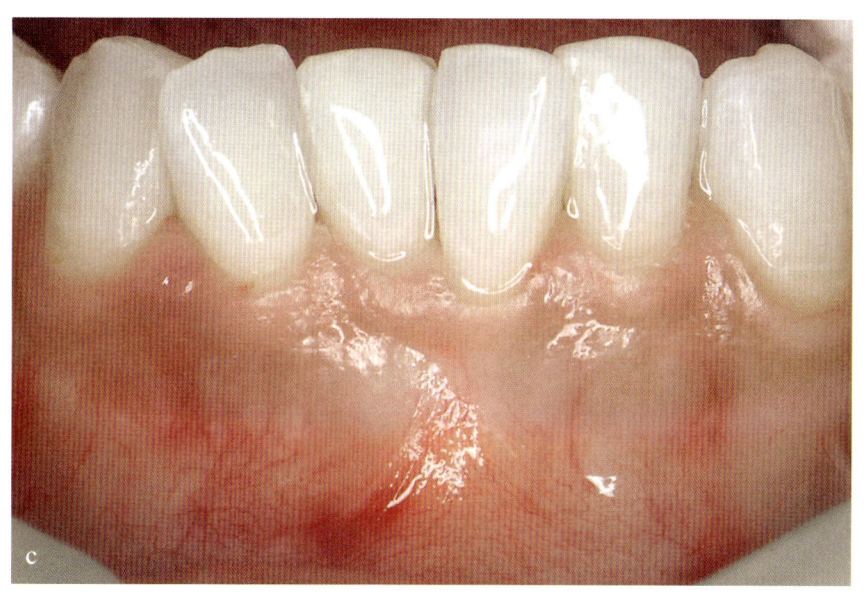

c. 用复合树脂充填病损区后。

图 5-8 牙齿漂白、微量调磨和修复治疗联合应用。

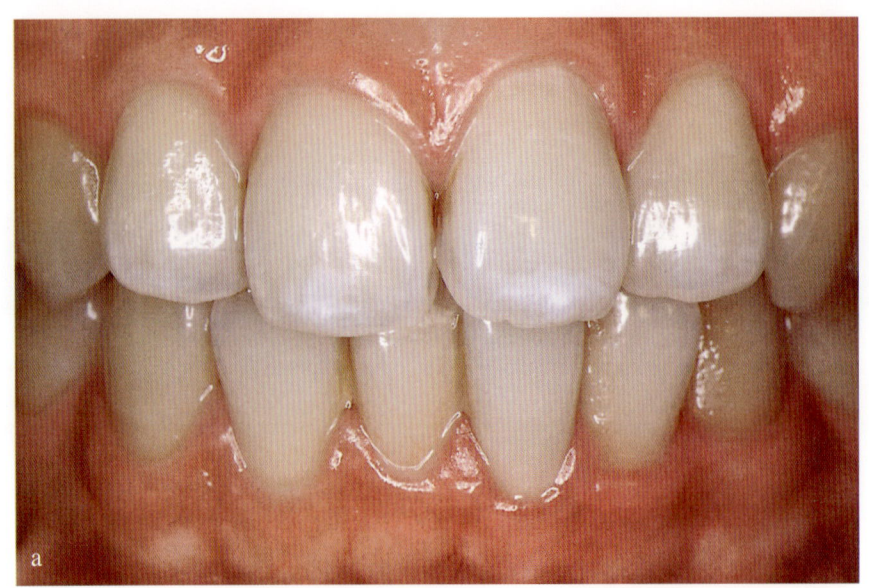

a. 行牙齿漂白治疗前，上颌中切牙呈均匀黄色变和白垩斑。

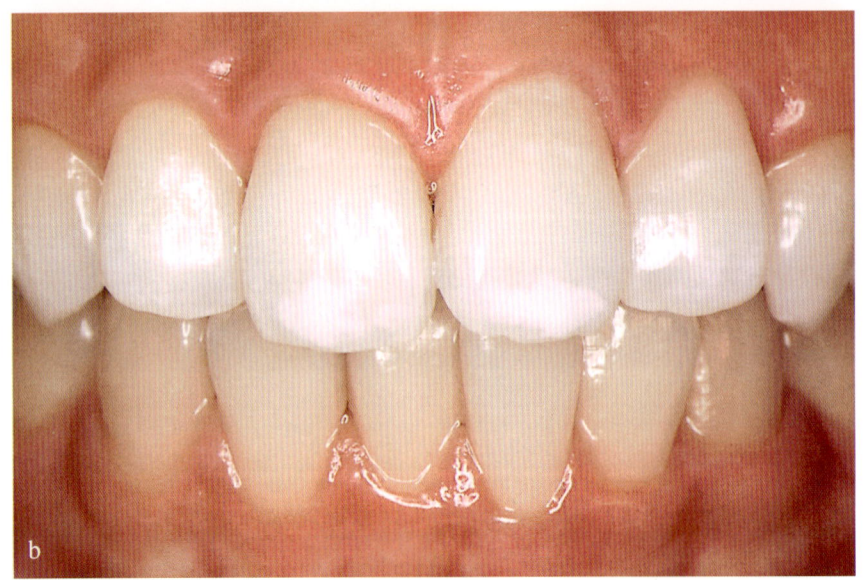

b. 对上牙弓行漂白治疗后白垩斑变得更加明显。

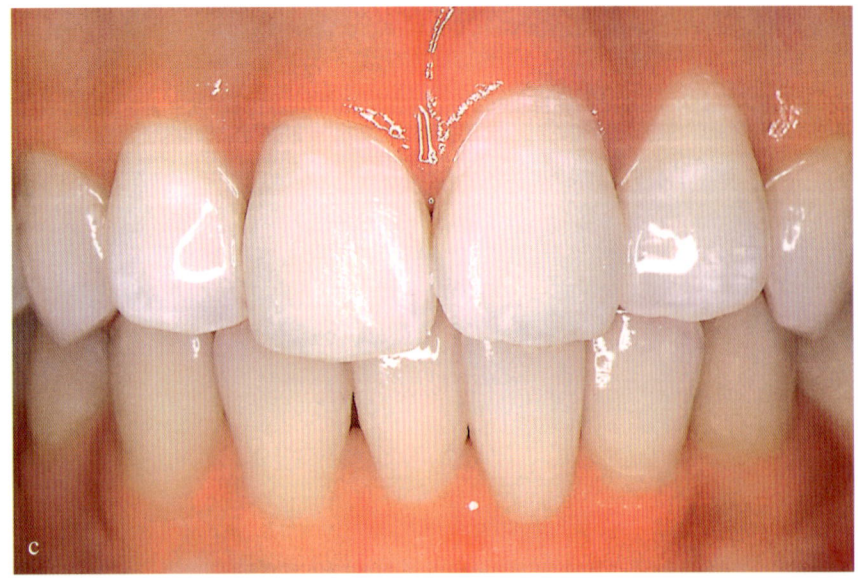

c. 首先尝试微量调磨。但由于病损较深，需行复合树脂修复治疗。

问题和回答

问题 1 在治疗前如何估计病损深度?

回答： 难以准确估计病损的深度。但是，可用口镜或小型放大镜观察切端。此法有助于判断脱钙区在唇舌方向渗透的深度。在行微量调磨治疗时，需不时地从切端进行检查。

问题 2 行微量调磨后患者会发生牙齿敏感吗?

回答： 若操作正确，微量调磨通常不会引起任何敏感。然而，如果去除过多的表层釉质，患者会觉得敏感，需要进行复合树脂充填。

问题 3 微量调磨疗效稳定吗?

回答： 微量调磨的最大优点之一就是疗效稳定持久。

问题 4 采取微量调磨治疗需要考虑患者的年龄因素吗?

回答： 患者的年龄不会影响微量调磨治疗。最重要的影响因素在于釉质层的厚度是否足够。

参考文献

Baumgartner JC, Reid DE, Pickett AB: Human pulpal reaction to the modified McInnes bleaching technique. J Endodont 1983; 9:527-529.

Croll TP. Enamel Microabrasion, Quintessence Publishing Co, Inc, 1991.

Goldstein RE, Garber DA. Complete Dental Bleaching, Quintessence Publishing Co, Inc, 1995.

Greenwall LH. Bleaching techniques in restorative dentistry, Martin Dunitz, 2001.

Kwon S. Tooth Whitening State of the Art, Dental Publishing Co, Inc, 2004.

Mcevoy SA. Removing Intrinsic Stains from Vital Teeth by Microabrasion and Bleaching. J Esthet Dent 1995; 7:104-109.

Ritter AV. Microabrasion. J Esthet Restor Dent 2005; 17:384.

Sundfeld RH. Enamel Microabrasion Followed by Dental Bleaching for Patients after Orthodontic Treatment-Case Reports. Oper Dent 2007; 19:71-78.

Suzuki M. Esthetic Improvement of "White Spot" Enamel Stains. J Esthet Dent 1991; 3:34-36.

第 6 章

牙龈漂白

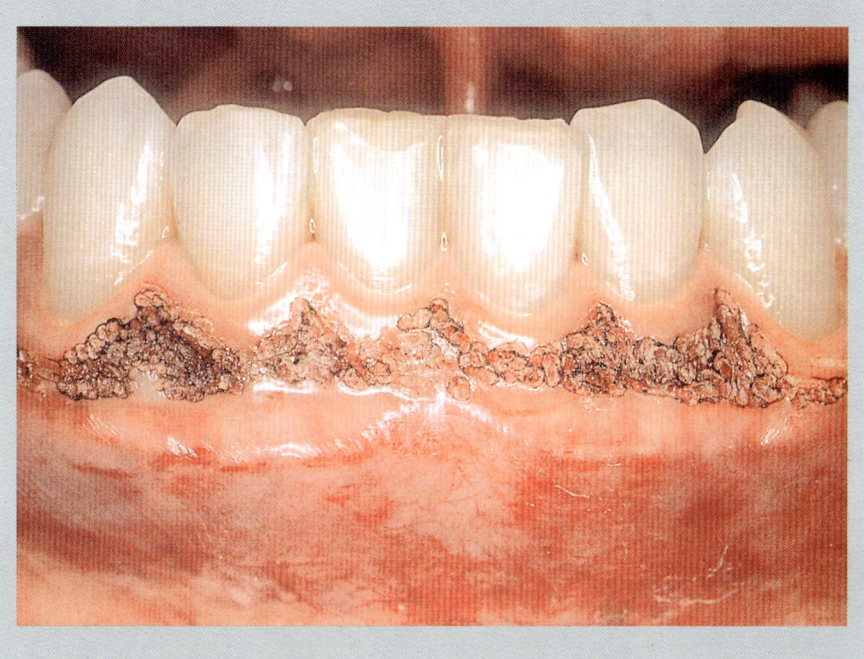

临床常见一些患者虽拥有漂亮排列的洁白牙齿，但其牙龈却呈不堪入目的暗黑色表现，患者对此很不满意。牙龈着色常发生在上、下前牙唇侧的附着龈，可分为外源性和内源性着色。内源性着色的原因包括黑色素沉积、黑色素瘤、氧合血红蛋白沉积、血红素和胡萝卜素减少等。黑色素沉积是最常见的内源性原因，它由位于上皮基底层的产黑色素细胞所生成。吸烟、口腔卫生欠佳，以及口服避孕药也可刺激产黑色素细胞生成大量的黑色素，形成黑色素沉积。外源性因素包括汞合金、铁等。色素通常分布在上皮的基底层，可以用外科、化学或激光烧蚀的方法去除。

变色牙龈的外科去除法

在麻醉状态下，附着龈上的表浅着色很容易被高速钨钢钻或 15 号手术刀行外科去除（图 6-1）。

- 表面麻醉后再用局部麻醉。
- 用高速钨钢钻去除附着龈上的表浅着色，也可用 15 号的手术刀切除。
- 用纱布加压包扎 5 分钟止血。
- 告知患者术后可能出现肿痛，并开镇痛剂止痛。

变色牙龈的化学去除法

1951 年 Hirschfeld 发明了用苯酚 - 酒精行化学去除的方法，此法通过使上皮细胞快速凝固和坏死，可将上皮连同黑色素一并分离去除（图 6-2）。

- 行表面麻醉。
- 将棉拭子在苯酚溶液中浸透，并将其放置于着色的牙龈表面 30 秒。
- 再用乙醇 30 秒以中和苯酚。
- 用大量的水冲洗。
- 约 3 天后会发生上皮层的脱落，随后约 5～7 天上皮愈合。
- 2～3 周内完成牙龈的再生。
- 在 20～25 天后复查牙龈愈合状态，必要时重复上述过程。

变色牙龈的激光治疗法

激光是一种单色光束，可向被照射区释放集中的能量。能量吸收的数量由激光束的波长（nm）、能量的输出和治疗区域的光学特征等因素决定。二极管激光特别适合用于去除牙龈着色。二极管激光的波长为812~980nm，正好和黑色素的吸收模式相符（图6-3）。

- 行表面麻醉。
- 用护目镜保护医生、助手和患者的眼睛。
- 使用脉冲模式而非连续模式，以0.5秒的间隔，用二级激光头照射治疗区。
- 用水冲洗完成治疗。
- 约3天后将发生上皮层脱落，随后约5~7天上皮会愈合。
- 2~3周内完成牙龈的再生。

用激光行牙龈漂白治疗的优点

- 可精确地去除黑色素沉着并即刻止血。
- 对邻近组织损伤小。
- 最小的术后肿痛。
- 术后感染率低。

对严重黑色素沉着的牙龈可应用外科、化学或激光方法去除。

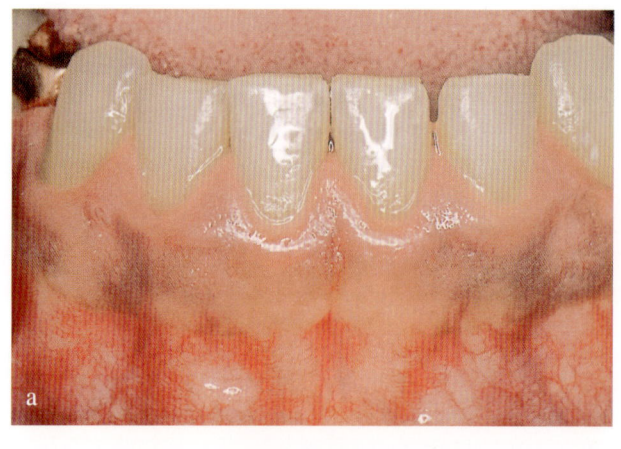
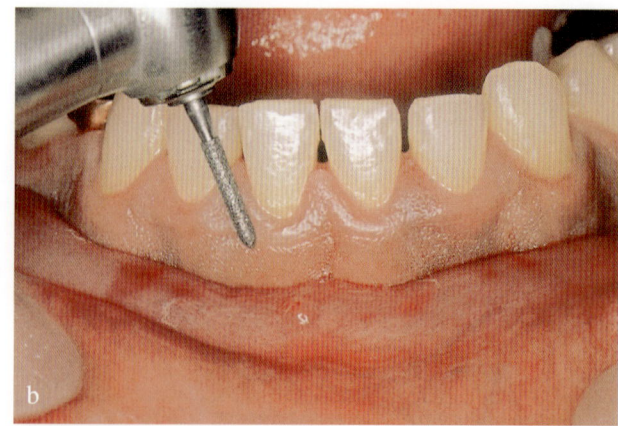
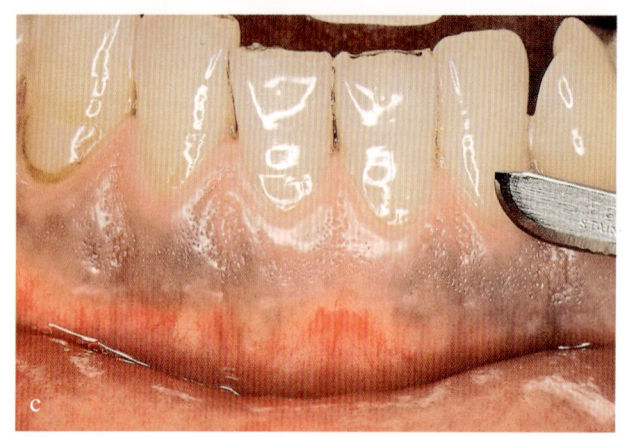
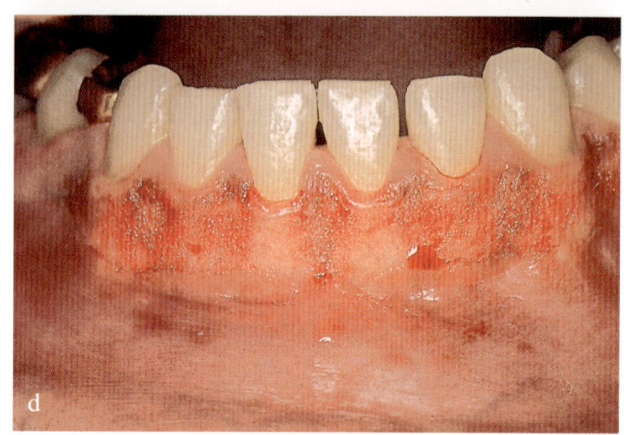
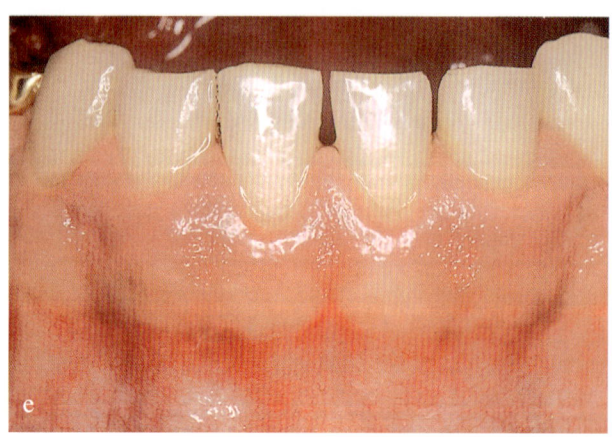

图 6-1 外科去除。

a. 下前牙区域附着龈上的黑色素沉着。

b. 用高速钨钢钻磨除表面的附着龈。

c. 也可用 15 号手术刀切除。

d. 黑色素沉着被即刻切除。

e. 1 年后复查出现少许反弹。

牙龈漂白

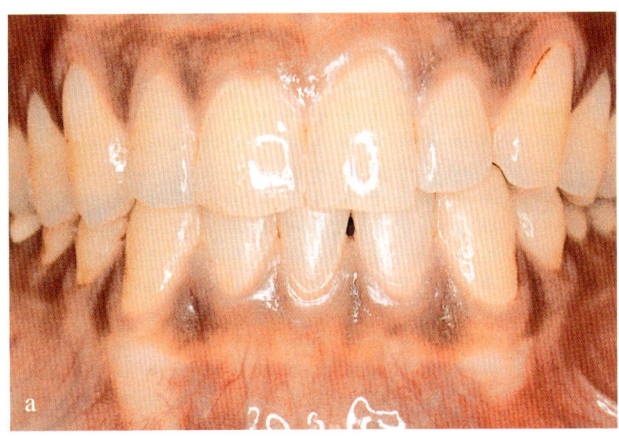
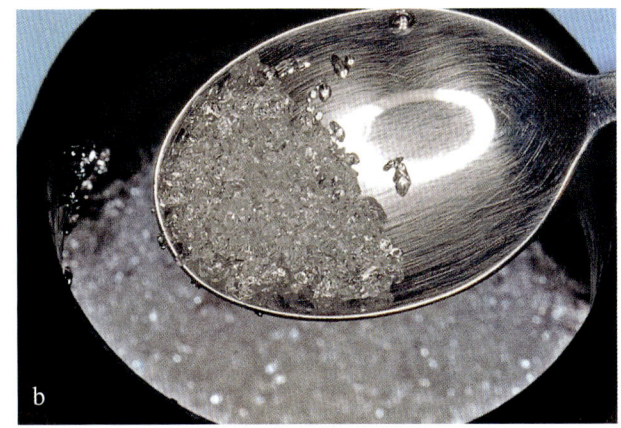
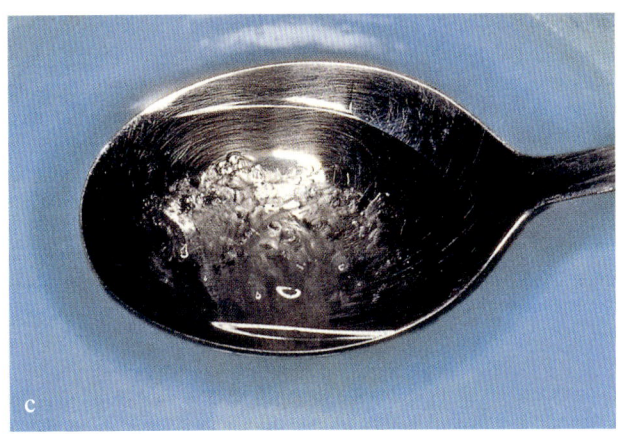
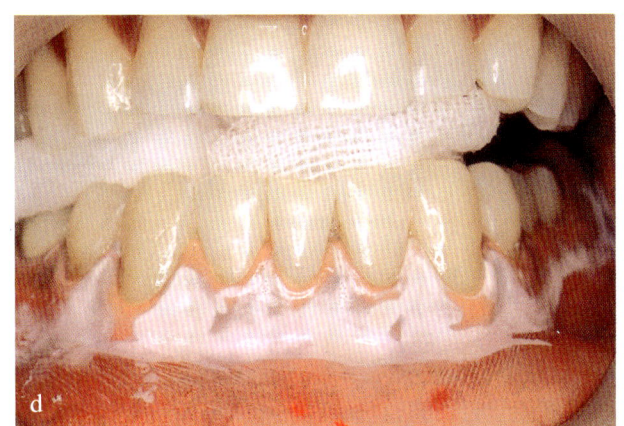
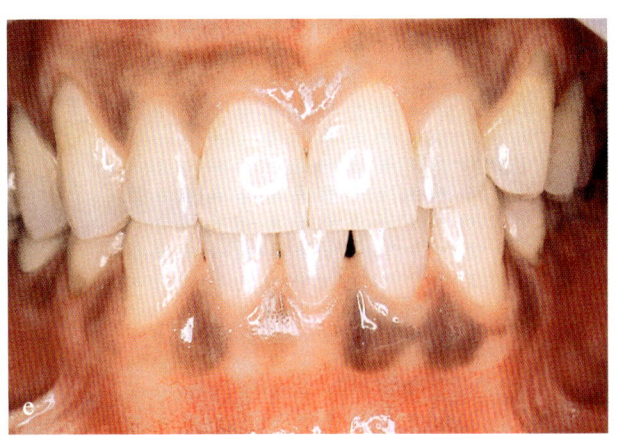

图 6-2 化学去除。

a. 牙龈漂白前。

b. 将苯酚颗粒放入汤匙中，并用热水溶化。

c. 苯酚颗粒被溶成液态。

d. 用棉拭子将苯酚涂抹到附着龈上。

e. 5 年后复查的照片显示黑色素沉着出现明显反弹。

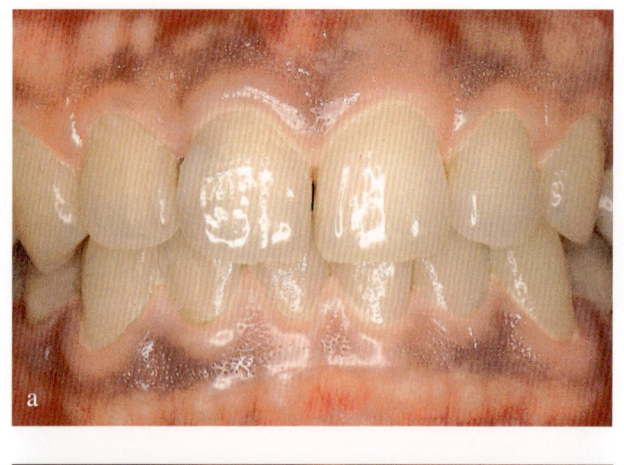
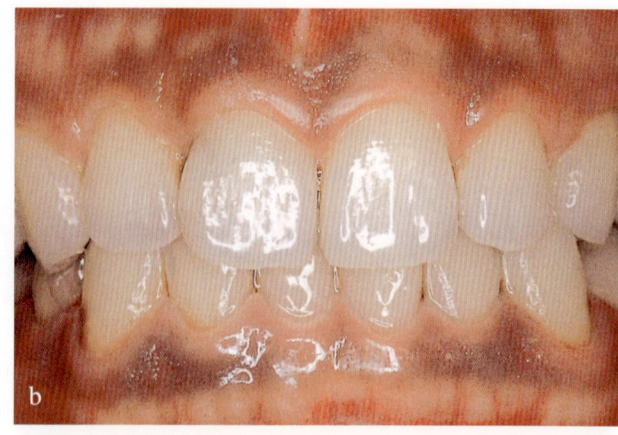
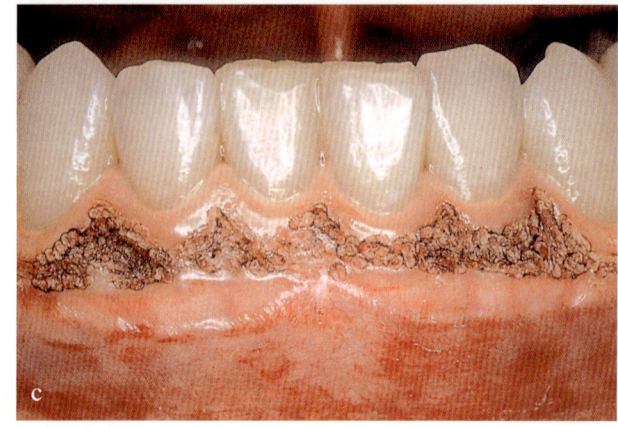
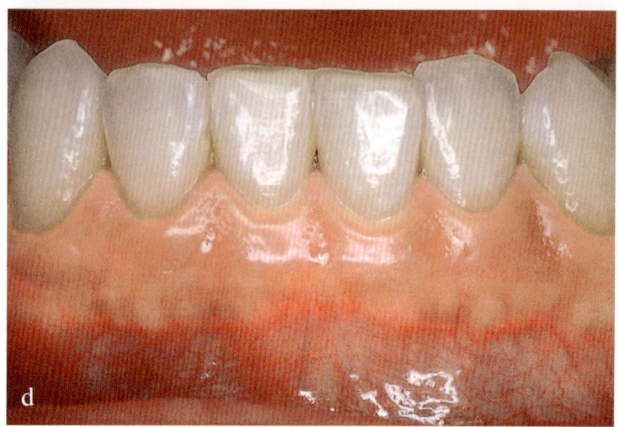
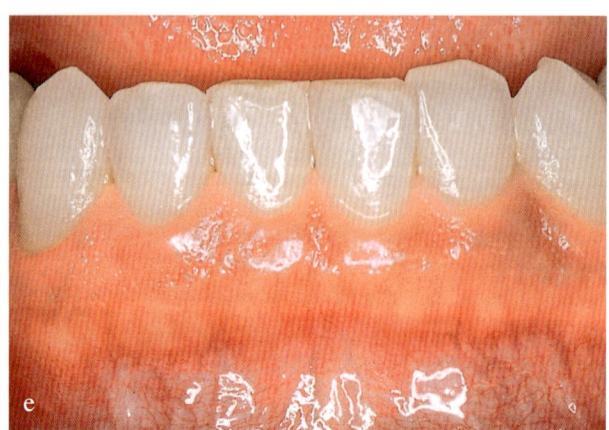

图 6-3 激光治疗。

a. 牙齿及牙龈漂白前。

b. 牙齿漂白后，洁白的牙齿更突显出牙龈的黑色素沉着。

c. 用二极管激光将附着龈上的黑色素沉着去除。

d. 牙龈愈合后。

e. 2 年后复查可见牙龈漂白效果保持良好。

问题和回答

问题 1 牙龈漂白的效果能维持多久？

回答： 这由黑色素沉着的原因和治疗方法决定，吸烟者反弹趋势会更快一些。

问题 2 牙龈漂白后需要使用牙周填塞剂吗？

回答： 牙龈漂白后不必使用牙周填塞剂。但要确认是否出血已停止（特别是在应用外科去除后），并开镇痛药和应用冰敷。

问题 3 牙龈漂白需要麻醉吗？

回答： 在用外科去除时，需先行表面麻醉再用局部麻醉。使用化学或激光去除时，建议只用表面麻醉。

参考文献

長谷川明, 岡本秀生. Phenol-Alcohol 法による歯肉部メラニン色素除去法, 42(5), 673–676, 1973.

Hisamitsu H, Toko T. Tooth Whitening basics and clinical techniques. Quintessence Japan, 2004.

Kwon S. Tooth Whitening State of the Art, Dental Publishing Co, Inc, 2004.

第 **7** 章

牙齿美学漂白

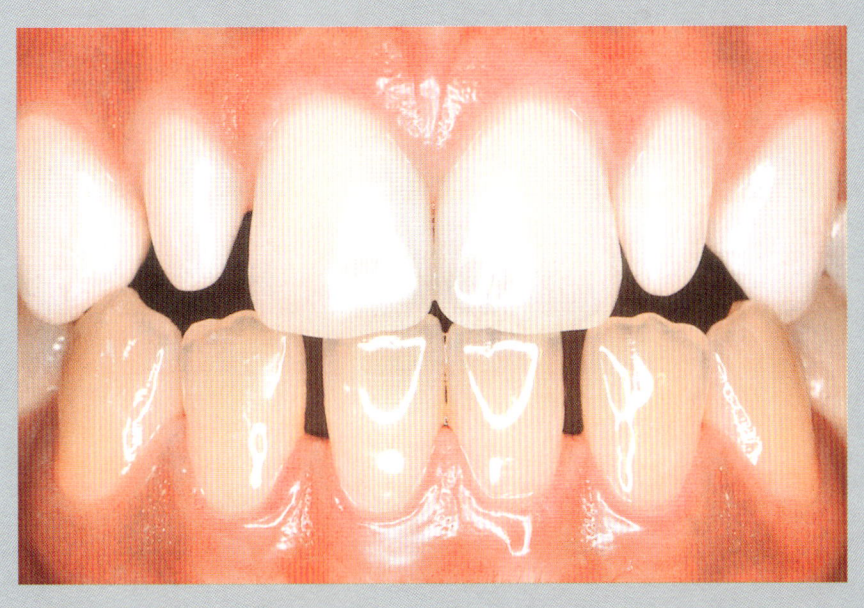

牙齿漂白的临床分类

恰当的沟通是进行成功牙齿漂白的关键因素。沟通依变色的严重程度、范围及整个治疗的复杂性而不同。Kwon 将所有的漂白病例分为：简单病例、中等难度病例和复杂病例，为漂白提供了一个系统的分类方法，且便于沟通（表7-1）。此方法可使临床医师更积极地将牙齿漂白纳入日常临床工作中。

简单漂白病例

仅需牙齿漂白，而无需其他牙科治疗的患者属简单漂白病例（basic bleaching case, BBC）。在与这些患者沟通时应着重介绍各类可行的漂白方案，患者可以选择最适合他们的具体方案。应特别设计治疗方案，以使患者获得所希望的最佳漂白疗效（图7-1）。

中等难度的漂白病例

某些病例牙齿漂白需与一些简单的复合树脂粘接修复结合进行，瓷贴面或全瓷冠修复可满足患者希望获得美丽微笑的期望。对这些中等难度的漂白病例（moderate bleaching case, MBC），治疗应侧重于在最少磨牙的前提下达到美观的疗效。因此，可向患者建议使用漂白结合粘接修复的保守方法。且应向患者交代漂白牙和粘接修复体需行特别的维护（图7-2～图7-4）。

复杂漂白病例

用不同方法提高整体美学效果是一个复杂的治疗过程，牙齿漂白被认为是这个复杂过程的一部分。对于复杂的漂白病例（advanced bleaching case, ABC），牙齿漂白通常有选择性地应用于残留的天然牙。治疗应在最小痛苦和不适的前提下进行，以恢复口腔功能和美观为目标。由于复杂的漂白病例需要较长治疗时间，患者不易耐受，与患者探讨在每种治疗方案中所需采用的适当步骤是非常重要的（图7-5，图7-6）。

表 7-1　牙齿漂白病例的分类

	简单漂白病例	中等难度漂白病例	复杂漂白病例
主诉	牙齿变色	更美丽的微笑	恢复功能和美观
治疗顺序	口腔预防性洁治后行牙齿漂白。 家庭漂白、强力漂白，或两者同时进行。	口腔洁治后漂白。 家庭漂白、强力漂白，或两者同时进行。 粘接美学修复体应在漂白后2周再佩戴，以使患牙颜色稳定，釉质粘接强度恢复。	应优先考虑恢复口腔功能和控制疼痛。 口腔外科手术、牙周手术和正畸治疗应在牙齿漂白前完成。 在某些病例，牙齿漂白可作为治疗的第一步，或依治疗计划在愈合或保持阶段进行。
疗程	2~6周	2~3个月	3个月至数年
特殊考虑	不同的漂白方案应为患者接受。 治疗应以患者所期望获得的漂白效果为目标。 由于大量治疗是由团队共同完成，团队中适当的角色分配很重要。	治疗应在最少磨牙的前提下获取美观效果。 需特别注意美学粘接修复体与漂白牙齿间的颜色匹配。	治疗目的应在最小痛苦和不适的前提下，恢复功能和美观。 治疗时间过长使患者不易耐受，因此应不断地激励和鼓舞患者。
维护注意事项	每6个月行常规预防性洁治，必要时应行补充漂白。	每6个月行常规预防性洁治，必要时应行补充漂白。 要特别注意粘接修复体的适当维护。	每6个月行常规预防性洁治，必要时应行补充漂白。 要特别注意复杂治疗后的适当维护。

牙齿美学漂白

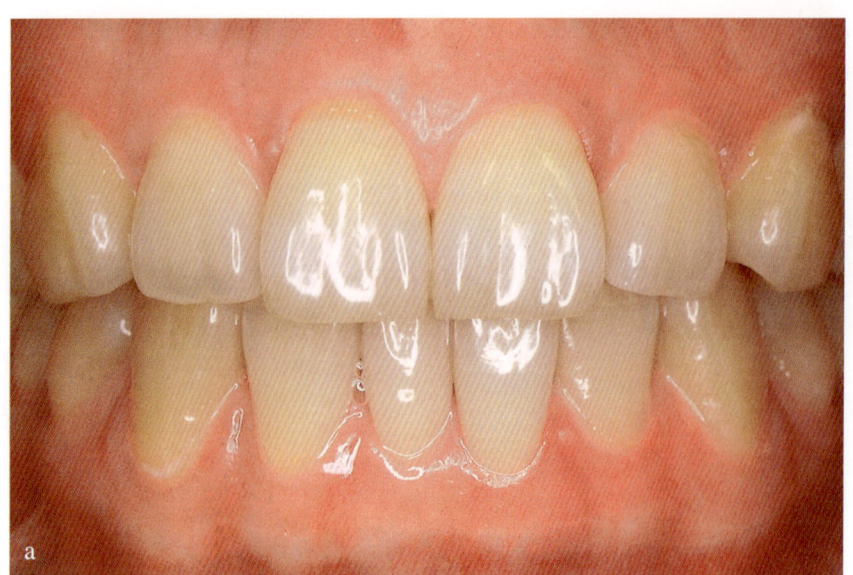

a. 牙齿呈均匀黄色变。

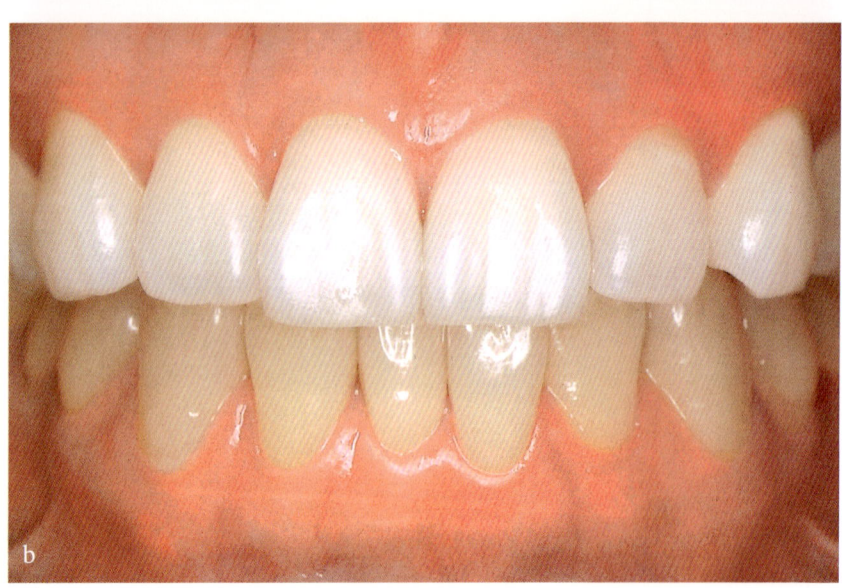

b. 对上牙弓行家庭漂白结合强力漂白3周后，上、下牙弓颜色的差异。

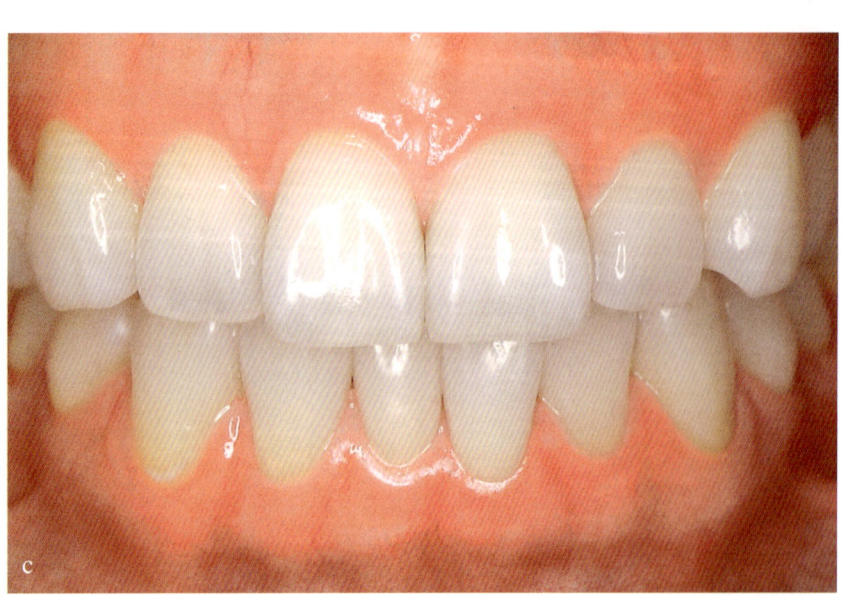

c. 按照患者的要求，漂白治疗后其牙齿有些过白。

图 7-1　简单漂白病例。

图 7-2 中等难度的漂白病例。

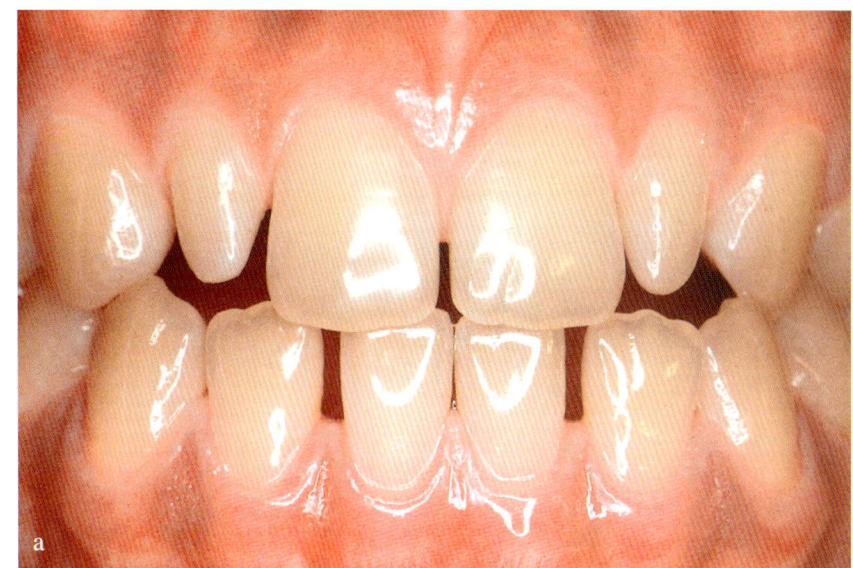

a. 牙齿均匀黄色变伴牙间隙增宽。

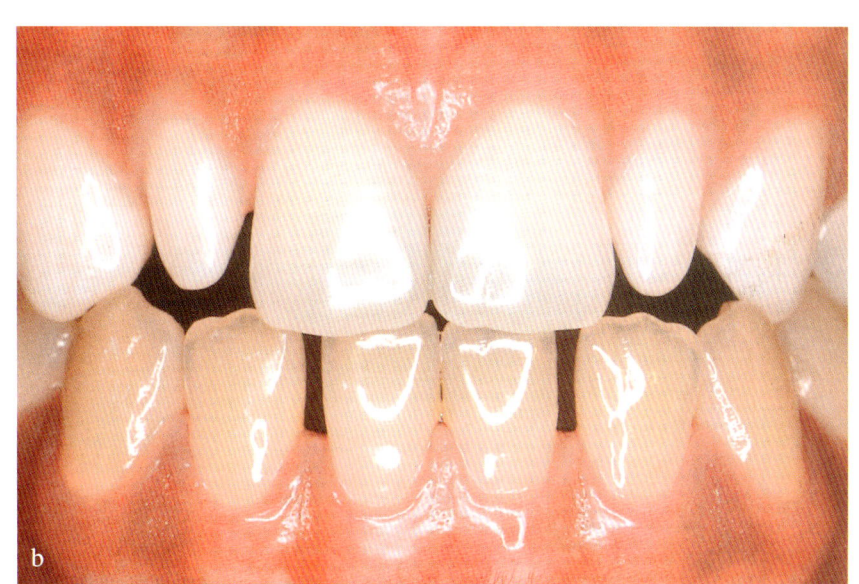

b. 用透明保持器使上中切牙少量移动后,行上牙弓牙齿漂白。

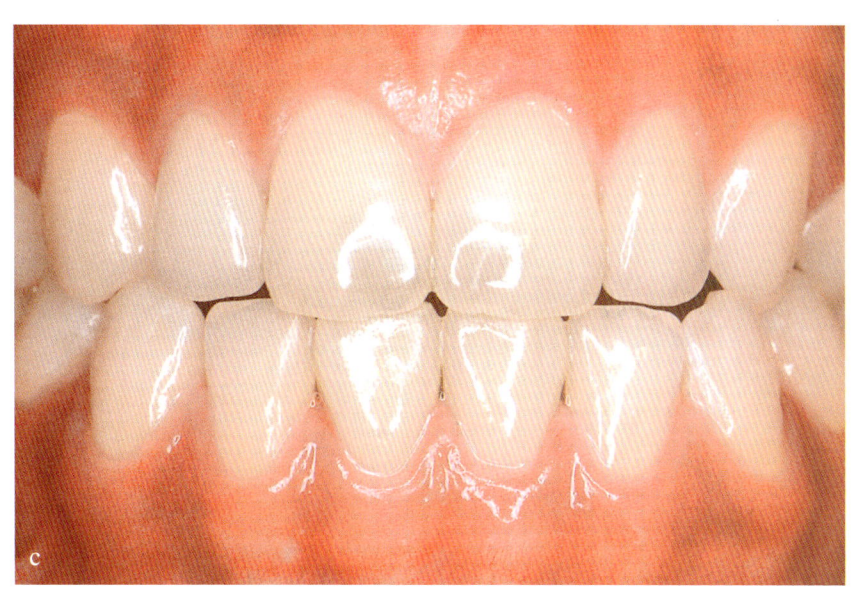

c. 上侧切牙完成瓷贴面修复,下中切牙完成复合树脂粘接修复。

牙齿美学漂白

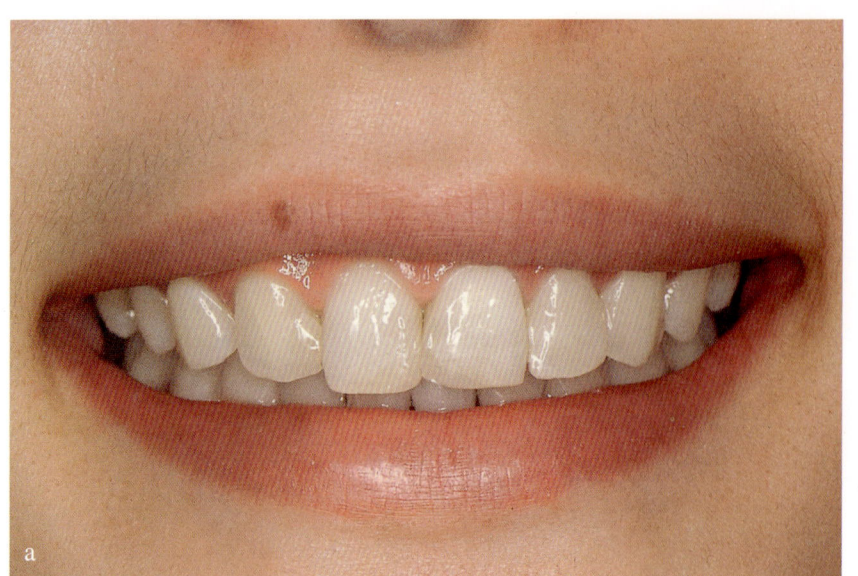

图 7-3　中等难度的漂白病例。

a. 由于以前的外伤，4 颗上切牙曾行大面积复合树脂修复，牙齿变黄。

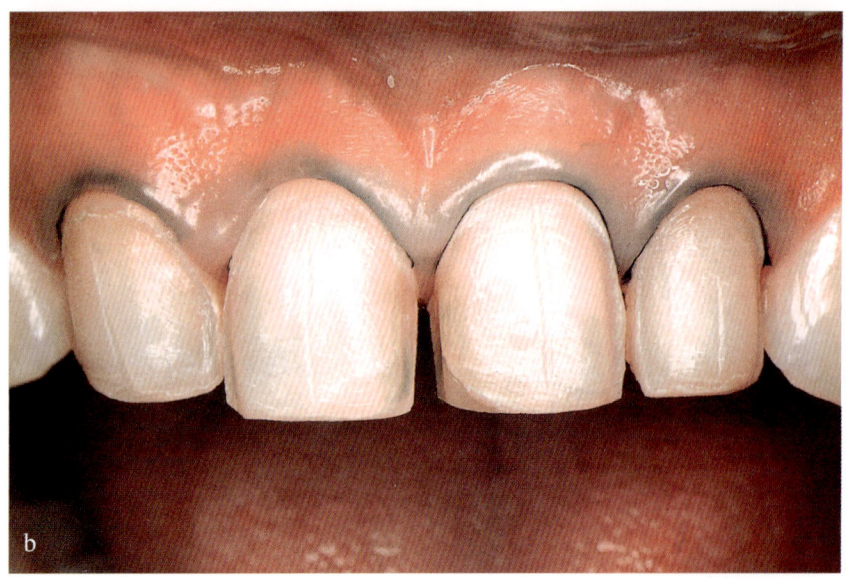

b. 行家庭漂白结合强力漂白后，对 4 颗上切牙行瓷贴面修复。

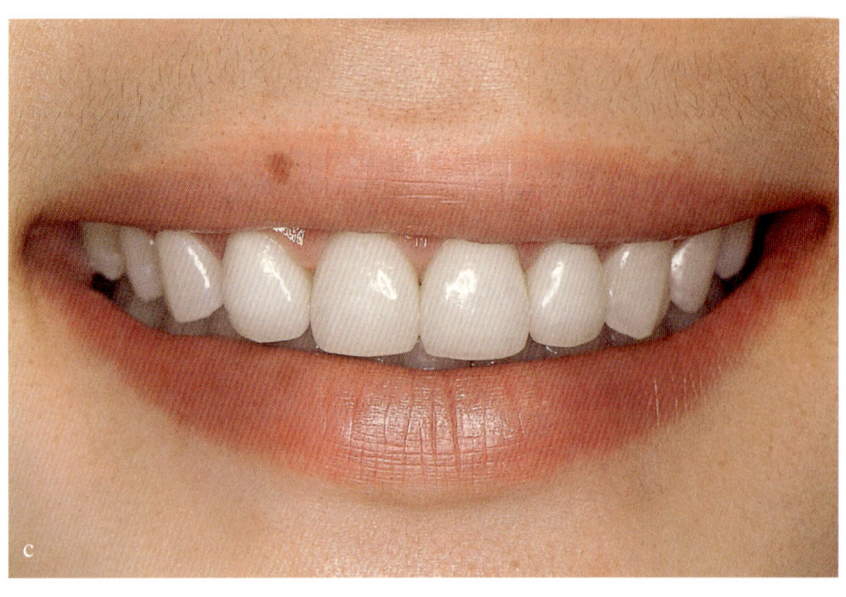

c. 治疗后的微笑照片。

图 7-4 中等难度的漂白病例。

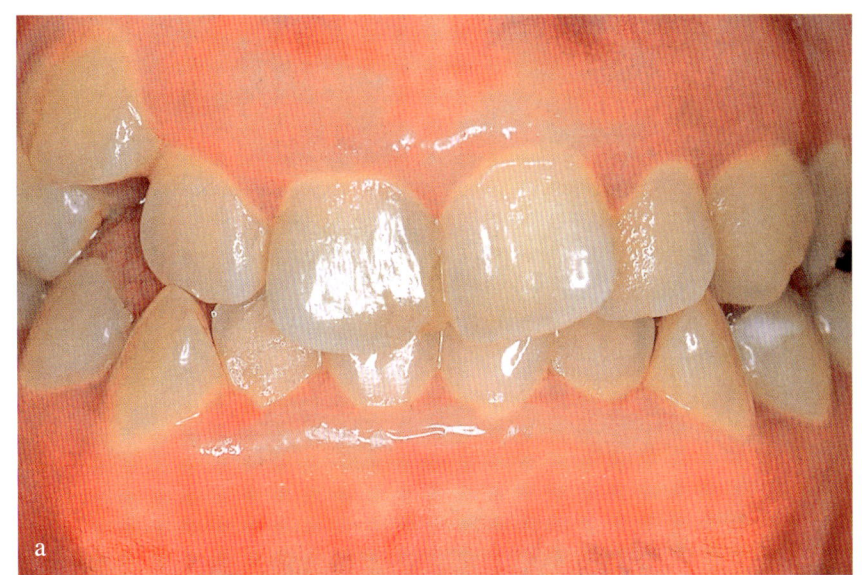

a. 牙齿均匀黄色变伴临床冠过短。

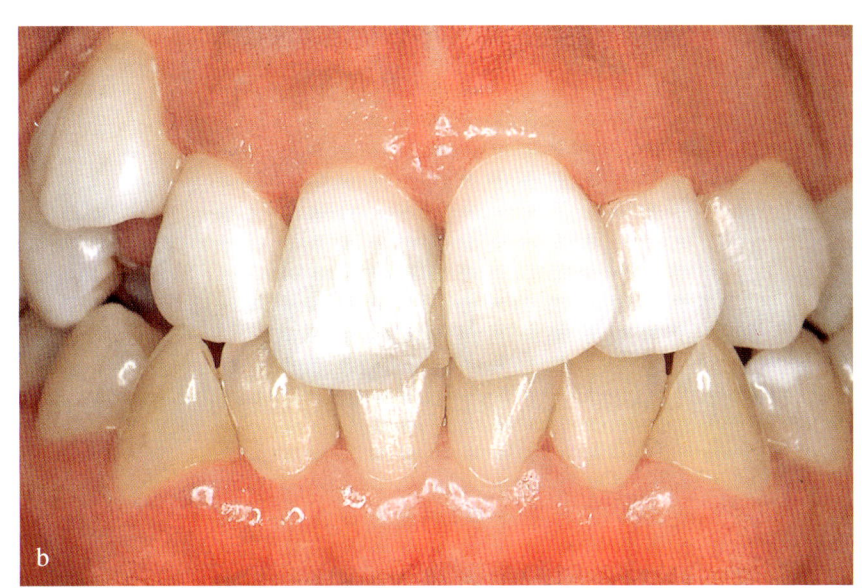

b. 对上牙弓牙齿行冠延长术后，行家庭漂白和强力漂白。

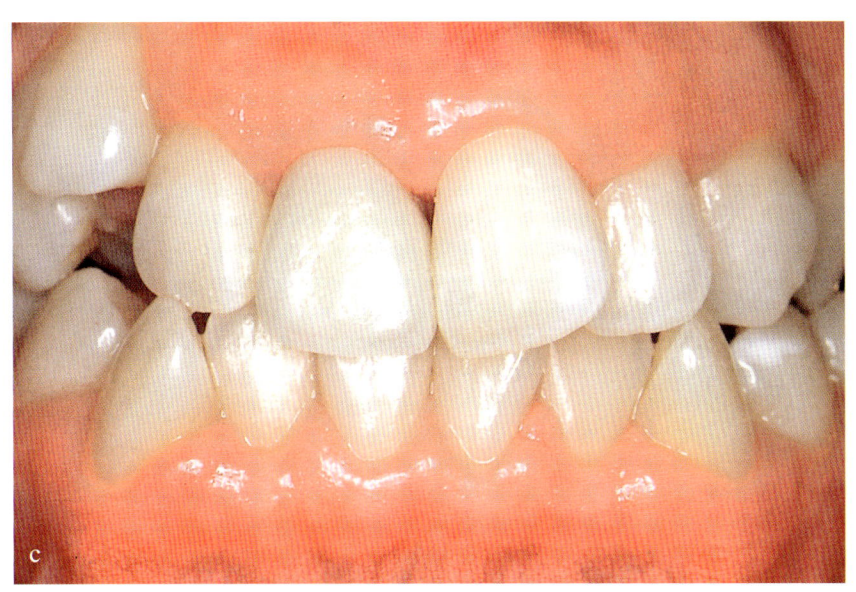

c. 右上中切牙行铸瓷冠修复后。

牙齿美学漂白

图 7-5 复杂的漂白病例。

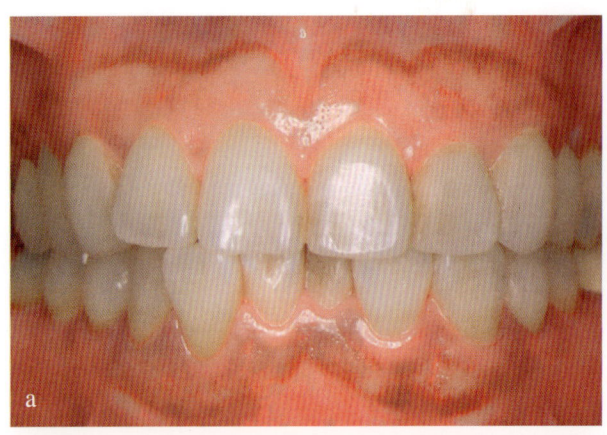

a. 曾行直接树脂贴面修复的上前牙均匀黄色变，伴下切牙拥挤。

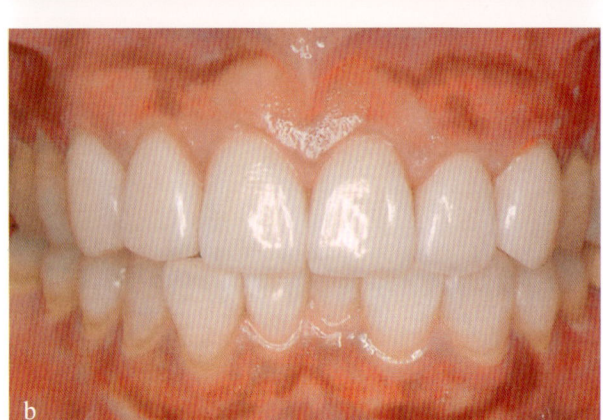

b. 行家庭漂白结合强力漂白后，上前牙用 6 个瓷贴面修复。

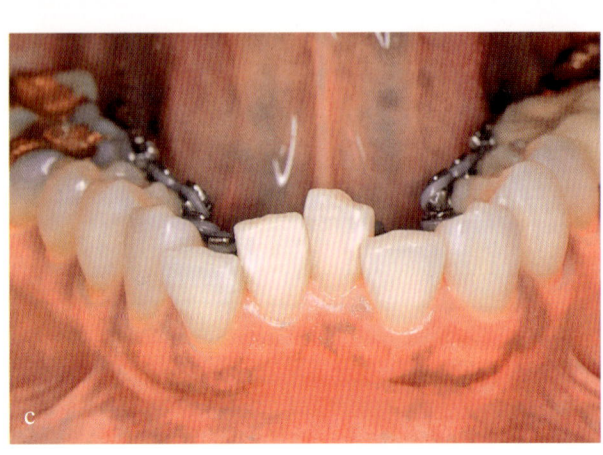

c. 上前牙行漂白和瓷贴面修复后，其美观得到改善，患者希望行舌侧正畸以改善下牙的排列。

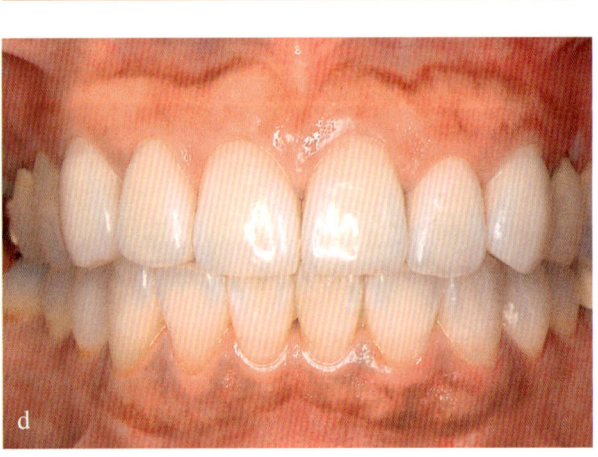

d. 完成治疗 10 个月后的微笑照片。

图 7-6 复杂的漂白病例。

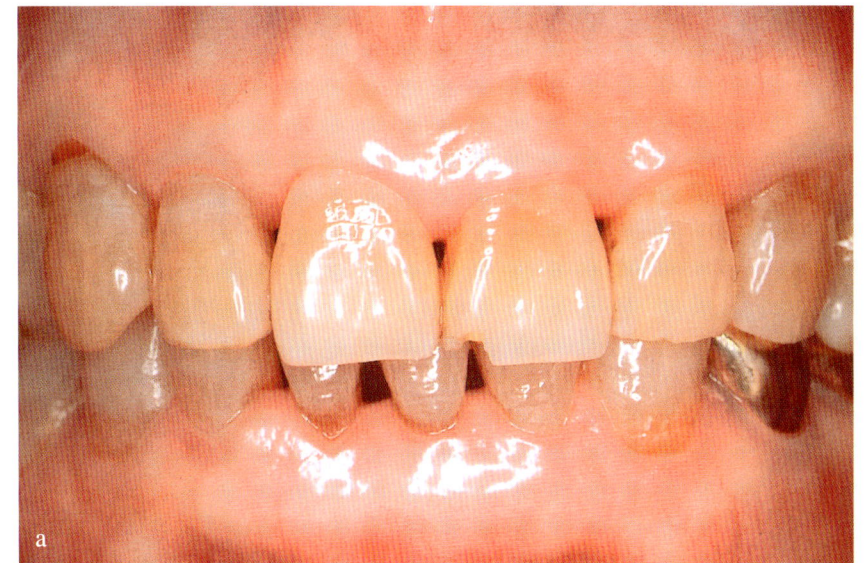

a. 患者要求用种植修复替换下颌可摘局部义齿，医生建议对其均匀黄-棕变色牙行漂白治疗。

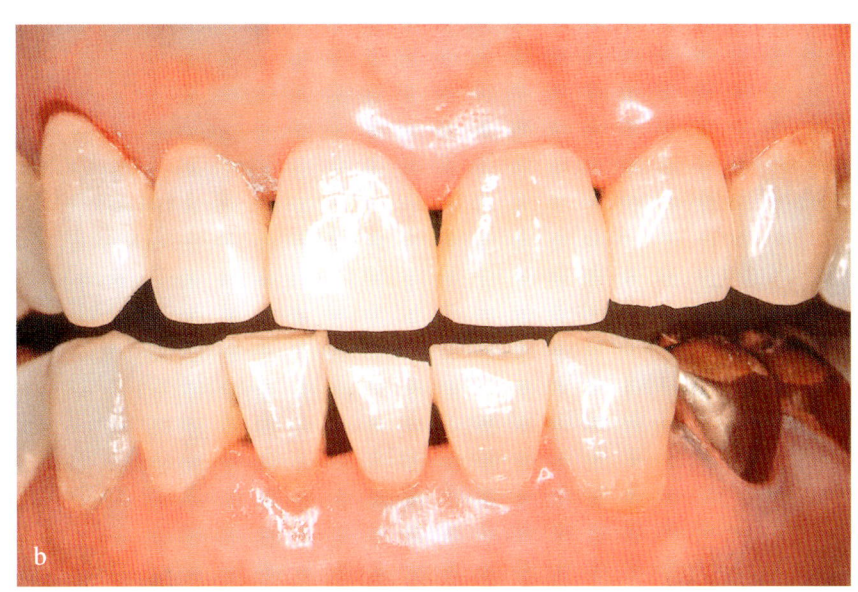

b. 在种植手术后的愈合期，行家庭漂白结合强力漂白。

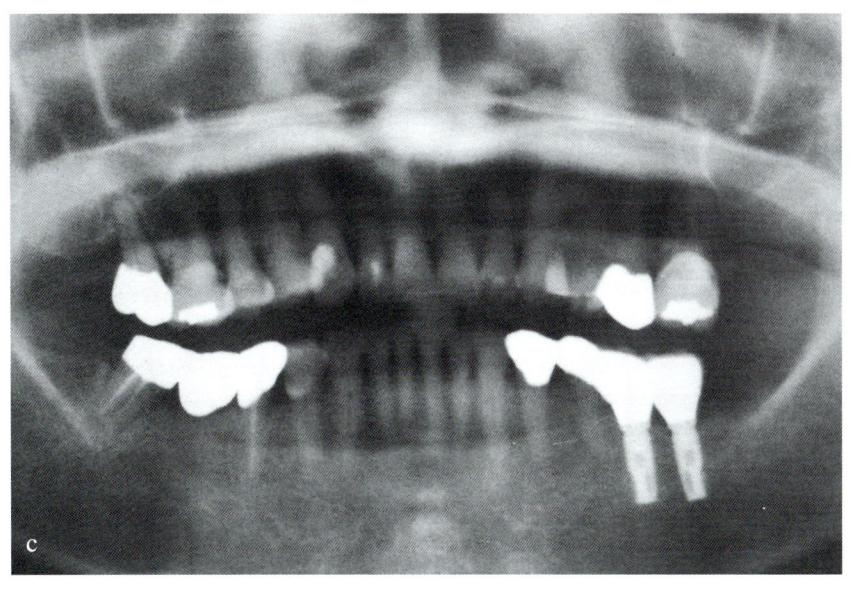

c. 完成治疗 4 个月后的曲面断层片。

四环素变色牙

四环素是一种用于治疗各种感染的广谱抗生素。它不仅影响牙齿的颜色，而且还会引起釉质发育不全及沉积于骨组织中。因此，在妊娠的 3~6 个月应慎用，因为牙齿在此时期开始发育。儿童在 8 岁前也要慎用四环素。在牙齿矿化期间，四环素会渗入牙本质并形成正磷酸盐。当牙齿暴露于阳光下时，这种变色会显得更加严重（图 7-7）。因此，前牙的唇侧常较后牙显得更暗。颜色的变化可从棕黄到紫色。与骨骼不同，由于牙齿的结构不会改建（remodeling），这种变色是永久性的。

四环素变色的分类

四环素变色可根据变色的严重程度、呈何种颜色以及是否出现颜色条纹进行分类（表 7-2）。按照 Jordan 和 Boksman 的分类，呈均匀黄灰和黄棕色变色的轻度到中度四环素牙可以应用牙齿漂白治疗。严重变色并伴有显著条纹的四环素牙病例也可试用漂白治疗，但其疗效不能肯定。对有表面缺损的严重变色牙，推荐使用修复的方式而非牙齿漂白。

米诺环素是四环素衍生物的合成体，主要用于治疗痤疮或不同的系统感染。米诺环素可通过消化道吸收，并与铁形成不溶性复合物，导致牙齿变色。即使牙齿发育完成的成年人也可发生此类变色。但米诺环素所致的牙齿变色通常较轻微，可以行牙齿漂白治疗。

表 7-2 四环素变色牙的分类

	根据 Jordan 和 Boksman 分级，1984	
1	轻度变色	均匀分布的黄灰变色
2	中度变色	均匀分布的黄棕变色
3	严重变色	含明显条纹的蓝灰或深黑变色
4	不可治疗的变色	深黑变色及表面缺损

对四环素变色的治疗选择

可用于治疗四环素变色的方法很多，从不磨牙的保守方法到更激进的手段，包括选择根管治疗及备牙进行美学修复（图 7-8～图 7-10）。治疗应依患牙变色的程度及患者的期望和要求而定。1982 年，Abou-Rass 报道对四环素变色牙行持续漂白，可预测疗效并改善牙齿颜色，且无明显临床并发症。1997 年，Haywood 报道对依从性好的患者在进行 6 个月的家庭漂白后，可获得不错的漂白效果，并且在扫描电镜下未见釉质表面破坏。

四环素变色的治疗选择

- 不磨牙的治疗方法
  - 家庭漂白
  - 强力漂白
  - 家庭漂白和强力漂白相结合
- 需磨牙的治疗方法
  - 瓷贴面或全冠修复
  - 牙齿漂白结合修复治疗
  - 行根管治疗后进行内漂白

由于进行美学修复的患者通常对治疗效果期望值很高，故应常规将牙齿漂白包括在治疗计划中。

图 7-7　可能在患者的生长时期，由于牙齿暴露于阳光下，四环素变色牙的颜色发生改变。

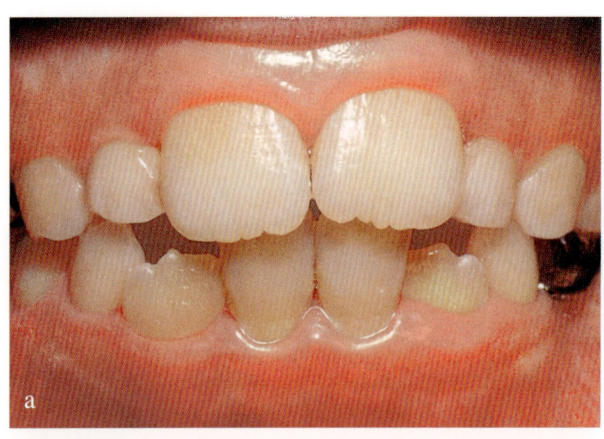

a. 中切牙萌出时，疑有轻度四环素牙。

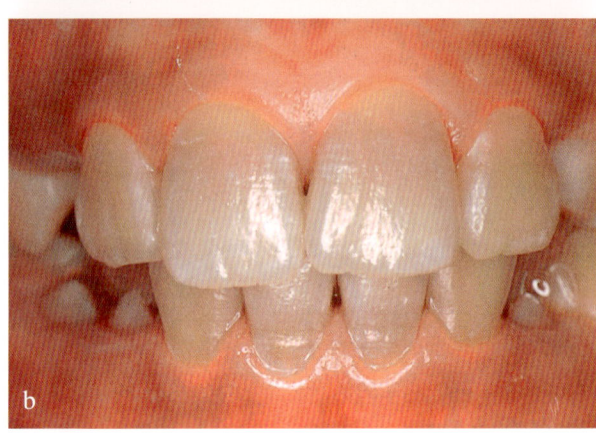

b. 可见深度四环素变色。

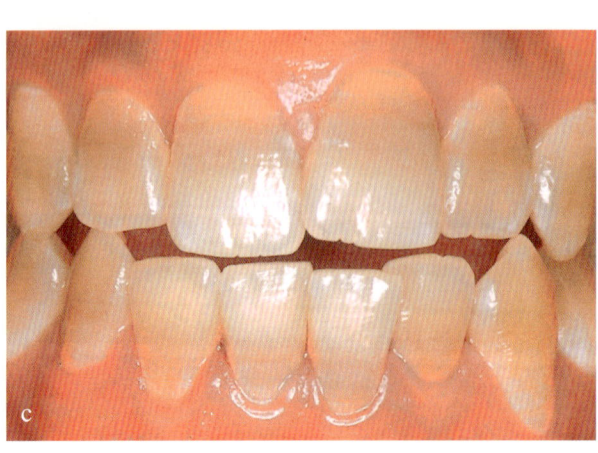

c. 牙颈部暗条纹区域的颜色越来越重，患者及其父母意识到需要治疗。

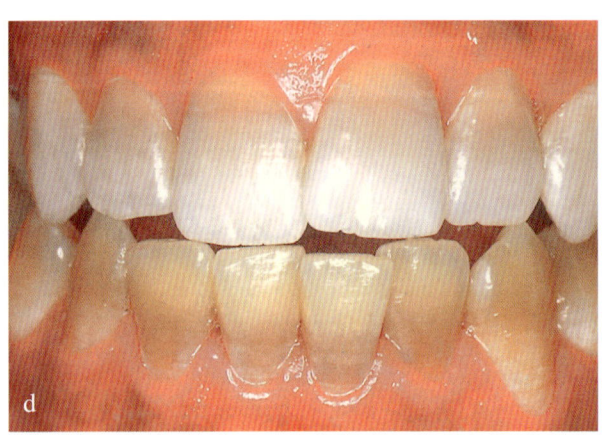

d. 对上牙弓行2个月的家庭漂白结合强力漂白治疗，当患者对其上牙弓的颜色满意后，继续行下牙弓漂白治疗。

图 7-8 用不磨牙的方法对四环素变色进行治疗。

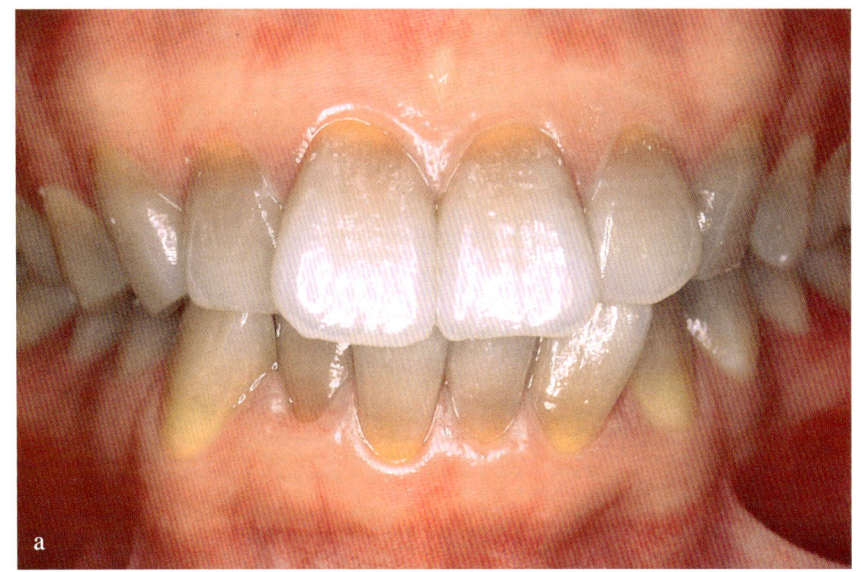

a. 均匀分布的灰色四环素变色伴颈部棕色条纹。

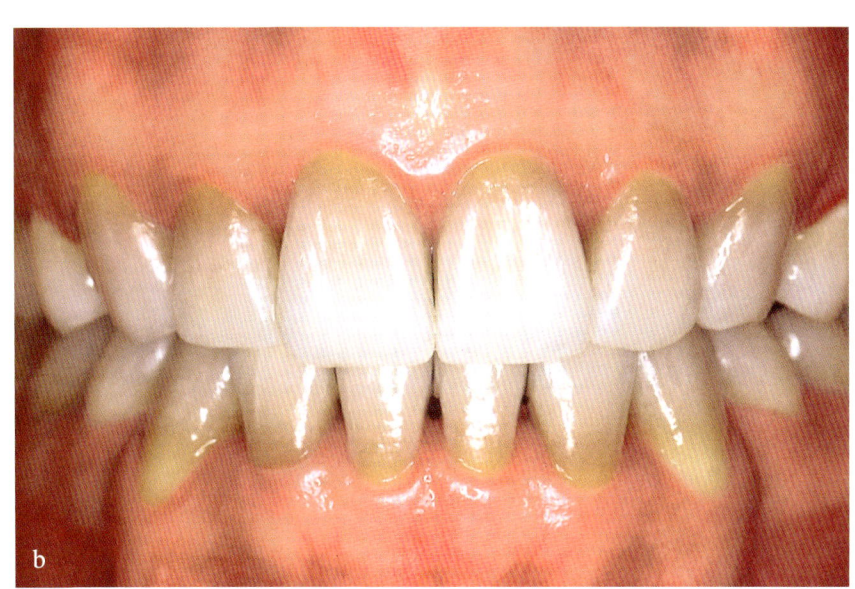

b. 行家庭漂白结合强力漂白治疗 4 个月，再行正畸治疗。

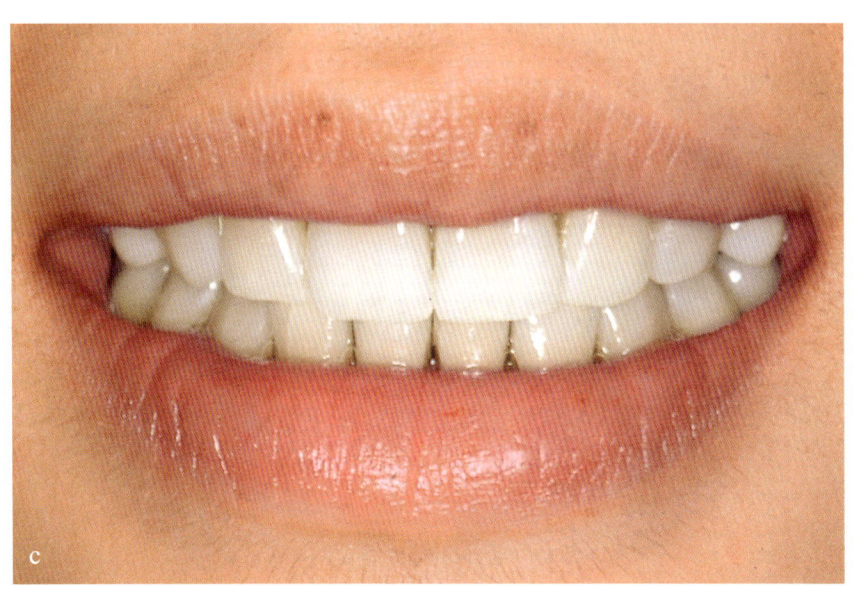

c. 治疗后开心的微笑。

牙齿美学漂白

图7-9 漂白结合修复治疗四环素变色。

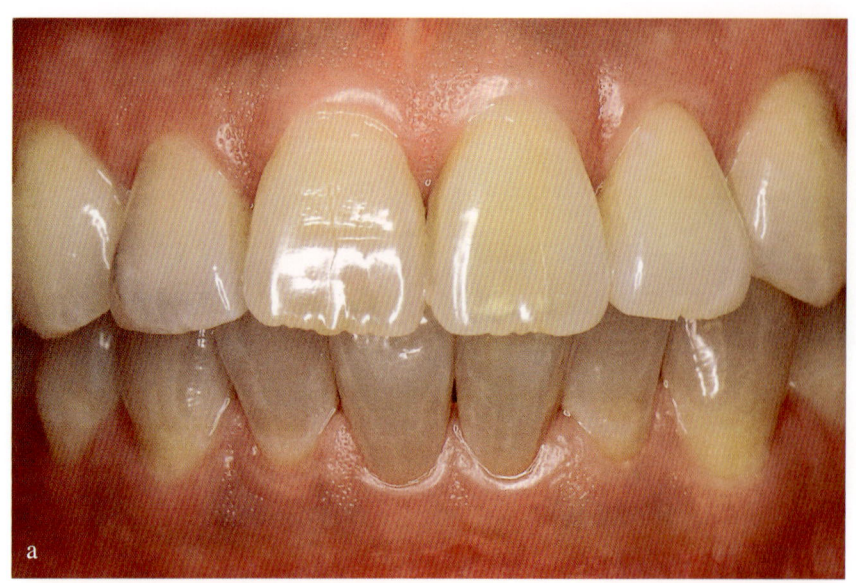

a. 均匀分布的棕-灰变色，患者希望改善上颌切牙的颜色和形态。

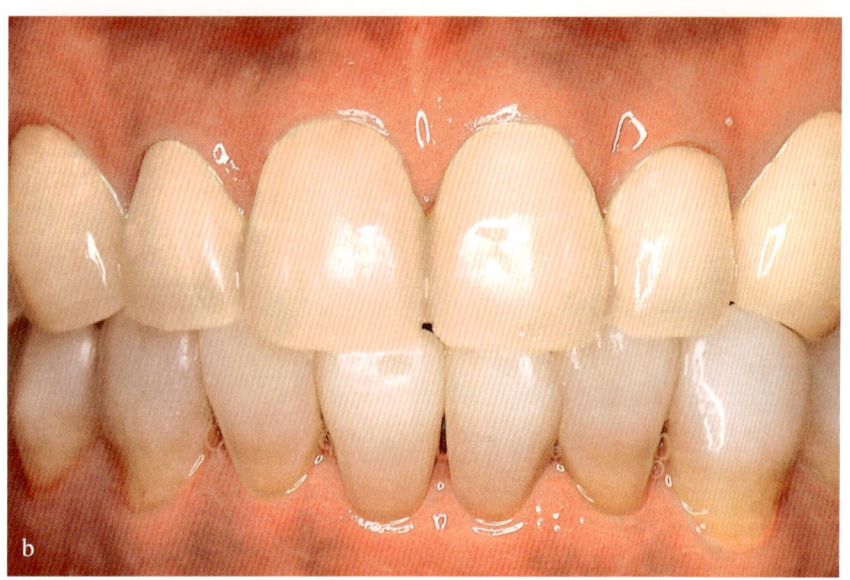

b. 可见上颌暂时冠和下颌漂白后的牙齿间有明显的色差。

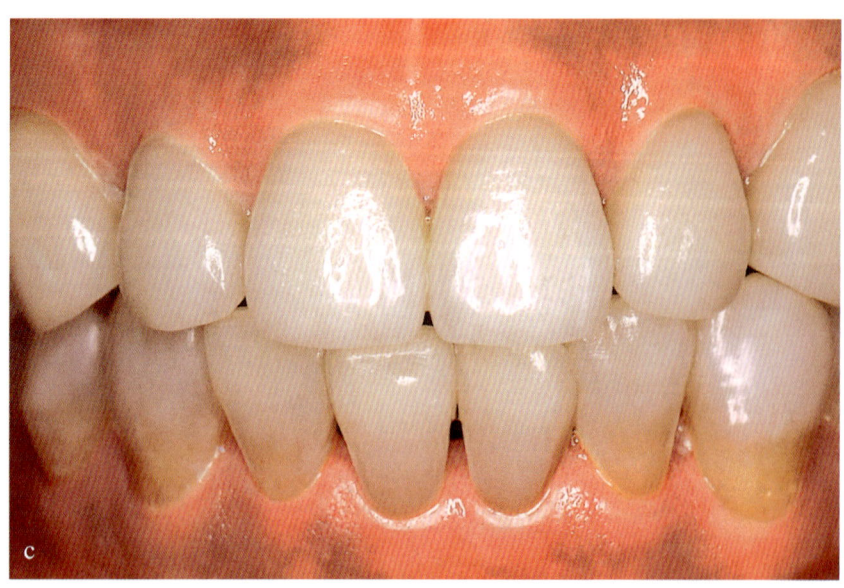

c. 行家庭漂白结合强力漂白治疗3个月后，对6颗上前牙行铸瓷冠修复。颈部区域还可见到少量的浅黄变色。

图 7-10　根管治疗后行内漂白治疗四环素变色。

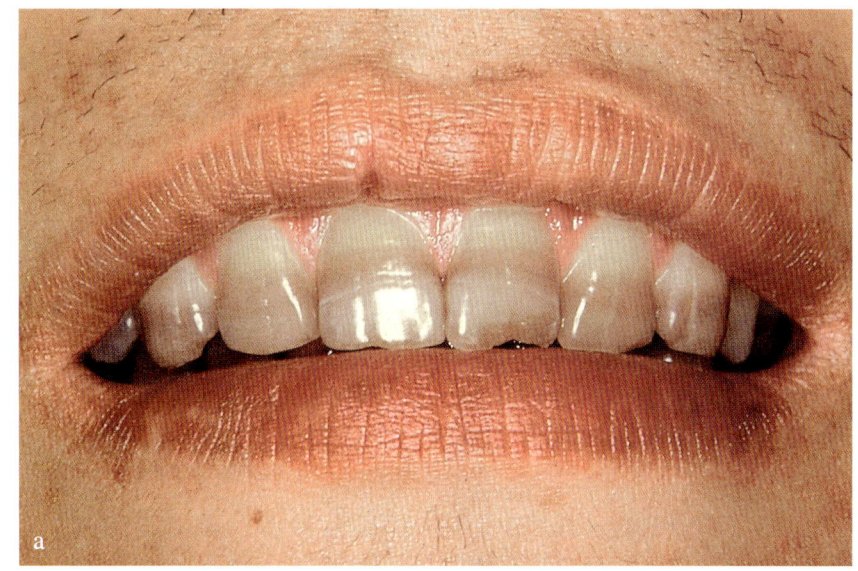

a. 呈棕-灰色的四环素变色伴可见的条纹。

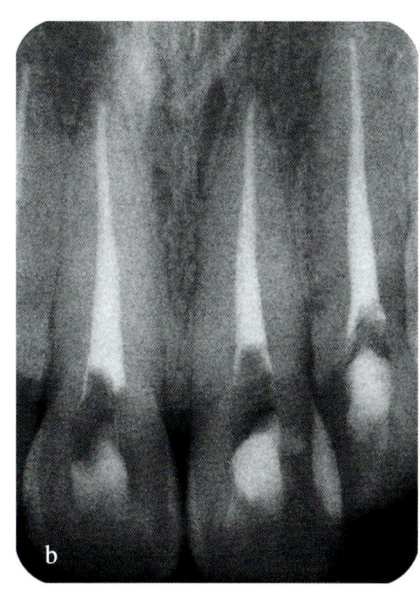

b. 根尖片显示根管充填后的状况。

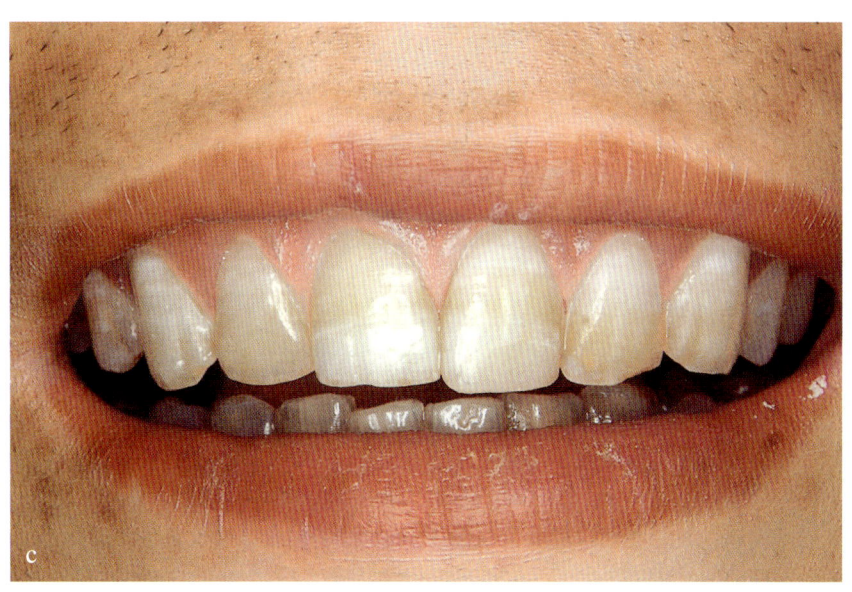

c. 行持续漂白 8 个疗程后的美学效果。

问题和回答

问题 1 能否在牙齿漂白后即刻行粘接修复？

回答：如果漂白后需要进行粘接修复，如复合树脂充填、瓷贴面或全瓷冠等，最好在漂白 2 周后进行，以使患牙的颜色稳定，釉质的粘接强度恢复。

问题 2 在强力漂白时，能否选择性地漂白深色及条纹区域？

回答：高浓度的漂白凝胶可以选择性地放置于四环素变色牙的条纹上，但是在牙上均匀地放置漂白凝胶通常可以产生更佳的整体效果。

问题 3 四环素变色牙的暗黑色会透过全瓷修复体被看到吗？

回答：若能适当选择内冠的颜色，全瓷修复体可以获得较好的美学效果。

问题 4 四环素变色通常应怎样治疗？

回答：采用何种适当的治疗取决于变色严重程度和患者的要求。如果患者希望采用不磨牙的保守治疗，推荐使用 3~6 个月的家庭漂白并结合强力漂白。若患者同意磨牙，可采用瓷贴面或全瓷冠修复。

参考文献

Abou-Rass M. The elimination of tetracycline discoloration by intentional endodontics and internal bleaching. J Endodont 1982; 8:101.

Arens DE. A practical method of bleaching tetracycline-stained teeth. School of Dent, Indiana Univ. 1972; 34:812-817.

Carolyn F.G. Color change following vital bleaching tetracycline-stained teeth. Pediatric Dent. 1985; 7(3):205-208.

Cohen S. Bleaching tetracycline-stained vital teeth. Oral Surg. 1970.

Davies AK. Photo-oxidation of Tetracycline Adsorbd on Hydroxyapatite in Relation to the Light-induced Staining of Teeth. J Dent Res 1985; 64(6):936-939.

Deliperi S. Integration of Composite and Ceramic Restorations in Tetracycline-Bleached Teeth: A Case Report. J Esthet Restor Dent 2006; 18:126-134.

Fiedler RS. Combined professional and home care nightguard bleaching of tetracycline-stained teeth. General Dent 2000.

Goldstein RE, Garber DA. Complete Dental Bleaching, Quintessence Publishing Co, Inc, 1995.

Haywood VB, Caughman WF. At-Home Whitening and Selective Bonding of Tetracycline-stained Teeth. Contemporary Esthetics and Restorative Practice 2001; 5(10):20-26.Haywood VB. Tooth Whitening: Indications and Outcomes of Nightguard Vital Bleaching, Quintessence Publishing Co, Inc, 2007.

Haywood VB, Leonard RH, Dickinson GL. Efficacy of six-months nightguard vital bleaching of tetracycline-stained teeth. J Esthet Dent 1997; 9(1):13-19.Haywood VB. Extended Bleaching of Tetracycline-stained teeth: a case report. Contemporary Esthetics and Restorative Practice 1997; 1(1):14-21.

Hisamitsu H, Toko T. Tooth Whitening basics and clinical techniques. Quintessence Japan, 2004.

Kwon S. Tooth Whitening State of the Art, Dental Publishing Co, Inc, 2004.

Leonard RH, Haywood VB, Caplan DJ, Tart ND. Nightguard Vital Bleaching of Tetracycline-Stained teeth: 90 months Post Treatment. J Esthet Restor Dent 2003; 15(3):142-154.

Leonard RH, Haywood VB, Eagle JC, Garland GE, Caplan DJ, Matthews KP, Tart ND. Nightguard vital bleaching of Tetracycline-stained teeth: 54 months Post Treatment. J Esthet Dent 1999, 11:265-277.

Matis BA. Extended Bleaching of Tetracycline-Stained Teeth: A 5-Year Study. Oper Dent 2006; 31-6:643-651.

Moffitt JM. Prediction of tetracycline-induced tooth discoloration. JADA 1974; 88:547-552.

Ritter AV. Tetracycline Dental Staining. J Esthet Restor Dent 2005.

第 **8** 章

安全性和牙齿敏感

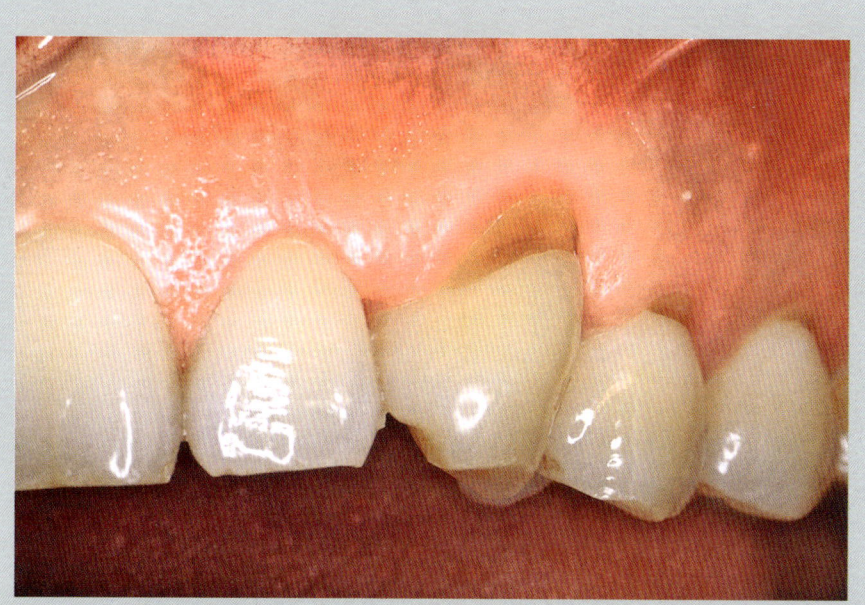

过氧化物用于牙齿漂白已有多年，其漂白风险很小。Yarborough 对文献回顾研究后认为，"过氧化氢的安全性及其效能是可靠的"。但是，因使用不恰当的材料或过量使用漂白材料引起的副作用也有报道。为了减少牙齿漂白的风险，全部治疗过程都应在牙医监督下完成。

牙齿漂白可能发生的副作用

牙齿敏感

牙齿敏感是牙齿漂白常见的副作用。对 10% 的过氧化脲进行不同研究的数据表明：约 15%～65% 的患者发生敏感（Haywood et al., 1994; Schulte et al., 1994; Leonard et al., 1997; Tam, 1999a）。在诊所内用过氧化氢结合加热漂白（Cohen and Chase, 1979; Nathanson and Parra, 1987）敏感发生率更高，约为 67%～78%。牙齿漂白后发生敏感的机制尚未完全清楚。有研究显示过氧化氢，无论是直接使用还是从过氧化脲转化而来，都易渗入牙齿并进入髓腔（Cooper et al.,1992）。这会引发类似可逆性牙髓炎样的敏感。在牙齿漂白时发生的敏感，根据其严重程度不同可以用主动或被动的方法控制。

- **被动方法**：若牙齿漂白引起的敏感症状为轻度或中度，可通过改变治疗时间、频率、漂白材料的浓度等来减轻敏感症状。
- **主动方法**：若牙齿漂白引起的敏感症状很严重，可用脱敏剂治疗。氟化物类似牙本质小管封闭剂，可将其放置在漂白托盘内戴用 10～20 分钟。硝酸钾作为强力脱敏剂可直接阻滞神经传导。可将含 3%～5% 硝酸钾的脱敏凝胶放于托盘中戴用 10～30 分钟。也可将含无定形磷酸钙的牙膏放于漂白托盘中戴用 10～20 分钟，以充填牙齿的微孔（图 8-1）。
- **对漂白前就有敏感症状的患者采取的治疗方法**：治疗前有敏感症状的患者应在牙齿漂白前使用脱敏牙膏 2 周，或佩戴 2 周含中性氟化钠的托盘。如果是局部敏感，敏感区应行暂时充填或使用较牙齿色调更亮的复合树脂充填（图 8-2）。

牙龈刺激

高浓度的过氧化氢对黏膜有强腐蚀性。因此在行强力漂白治疗时需仔细隔离牙龈，避免牙龈接触漂白剂，以预防牙龈烧伤和牙龈漂白。家庭漂白使用的低浓度过氧化氢或过氧化脲对牙龈造成的刺激较轻，但由于托盘就位不良对牙龈造成的机械刺激却非常常见。

牙齿表面形态

多项研究表明，使用过氧化物漂白对牙釉质表面质地的影响很小（图 8-3）（McGuckin et al., 1992）。在牙釉质上可观察到浅凹陷、微孔增加和轻度侵蚀等变化，这些变化可在唾液中再矿化后恢复正常。

对修复体的影响

- **汞合金修复体**：有文献报道当牙科用汞合金长期暴露于过氧化脲中，其汞的释放量会增加（Hummert et al., 1993; Rotstein et al., 1997）。汞的释放量视汞合金类型及漂白剂类型不同而有变化。
- **复合树脂修复体**：复合树脂修复体的表面硬度、质地和颜色在牙齿漂白过程中基本不受影响。
- **玻璃离子和其他类型水门汀**：牙齿漂白可能会加速玻璃离子和其他水门汀的溶解（Swift and Perdigao, 1998）。
- **其他**：瓷或其他瓷修复体及牙科用黄金在牙齿漂白过程中一般不受影响。

基因毒性和致癌性

过氧化氢似有微弱的潜在致癌性，但由于过氧化氢形成的游离基可能会攻击 DNA，所以不能排除其基因毒性（Dahl, 2003）。

毒性

由过氧化氢的摄入引发的急性反应取决于摄入量和过氧化氢液的浓度。由于强力漂白是在诊所内的悉心保护下进行的，患者吞入漂白剂的几率很小。在行家庭漂白时，两个托盘内的漂白材料总共仅有 3.5mg，因此，不用担心摄入漂白材料引起不良反应。

> 为降低与牙齿漂白有关的危险，整个治疗程序应在牙医的监控下进行。

图 8-1 使用脱敏剂。

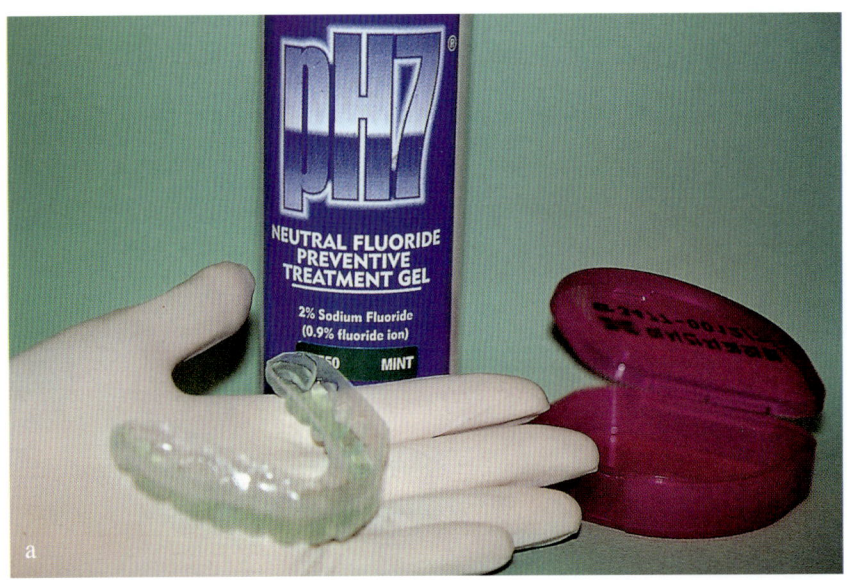

a. 使用中性氟化钠（pH 7, Pascal, USA）脱敏。

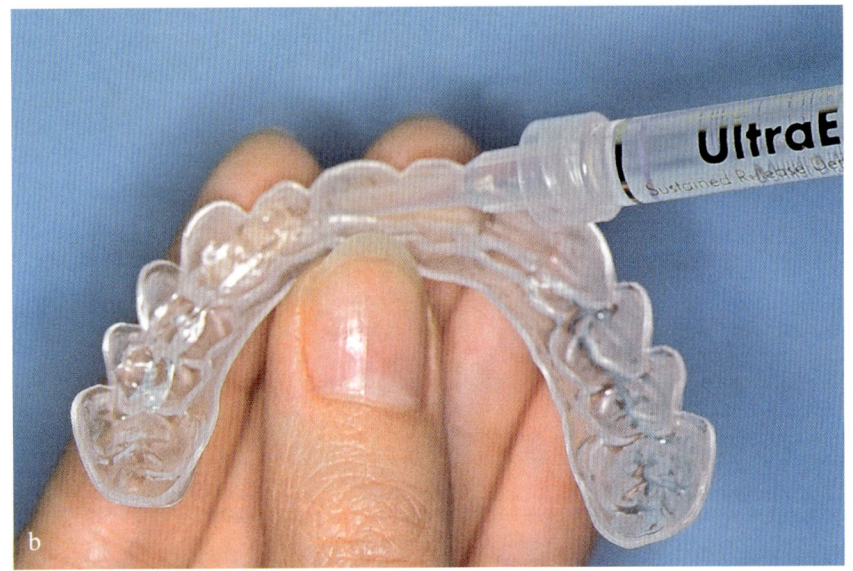

b. 使用 3% 的硝酸钾凝胶脱敏（UltraEZ, Ultradent Products, Inc, USA）。

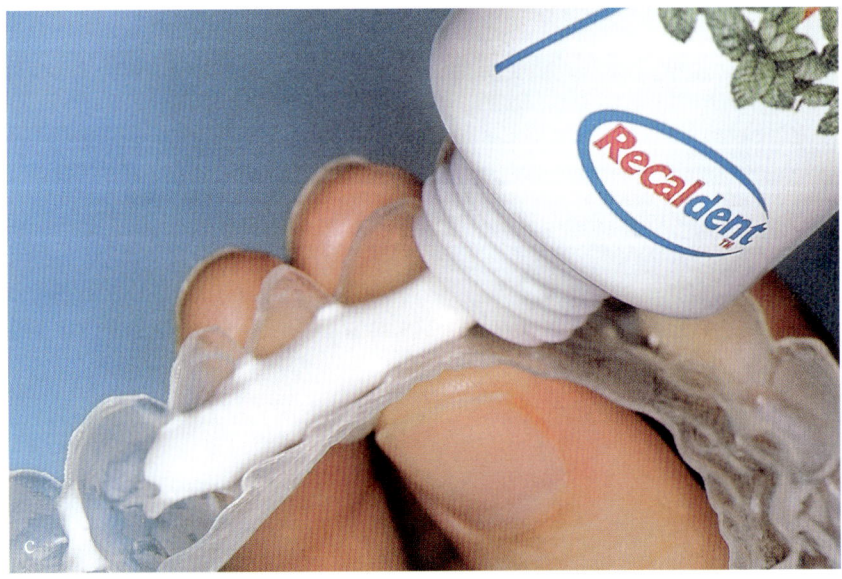

c. 使用含无定形磷酸钙的牙膏脱敏（MI Paste with Recaldent, GC America）。

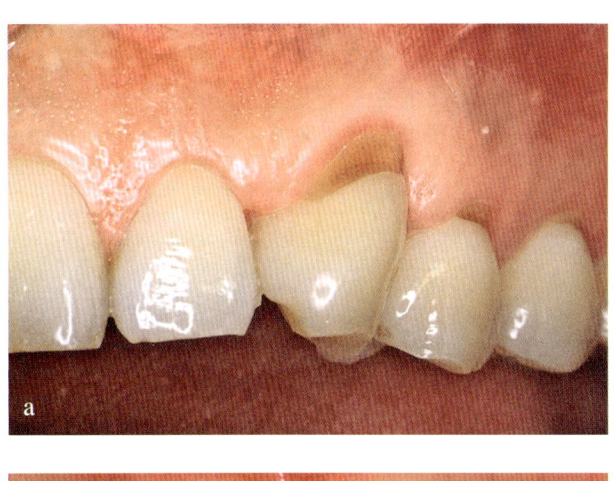
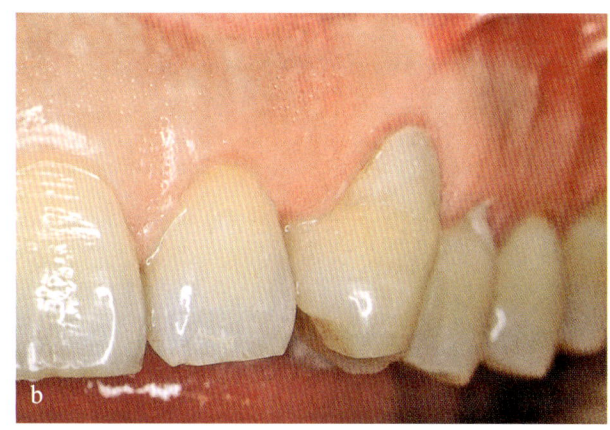
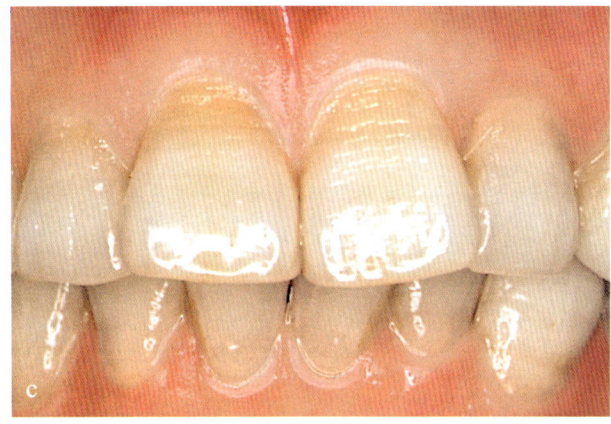
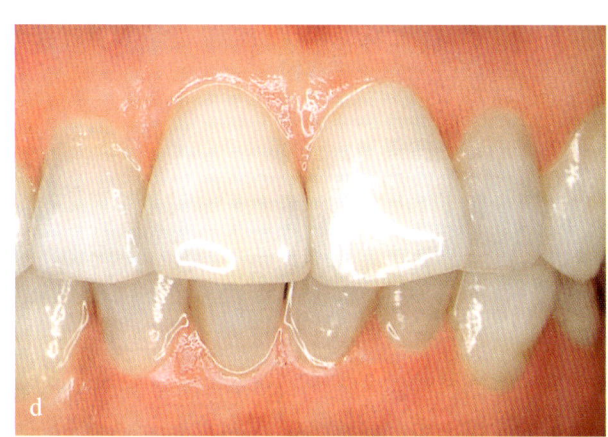
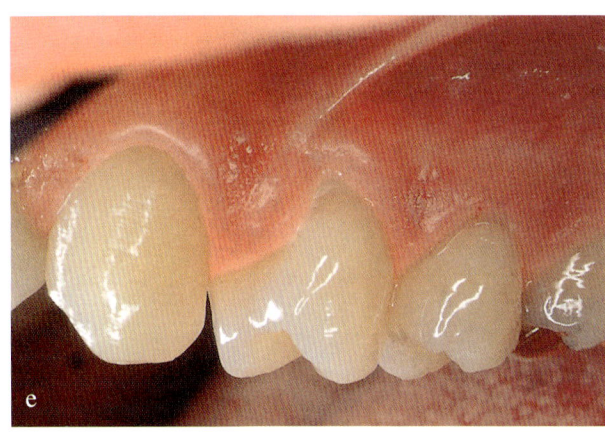
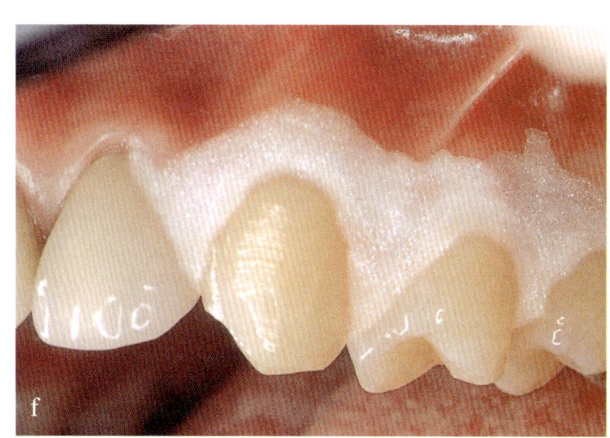

图 8-2 对漂白前就存在牙齿敏感的患者进行治疗。

a,b. 敏感的颈部区域被树脂增强型玻璃离子暂时修复，牙齿漂白后，可用复合树脂替换。

c,d. 牙齿漂白前敏感的颈部区域被颜色更亮的复合树脂修复。

e,f. 漂白过程中，敏感的颈部区域用一层树脂隔障保护，漂白后再行修复。

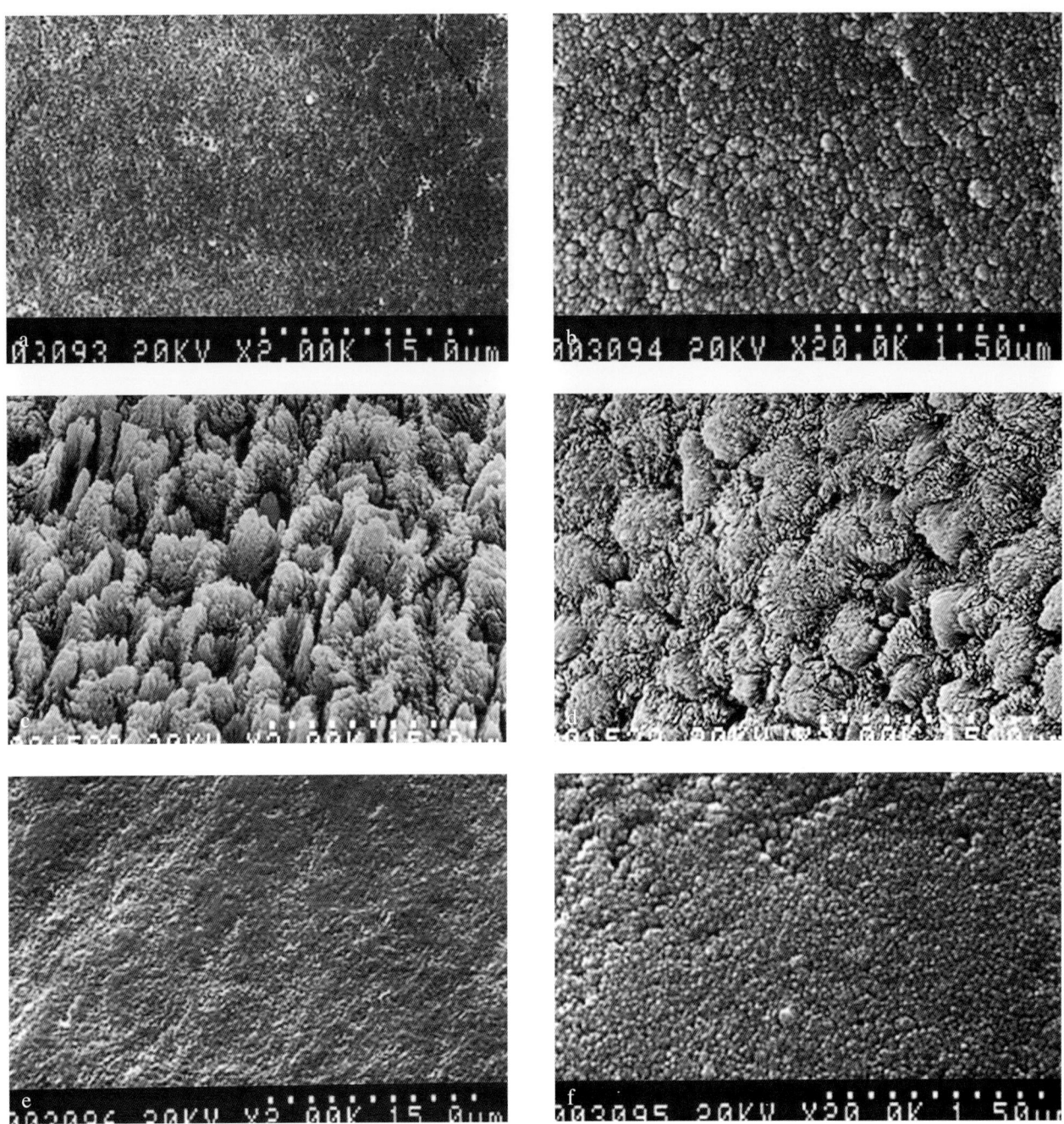

图 8-3 使用 10% 过氧化脲后的牙齿表面形态效果。

a,b. 未治疗的牙釉质呈粗糙且无定形表现。

c,d. 用 35% 磷酸酸蚀 30 秒后的表面形态，可观察到蜂窝状和鹅卵石状图案。

e,f. 使用 10% 的过氧化脲 40 小时之后的表面形态，注意 10% 的过氧化脲对表面形态的影响很小。

问题和回答

问题 1 当后牙有汞合金充填体时应该怎样做？

回答： 如果需要延长漂白时间，在开始漂白前最好将多个汞合金充填体换成树脂充填体（图8-4）。

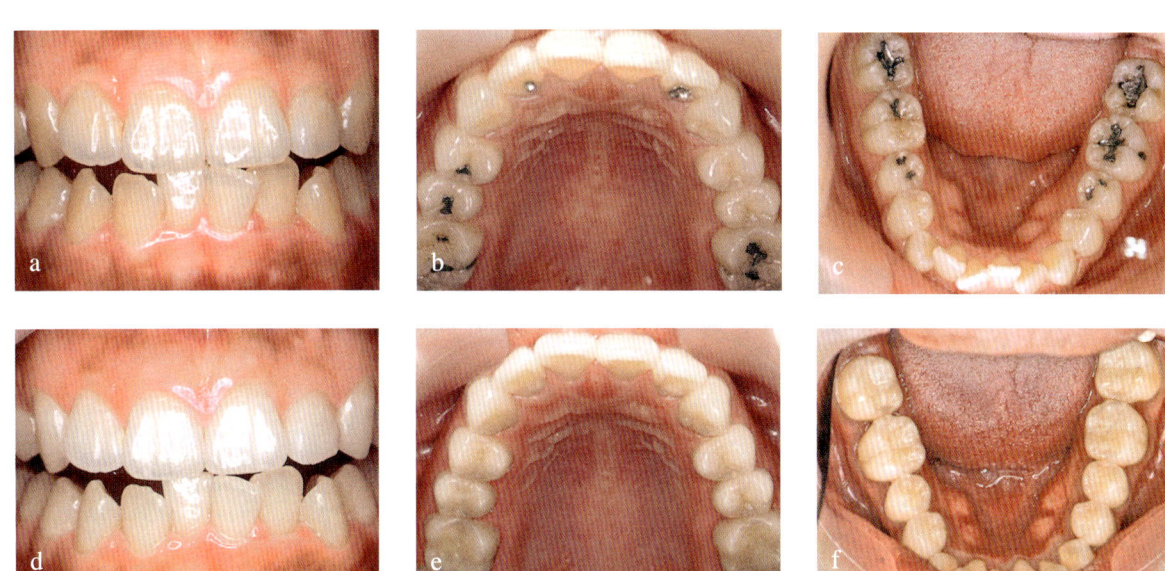

图8-4 牙齿漂白前用树脂替换汞合金修复体。

a,b,c. 均匀黄色变伴多个汞合金修复体。

d,e,f. 按患者要求，在漂白前将以前的汞合金修复体用复合树脂替换。

问题 2 美白会损伤我的牙冠或充填体吗？

回答： 牙齿漂白不会损伤您的牙冠或充填体，但在行牙齿漂白后前牙上的树脂修复体会发生颜色不协调，可能需要重新充填。

问题 3 怀孕时禁忌漂白吗？

回答： 目前尚无牙齿漂白对怀孕妇女有害的报道，但在怀孕期间应该小心，最好延期到分娩和完成哺乳后再行治疗。

参考文献

Bitter NC. A scanning electron microscope study of the long-term effect of bleaching agents on the enamel surface in vivo. Gen Dent 1998;46:84-88.

Cohen SC, Chase C. Human pulpal response to bleaching procedures on vital teeth. J Endod 1979;5:134-138.

Cooper J, Bokmeyer TJ, Bowles WH. Penetration of the pulp chamber by carbamide peroxide bleaching agents. J Endodont 1992;18(7):315-317.

Dahl JE. Tooth Bleaching – A critical Review of the Biological Aspects. Crit Rev Oral Biol Med 2003; 14(4):292-304.

Dickson KF, Caravati EM. Hydrogen peroxide exposure-325 exposures reported to a regional poison control center. Clin Toxicol 1994;32:705-714.

Dishmann MV, Covey DA, Baughan LW. The effects of peroxide bleaching on composite to enamel bond strength. Dent Mater 1994;9:33-36.

European commission, Scientific Committee on Consumer Products. Opinion on hydrogen peroxide in tooth whitening products [sccp/0844/04]. Available at: http://ec.europa.eu.

Goldstein RE, Garber DA. Complete Dental Bleaching, Quintessence Publishing Co, Inc, 1995.

Goldstein RE. In-office bleaching: where we came from, where are we today? J Am Dent Assoc Suppl 1997; 128:11S-15S.

Haywood VB, Leonard RH, Neilson CF, Brunson WD. Effectiveness, side effects and long term status of Nightguard Vital Bleaching. J Am Dent Assoc 1994; 125:1219-26.

Haywood VB. History, safety and effectiveness of current bleaching techniques and applications of the Nightguard Vital Bleaching technique. Quintessence Int 1992; 23:471-88.

Hisamitsu H, Toko T. Tooth Whitening basics and clinical techniques. Quintessence Japan, 2004.

Hummert TW, Osborne JW, Norling BK, Cardenas HL. Mercury in solution following exposure of various amalgams to carbamide peroxides. Am J Dent 1993;6:305-309.

Ito A, Wanatabe H, Naito M, Naito Y. Induction of duodenal tumors in mice by oral administration of hydrogen peroxide. Gann 1981; 72:174-5.

Ito A, Wanatabe H, Naito M, Naito Y. Kawashima K. Correlation between induction of duodenal tumor by hydrogen peroxide and catalase activity in mice. Gann 1984; 75:17-21.

JADA Guidelines for the acceptance of peroxide containing oral hygiene. J Am Dent Assoc 1994; 125:1140-2.

Kwon S. Tooth Whitening State of the Art, Dental Publishing Co, Inc, 2004.

Leonard RH. Efficacy, longevity, side effects, and patient perceptions of nightguard vital bleaching. Compend Contin Educ Dent 1998;19:766-774.

Leonard RH, Haywood VB, Phillips C. Risk factors for developing tooth sensitivity and gingival irritation associated with nightguard vital bleaching. Quintessence Int 1997;28:527-534.

Li Y. Biological properties of peroxide-containing tooth whiteners. Food Chem Toxicol 1996;34:887-904.

Li Y. Peroxide-containing tooth whiteners: an update on safety. Compend Cont Educ Dent 2000; 21(Suppl 28):S4-S9.

Li Y. Tooth bleaching using peroxide-containing agents: current status of safety issues. Compend Contin Educ Dent 1998; 19(8):783-94.

McCaslin AJ. Haywood VB, Potter BJ, Dickinson GL, Russel CM. Assessing dentin colour changes from Nightguard Vital Bleaching. J Am Dent Assoc 1999; 130:1485-1490.

Nathanson D, Parra C. Bleaching vital teeth - a review of clinical study. Compend Contin Educ Dent 1987;8:490-498.

Nathanson D. Vital tooth bleaching: sensitivity and pulpal considerations. J Am Dent Assoc 1997; 128:41s-44s.

Ritter AV, Leonard RH, St Georges AJ, Caplan DJ, Haywood VB. Safety and stability of nightguard vital bleaching: 9 to 12 years post-treatment. J Esthet Rest Dent 2002;14:275-285.

Rotstein I. In vitro determination and quantification of 30% hydrogen peroxide penetration through dentin and cementum during bleaching. Oral Surg Oral Med Oral Pathol 1991;72:602-606.

Rotstein I, Mor C, Arwaz JR. Changes in surface levels of mercury, silver, tin, and copper of dental amalgam treated with carbamide peroxide and hydrogen peroxide in vitro. Oral Surg Oral Med Oral Pathol Oral Radiol 1997;83:506-509.

Schulte JR, Morrissette DB, Gasior EJ, Czajewski MV. The effects of bleaching application time on the dental pulp. J Am Dent Assoc 1994;125:1330-1335.

Swift EJ Jr, Perdigão J. Effects of bleaching on teeth and restorations. Compend Contin Educ Dent 1998;19:815-820.

Swift EJ Jr, May KN Jr, Wilder AD Jr, Heymann HO, Bayne SC. Two-year clinical evaluation of tooth whitening using an at-home bleaching system. J Esthet Dent 1999;11:36-42.

Tam L. Clinical trial of three 10% carbamide peroxide bleaching products. J Can Dent Assoc 1999a; 65:201-205.

Tam L. The safety of home bleaching techniques. J Can Dent Assoc 1999b; 65:453-455.

Thitinanthapan W, Satamanont P, Vongsavan N. In vitro penetration of the pulp chamber by three brands of Carbamide peroxide. J Esthet Dent 1999; 11(5):244-259.

Titley KC, Torneck CD, Smith DC, Chernecky R, Adibfar A. Scanning electron microscopy observations on the penetration and structure on the resin tags in bleached and unbleached bovine enamel. J Endodont 1991;17(2):72-75.

Zalkind M. Arwaz JR. Goldman A, Rotstein I. Surface morphology changes in human enamel, dentin and cementum following bleaching: a scanning electron microscope study. Endodont Dent Traumatol 1996; 12(2):82-84.

第 9 章

治疗效果维护

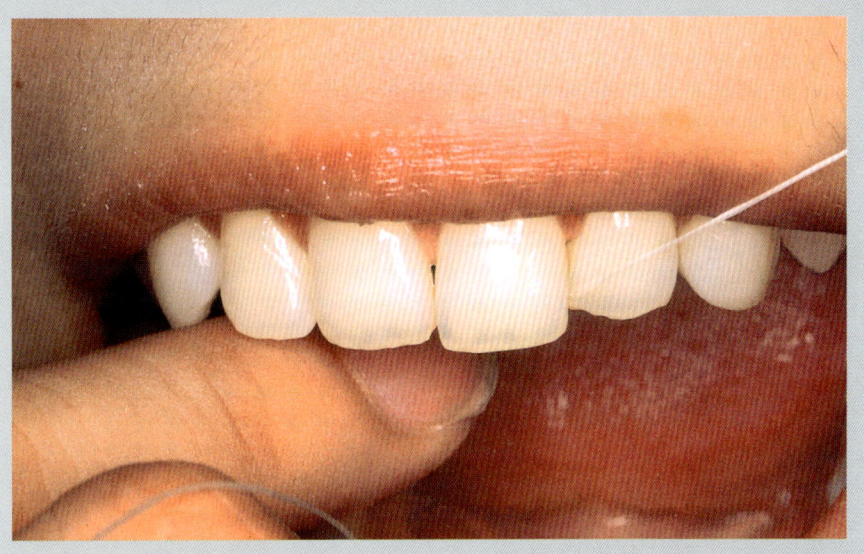

成功与失败的评价参数

由于患者和医生的看法不同，很难明确判断漂白治疗是否成功。在评价漂白治疗时以下3项成功与失败的参照指标可用作客观指导。

成功与失败的参照指标
- 患者满意度
- 颜色变化
- 牙齿漂白的完成

患者满意度

许多因素会影响患者的满意度（表9-1）。其中，最易被患者觉察到的颜色改变最重要。因为很难精确评估颜色变化，所以在牙齿漂白时可用不同的颜色测量方法加以衡量。除颜色改变外，训练有素的牙科医务人员有利于建立积极的医患关系，也有助于提高患者满意度。

2001年，CRA Newsletter 报道95%的受访者对家庭漂白的效果表示满意或非常满意，而42%的受访者对在诊室内进行的强力漂白效果满意或非常满意。近来，现代社会忙碌的生活方式导致人们对强力漂白的需求增加，随着强力漂白系统的发展，患者的满意度也将会提高。

表9-1　影响牙齿漂白患者满意度的相关因素

- 明显可见的颜色改变
- 提供不同的漂白治疗计划
- 良好的服务
- 训练有素的牙科医务人员提供的咨询与治疗服务
- 漂白时无不适反应
- 快速治疗
- 无复发或轻微复发
- 易行补充漂白
- 合理的治疗费用

颜色改变

研究中经常用国际照明委员会指定的（CIE）$L^*a^*b^*$ 颜色系统对颜色改变（ΔE）进行客观评价。ΔE 可用下列公式计算：

$$\Delta E=(\Delta L^{*2}+\Delta a^{*2}+\Delta b^{*2})^{1/2}$$

其中，L^* 代表明度，a^* 代表红-绿轴（正值代表红色；负值代表绿色），b^* 代表黄-蓝轴（正值代表黄色；负值代表蓝色）。为了能使人察觉到差别，ΔL 必须大于 2.0，ΔE 必须大于 4.0，牙齿漂白后，ΔE 至少应该大于 4.0。

经 ADA 认可的章程被用于评价牙齿漂白材料的有效性和安全性，牙齿漂白材料的有效性可依据颜色变化进行评价。而颜色变化可用色度仪、照相图谱或用一个以明度为基准的比色板来评价。颜色变化需在行漂白治疗后即刻、3 个月和 6 个月时进行评估。其结果需符合以下特定标准。

ADA 认可的颜色变化	Δeu^*
牙齿漂白后即刻比色	95% ⩾ 1eu
牙齿漂白后 3 个月	85% ⩾ 1eu
牙齿漂白后 6 个月	75% ⩾ 1eu

*1eu ⩾ 2sgu, 在以明度为基准的比色板中 2 个单位（sgu：比色板单位）
⩾ 4.0 ΔE 单位 $L^*a^*b^*$

因此，在用以明度为基准的比色板评价时，最少应有 2 个单位以上的颜色提升，或需在 ADA 批准的 $L^*a^*b^*$ 颜色系统中 ΔE 大于或等于 4 个单位。

常用于许多研究领域的 CIE 颜色系统在临床实践中并不常用。临床上，对颜色变化的最好证明方式是将上、下牙弓分别漂白。一旦完成了上牙弓的漂白，牙医和患者就能评判颜色的变化。如果患者对上颌牙齿的颜色满意，下牙就可按照和上颌牙齿匹配的颜色标准进行漂白。也可用选出的色片来观察确定颜色的改变，并在患者栏中以比色图的形式记录；或在牙齿旁放置参照色片并拍照片来显示颜色的变化。

牙齿漂白的完成

一旦坚持完成了治疗就可认为牙齿漂白成功了。按照 Miller 的报告，家庭漂白的弃用率达 50%。在行家庭漂白时，经常要求患者复诊的原因就是为了不断地激励患者，促使其完成漂白治疗。将家庭漂白与强力漂白结合应用是鼓励患者完成治疗的最佳方式。

牙齿漂白的长期效果

Haywood 指出：漂白后的最初 2 周牙齿颜色有变暗的趋势，但之后颜色能稳定保持 1~3 年。他报告说，在某些病例颜色可以永久保持。牙齿漂白的远期疗效无法与复合树脂充填或全冠类修复治疗进行比较。若无定期的补充治疗，牙齿漂白治疗的远期疗效就无法得到保证。就像专业的口腔卫生保健一样，牙齿漂白后应定期地补充漂白治疗，以长久地维持颜色。

效果维护

家庭维护

我们发现，随着牙齿颜色的改观，患者对口腔卫生维护的兴趣也在增加，这一点很有趣。家庭维护包括：适当地刷牙、控制饮食、避免易着色食品。漂白后行牙齿维护时还可使用漂白牙膏、漂白牙线或自助漂白条等漂白材料（图 9-1）。此外，也应向患者提供文字性的维护说明书（图 9-2）。

专业维护

需定期到牙科就诊，并用专业的机械方法清洁牙齿，以去除牙石和色素。通过这些监测，就可评价牙齿漂白后的颜色是否保持良好，也可决定下次补充治疗的时间。

补充治疗

据报道，漂白后牙齿的颜色可以维持 1~3 年。但是颜色不会反弹回原始状态，它可能会有几个颜色单位的反弹。为长久保持牙齿的明亮颜色，每 1~2 年有必要进行简单的补充治疗。如果是家庭漂白，漂白托盘可由患者保存，用于补充治疗。患者可能需要购买补充套装以完成 1 周的补充漂白治疗。若患者进行的是强力漂白，可能需要定期重复治疗。多数患者的漂白托盘可能已经丢失，对这些患者可采用 1~2 个疗程的强力漂白作为补充治疗。（图 9-3）

> 在成功地完成漂白治疗后，为保持长远疗效，需对患者行适当的维护治疗。

治疗效果维护

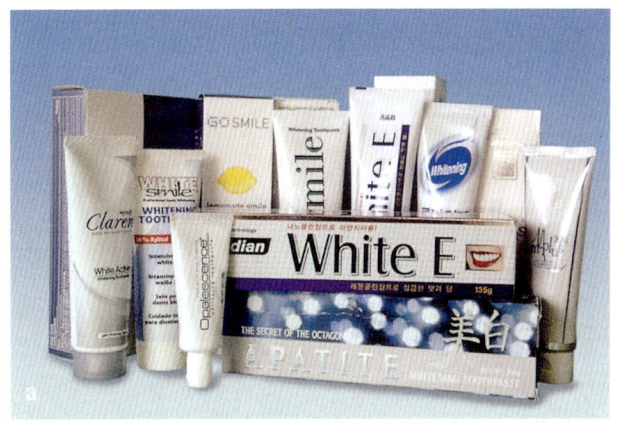
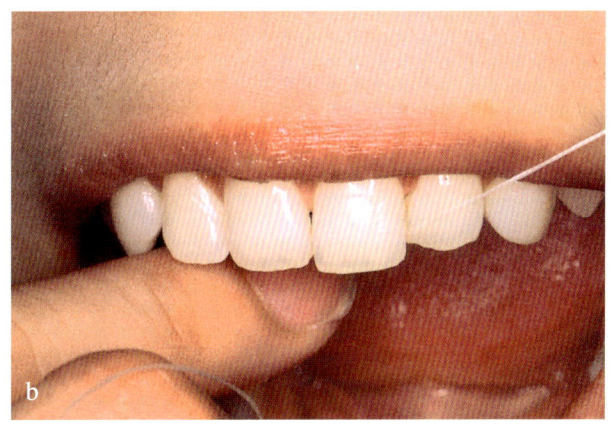
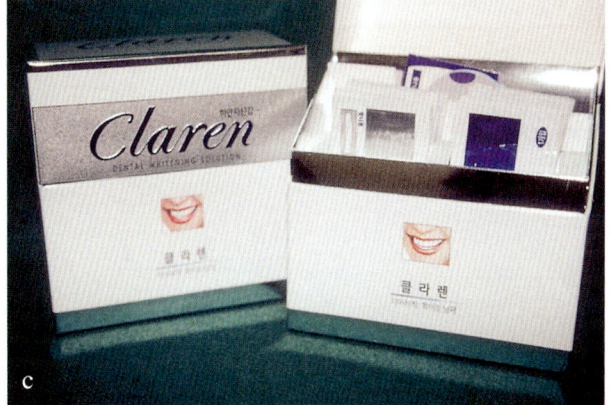

图 9-1　家庭维护。
a. 在市场可购买到不同的漂白牙膏。
b. 漂白牙线。
c. 方便使用的补充漂白条。

祝贺您拥有新的微笑!

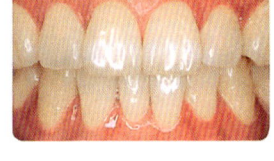
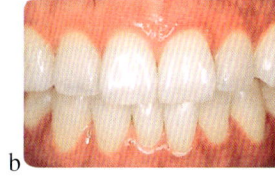

维护指导
在您的配合下漂白治疗已圆满完成，为了维持您洁白漂亮的微笑需按下述步骤维护：
1. 正确地刷牙及进行口腔卫生维护。
2. 每 6 个月行常规的牙科检查及预防性洁治。
3. 每 1～2 年行常规的补充漂白。
4. 请减少高色素饮食的摄入。
5. 请减少吸烟。

谢谢!
Michigan Dental Clinic

图 9-2　维护指导手册。
a. 维护卡的封面。
b. 漂白前后的照片及维护指导。

153

图 9-3 补充漂白。

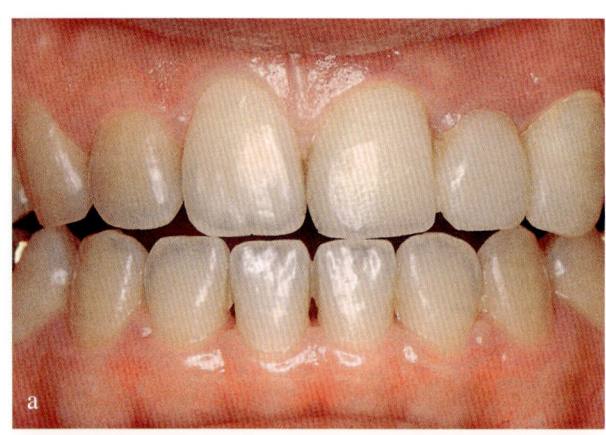

a. 患者的左上前牙在修复治疗中呈均匀黄色变。

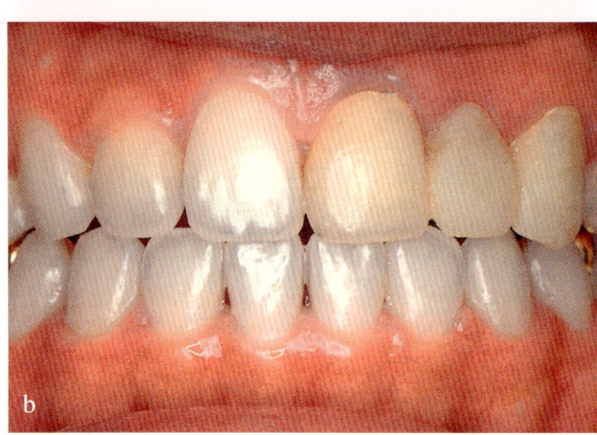

b. 最终修复体戴入前，完成 5 个疗程的强力漂白，注意比较临时桥颜色的变化。

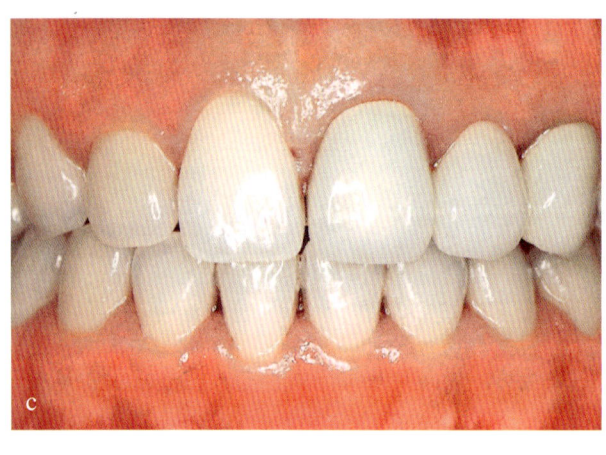

c. 患者于 6 年后复诊，行洁治并做补充漂白，注意即使未做任何补充漂白其牙齿的颜色也维护得非常好。

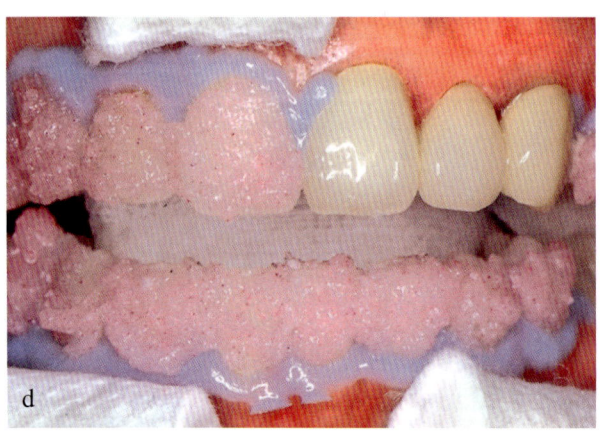

d. 行补充强力漂白。

问题和回答

问题 1 临床上评价颜色改变的最佳方式是什么?

回答: 临床证明颜色改变的最佳方式是将上、下牙弓的漂白分开进行,以显示其颜色差异。

问题 2 漂白后牙齿的亮度能维持多久?

回答: 常可持续 1~3 年。某些患者不会反复。

问题 3 要多长时间之后才需要补充维持治疗?

回答: 每 1~2 年需进行 1 次常规的补充漂白治疗。

参考文献

American Dental Association Council on Dental Therapeutics: Guidelines for the acceptance of peroxide-containing oral hygiene products, J Am Dent Assoc 1994; 125:1140.

CRA Newsletter 25:2;2001.

Haywood VB, Heymann HO: Nightguard vital bleaching, Quintessence Int 1989; 20:173.

Leonard RH: Efficacy, longevity, side effects, and patient perceptions of nightguard vital bleaching, Compend Contin Educ Dent 1998; 19:766.

Miller M. Reality: Information source for esthetic dentistry 2000; Vol. 14. Reality Publishing Company: Houston

Sherer JL: Whiteners-bleaching, AGD Impact 1992; 20:14.

第 10 章

牙齿漂白历史

(Linda H. Greenwall)

牙齿变色成为患者关注的问题已经历了几个世纪，在这段时间内，人们曾多次尝试用不同药剂来漂白牙齿。事实上，在罗马帝国时期，尿酸（Rotstein，1999）及一种被称为消石的混合物——包含碳酸钾和（或）碳酸钠，就被用来涂在牙面上以提升牙齿的亮度并修复颜色（Ring，1985）。虽然经历了很多改进，但很多早期的牙齿漂白尝试都未成功，漂白技术被认为只是一种尝试，且不可预知疗效（Greenwall，2001）。漂白技术的发展和相关研究一直持续至今，就是为了寻求一种更佳的方案，以使漂白牙齿的需求能以快捷、安全和更有把握的方式进行。

Chapple 在 1877 年指出，最早用于漂白牙齿的药剂可能是草酸（Bogue，1872）。这些早期尝试虽在当时是一种革新，但不成功，且被认为只是一种尝试而并不能预知疗效。由于可渗入牙釉质和牙本质而去除内源性变色（Sulieman，2004），过氧化氢被证实是一种有效的漂白剂（Fisher，1911），随后的牙齿漂白尝试取得了一些进展。在诊室内行强力漂白被认为是最古老的牙齿漂白方式。人们尝试用一种便捷的方法来漂白牙齿，即在诊椅旁应用强化学制剂，并结合加热和光照来促进牙齿漂白。许多方法被发掘，用以提升过氧化氢的渗透和吸收。1918 年 Abbot 开发的高强度光照装置作为一种基础部件被一直沿用至今。

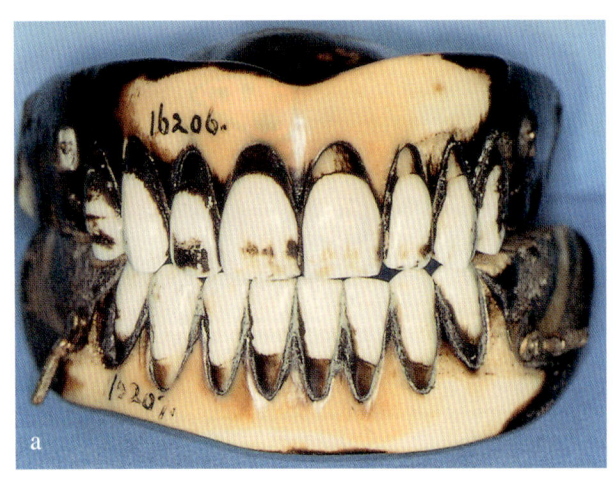
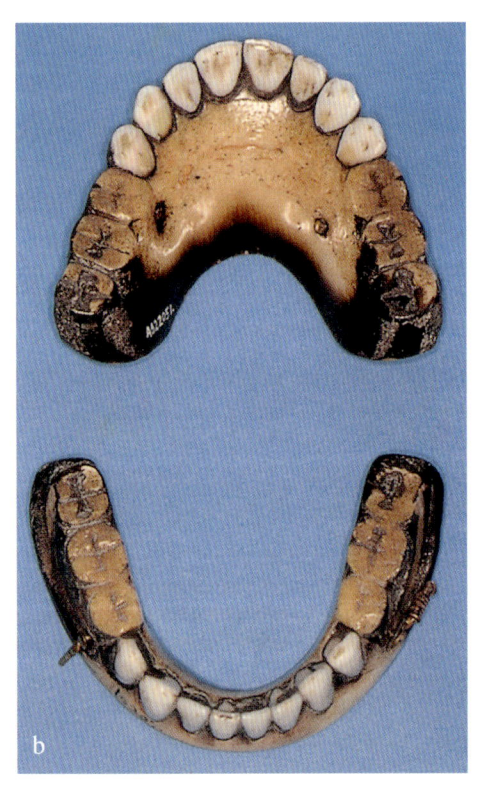

图 10-1 老式弹簧铰链义齿。
a. 即使在很久以前，白色的瓷牙就已被用于前牙区，以提升美学表现。
b. 请注意由于过度吸烟所造成的深度变色，这一点很有趣。
（这些历史照片是由位于英国伦敦的南肯辛顿科学博物馆提供，并被授权使用）

患者的痛阈以前曾被用作提示加热和光照强度的指示器，并可用于识别组织被烧伤的部位（Haywood, 1997）。一般而言，为获得满意结果需 3~6 次就诊。即使在早年，也有术后牙齿敏感的情况发生。无论是戴用全牙弓橡皮障或光固化隔障，对隔离的需求都曾经是一个麻烦，因为通常只有上颌 6~8 颗牙需要治疗。以前没有能够预测成功的可靠的方式。颜色反弹至今也是一个棘手问题（Matis et al., 2007）。

1989 年，Haywood 和 Heymann 介绍了用夜用护齿器进行活髓漂白的概念及其相关研究：分别为上牙弓和下牙弓制作个别托盘，将漂白凝胶（通常是 10% 的过氧化脲）放置于托盘中用于夜间漂白。最初使用的材料非常容易流动，因此托盘需特殊设计，以保存漂白凝胶（Darnell and Moore, 1990）。新的材料具有聚羧乙烯，它可确保缓慢释放氧气，并且整夜有效（Matis et al., 1999）。在其后一代的材料中包含脱敏成分，如：氟化药物、硝酸钾和无定形磷酸钙。此技术非常有效，既可预测疗效又安全。敏感反应仍会发生，但已被减轻，也可被很好地控制。

自助牙齿漂白材料于 1990 年首次被介绍进入市场，因为制造商认识到在常规人群中，此类产品可能会被广泛接受。最早的自助漂白套装包含用于 3 个步骤的产品。患者购买这些新套装后常会过度及错误地使用，导致牙釉质受损伤（Cubbon and Ore, 1991）。一些变换的新材料也已被谈及，例如：可将添加了 5.3%~10% 过氧化氢的预制透明牙贴条（Gerlach, 2000）覆盖在前牙上（Gerlach et al., 2000），佩戴 30~60 分钟，并将含 18% 过氧化脲的凝胶补充在应用者的牙上以维持漂白。这些漂白贴条及包裹物是非常有效的，并且可获得显著的牙齿增白效果（Matis et al., 2005）。尤其对那些牙齿呈均匀形态，仅有轻微变色的患者最为有效。

对更有效的漂白治疗的追求最终催生了牙用激光和先进的光照技术，包括卤素和 LED 灯。臭氧机也被成功地尝试用于牙齿漂白（Lynch, 2006; Baysan and Lynch, 2005）。

经过一段持续的发展过程，漂白剂的效能和便捷性都有了提高，再结合应用催化灯，牙齿漂白已从简陋的初级阶段（Ciesara et al., 2002）发展成为在各级牙科机构中都最为患者所追捧的服务。

牙齿美学漂白

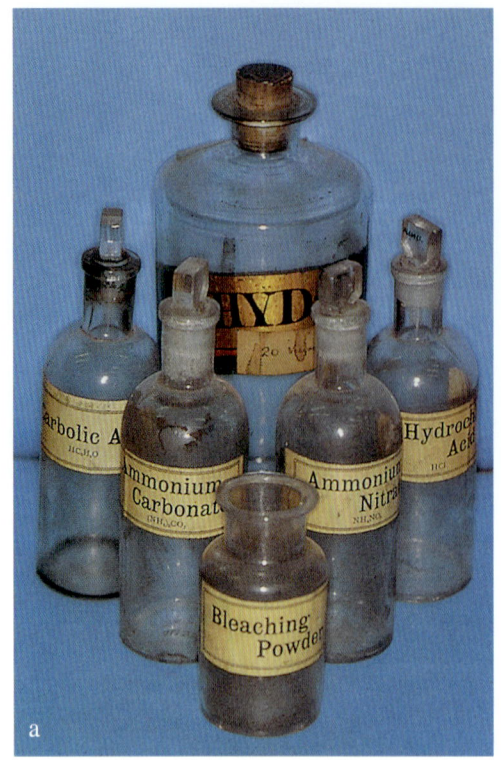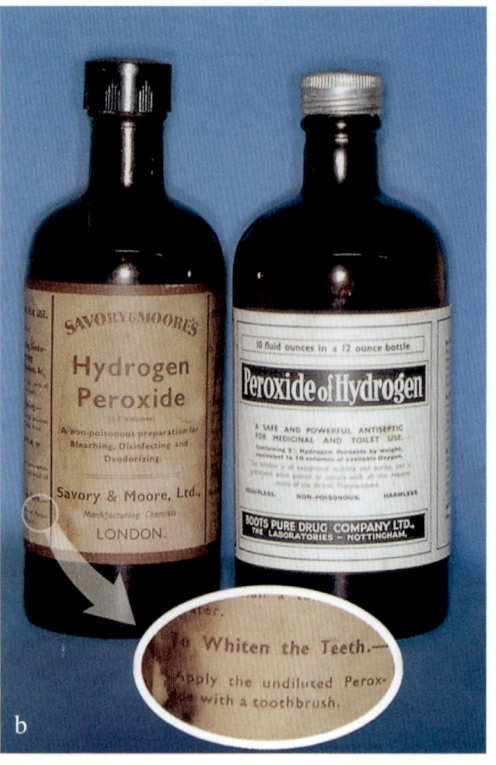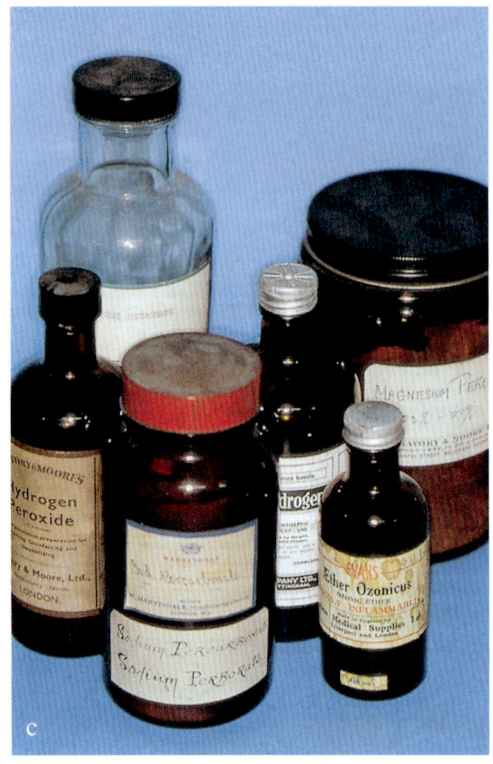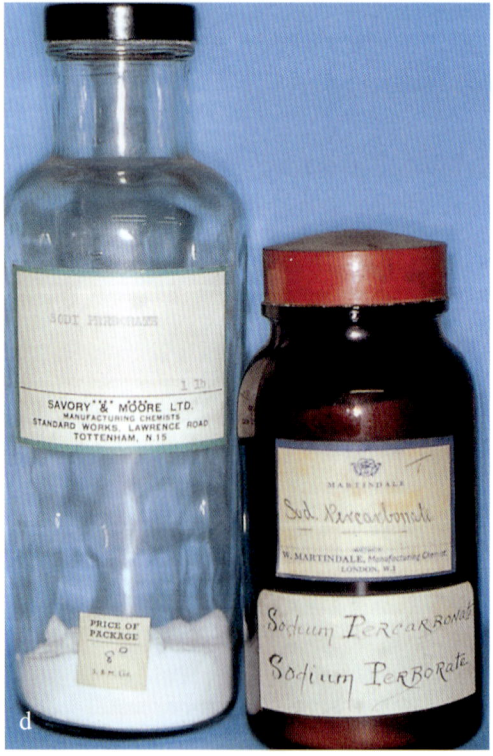

图 10-2　过去使用的牙齿漂白材料。

a. 1820 年使用的牙齿漂白材料：不同浓度的过氧化氢，盐酸和氨的复合物。

b. 1860 年使用的过氧化氢。

c,d. 1860–1920 年使用的不同漂白材料。

表 10-1　牙齿漂白历史（资料来源于 Haywood, 1992）

时间	名称	应用的材料	变色
1799	Macintosh	发明的酸橙氯化物，或漂白粉	
1848	Dwinelle	酸橙氯化物	死髓牙
1860	Truman	氯化物和 Labarraque 醋酸溶液（苏打中的液态氯化物）	死髓牙
1861	Woodnut	建议应用漂白药剂，且每次随诊时更换	
1868	Latimer	草酸	活髓牙
1877	Chapple	盐酸、草酸	所有变色
1878	Taft	草酸和次氯酸钙	
1884	Harlan	首次应用过氧化氢	所有变色
1893	Atkinson	3% 过氧化氢被用来漱口，也可用于光洁牙齿。25% 过氧化氢最有效	
1895	Garretson	在牙面上使用氯	死髓牙
1910	Prins	在牙上应用 30% 过氧化氢	死髓牙，活髓牙
1916	Kaine	18% 盐酸（氢氯酸）和加热灯	氟斑牙
1918	Abbot	发现高强度光照可使过氧化氢快速升温以加快牙齿化学漂白	活髓牙
1924	Prinz	首次记录在过氧化氢中加用过硼酸溶液，并被光源激活	活髓牙
1942	Younger	5 份 30% 过氧化氢、加热灯、麻药	
1958	Pearson	在牙内应用 35% 过氧化氢溶液，也建议使用 25% 的过氧化氢和 75% 的醚，用灯激活，产生光和热，释放可溶性醚	死髓牙
1961	Spasser	持续漂白技术，过硼酸钠和水被密封在髓腔内	死髓牙
1965	Bouschar	5 份 30% 过氧化氢、5 份 36% 盐酸、1 份乙醚	橘色氟斑
1965	Stewart	热催化技术，将浸有过氧化物的药丸放入髓腔，并用加热仪器加热	死髓牙
1966	McInnes	使用定量的盐酸及浮石研磨技术重复 Bouschar 的方法	可预测疗效？
1967	Cohen & Parkins	35% 过氧化氢和加热设备	四环素着色
1967	Nutting & Poe	联合持续漂白技术，将过氧化物放在髓腔内（30% 过氧化氢）	死髓牙
1968	Klusmier	一个偶然发现促成了家庭漂白的概念，10% 过氧化脲被放入个体正畸保持器内	活髓牙
1972	Klusmier	应用同样技术，在个体正畸保持器内放置更稠且能保存更长时间的 10% 过氧化氢脲无水凝胶	活髓牙

续表

时间	名称	应用的材料	变色
1975	Chandra & Chawla	30% 过氧化氢、18% 巴黎盐酸粉	氟斑
1977	Falkenstein	用 30% 过氧化氢、10% 盐酸酸蚀 1 分钟，并使用 100 瓦（40℃，即 104°F）的光照枪	四环素着色
1979	Compton	30% 过氧化氢及加热仪器（54.4～62.8℃，即 130～145°F）	四环素着色
1979	Harrington & Natkin	报道在漂白无髓牙时发生外吸收	死髓牙
1982	Abou-Rass	介绍可行内漂白的特殊根管治疗	四环素着色
1984	Zaragoza	70% 过氧化氢结合双牙弓加热	活髓牙
1986	Munro	在行牙周根部治疗后，应用 10% 过氧化脲控制细菌生长，发现牙齿变亮	活髓牙
1987	Feinman	用 30% 过氧化氢结合漂白灯加热，行诊室内漂白	活髓牙
1988	Coastal Dental Study Club	护齿器漂白技术	活髓牙
1988	Munro	向制造商提供科研结果，导致第一代商业漂白产品问世	活髓牙
1989	Croll	微量调磨技术，10% 盐酸和浮石糊剂	活髓牙，表面牙釉质变色，钙化不全性外源性着色
1989	Haywood & Heymann	夜用护齿器活髓漂白，在托盘内放置 10% 过氧化脲	各类着色，活髓及死髓牙
1990		介绍商业化的活髓牙自助漂白产品	活髓牙
1991	多名作者	30% 过氧化氢经光照激活行强力漂白	各类着色，活髓牙
1991	Garber & Goldstein	漂白粉的联合应用及家庭漂白	活髓牙
1991	Hall	介绍活髓漂白前无需酸蚀牙齿	活髓牙
1994	美国牙医协会	为使牙齿漂白产品能更加安全有效，成立 ADA 监管机构	
1996	美国 FDA	ADA 推荐的离子激光技术，用氩和二氧化碳激光结合专用化学品漂白牙齿	
1996	Reyto	激光漂白牙齿	活髓牙
1997	Settembrini 等	内-外漂白	死髓牙，活髓牙
1998	Carrillo 等	开放髓腔，在个别托盘中应用 10% 过氧化脲	活髓
2000	Miara	于患者原用的漂白托盘上行压迫漂白技术	活髓牙
2000	Kugel	含 5.3% 过氧化氢的 OCT 牙用增白条	活髓牙

续表

时间	名称	应用的材料	变色
2000	Gerlach	含 5%～10% 过氧化氢的 OCT 牙用增白条	活髓牙
2004	Kurthy	深层漂白技术	活髓牙
2005	Lynch	用臭氧机行臭氧漂白	活髓牙
2006	Kwon	封闭强力漂白，为预防活性剂蒸发，在强力漂白凝胶外放置一层包裹物	活髓牙
2006		不同的美白操作，使用刷子、笔和粉饰品	活髓牙
至今		■ 等离子体电弧、卤素、UV、LED 及光照激活漂白技术 ■ 为节省时间，用强力凝胶行诊室内漂白 ■ 激光激活漂白 ■ 在家庭漂白时可应用不同浓度的漂白材料及使用新的脱敏剂	活髓牙

（经 Martin Dunitz Ltd 许可）

参考文献

Baysan A and Lynch E: The use of ozone in dentistry and medicine. Prim Dent Care 2005 Apr:12 (2) 47-52.

Bogue EA. Bleaching Teeth. Dental Cosmos 1872;14 (1):1-3.

Chapple JA. Restoring discoloured teeth to normal. Dental Cosmos 1877;19:499.

Ciesara E, Dayan AD, Dushner H, Maier H and White D. The Safety of Tooth Whitening. Blackwell Munksgaard. Oxford. United Kingdom. First Edition. 2002.

Cubbon T and Ore D. Hard tissue and home tooth whiteners. CDS Review 1991;85:32-35.

Darnell DH and Moore WV. Vital tooth bleaching with the white and bright technique. Compend Continuing Education in Dentistry. 1990;11:86-94.

Fischer G. The bleaching of discoloured teeth with H_2O_2 Dent Cosmos 1911;53:246-247.

Gerlach RW. Shifting paradigms in whitening.: introduction of a novel system for vital tooth bleaching. Compend of Continuing Education in Dentistry. 2000; 21:4-9.

Gerlach RW Gibb RD and Sagel PA. A randomized clinical trial comparing a novel 5.3% hydrogen peroxide whitening strip to 10%, 15% and 20% carbamide peroxide tray-based bleaching systems. Compend Continuing Education in Dentistry 2000;21:22-8.

Greenwall LH. Chapter 2, page 24. Bleaching Techniques in Restorative Dentistry. Martin Dunitz. First Edition. London UK. 2001.

Haywood VB. History, safety and effectiveness of current bleaching techniques and applications of the nightguard bleaching technique. Quintessence Int 92 Jul 23(7) 1992;471-88.

Haywood VB. Historical development of whiteners: clinical safety and efficacy. Dental Update 24 (3) 1997;98-105.

Haywood VB and Heymann H. Nightguard vital bleaching. Quintessence Int 1989;20: 173-176.

Hall DA. Should etching be performed as part of a vital bleaching technique? Quintessence Int. 1991;22: 679-686.

Lee, Y. The Effectiveness of Sealing Technique on in-office Bleaching. Department of Dentistry, Yonsei University. Master of Science. 2007.

Matis BA, Cochran M, Wang G, Franco M, Eckert GJ, Carlotti RJ, Bryan C. A clinical evaluation using whitening wraps and strips. Oper Dent 2005 Sep- Oct: 30(5):588-92.

Matis BA, Cochran MA Franco M, Al Ammer W, Eckert GJ, Stropes M. Eight in-office tooth whitening systems evaluated in vivo: a pilot study. Operative Dent Jul-Aug 2007;32(4):322-7.

Matis BA, Gaiao U, Blackman D, Scultz FA, Eckert GJ. In vivo degradation of bleaching gel used in whitening teeth. J Am Dent Assoc. 1999;130 (2): 227-35.

Ring ME. Dentistry, an Illustrated History. Mosby Year Book Inc St Louis USA. 1985.

Rotstein I. Personal Communication 1999.

Sulieman M. An overview of bleaching techniques:1: History, chemistry, safety and legal aspects. Dental Update Dec 31(10) 2004;608-10, 612-4,616.

第二部分
牙齿美白示例

牙齿美学漂白

- 牙齿漂白的工作机制是什么？

牙齿如同一个半通透性的膜，过氧化脲及过氧化氢等牙齿漂白材料可渗入其内部以去除外源性及内源性着色。

- 漂白治疗后我的牙齿能看到怎样的增白改变呢？

由于颜色改善与牙齿变色原因、牙齿特征及患者合作程度有关，故存在个体差异。极个别案例，漂白治疗后可能看不到颜色变化。但是，若能按牙医要求去做，您的牙齿肯定能变得又白又亮，您会对您的微笑表现满意的。

- 完成牙齿漂白需经历多长时间？

治疗所需时间依牙齿变色程度及您的合作程度而定。通常牙齿漂白需2~6周。对严重变色，可能需要延长治疗时间达3~6个月。

- 在进行漂白治疗时可能会有哪些不适感？

在进行牙齿漂白治疗时，最常见的是对冷敏感不适，通常几小时后即会好转。但若此不适反应持续过久，请咨询您的牙医或牙科工作人员行即刻缓解治疗。可能偶见牙龈烧伤或有短时间的味觉改变。

- 完成漂白治疗后应如何维持牙齿颜色？

为长期保持微笑时牙齿能既白又亮。应避免进食会引起牙齿再变色的含强着色剂的食品。建议每6个月进行适当的预防性复查，每1~2年重复一次简单的接触漂白治疗。

1. 单颗变色牙

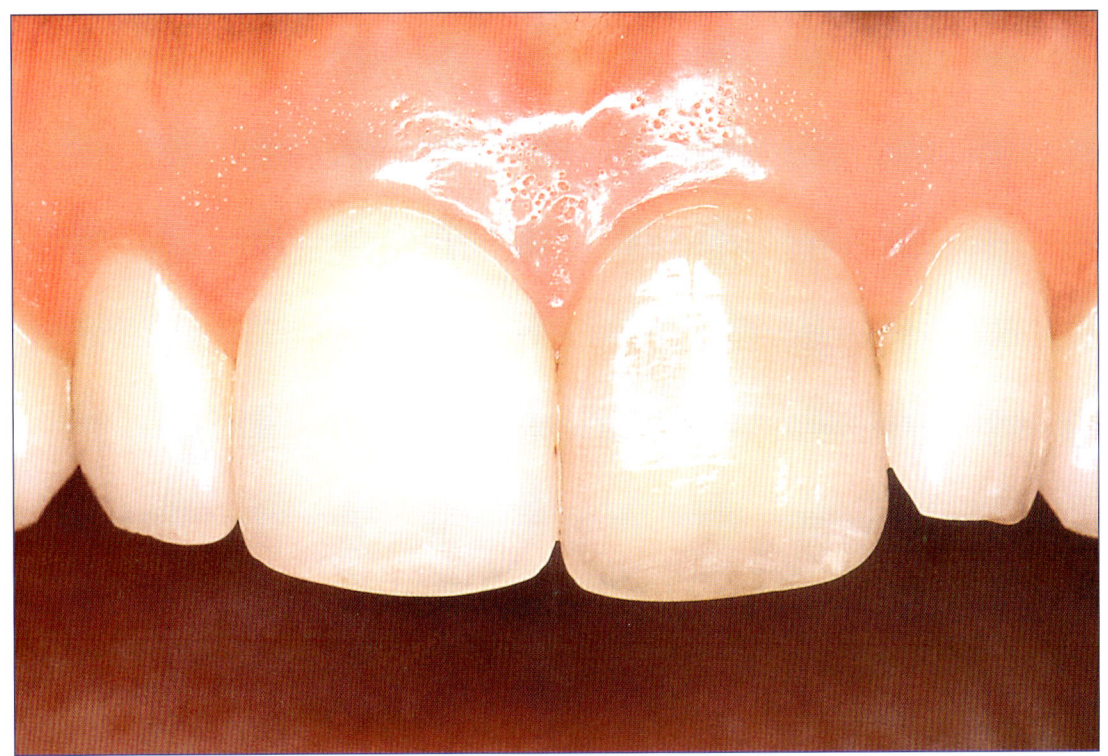

漂白前

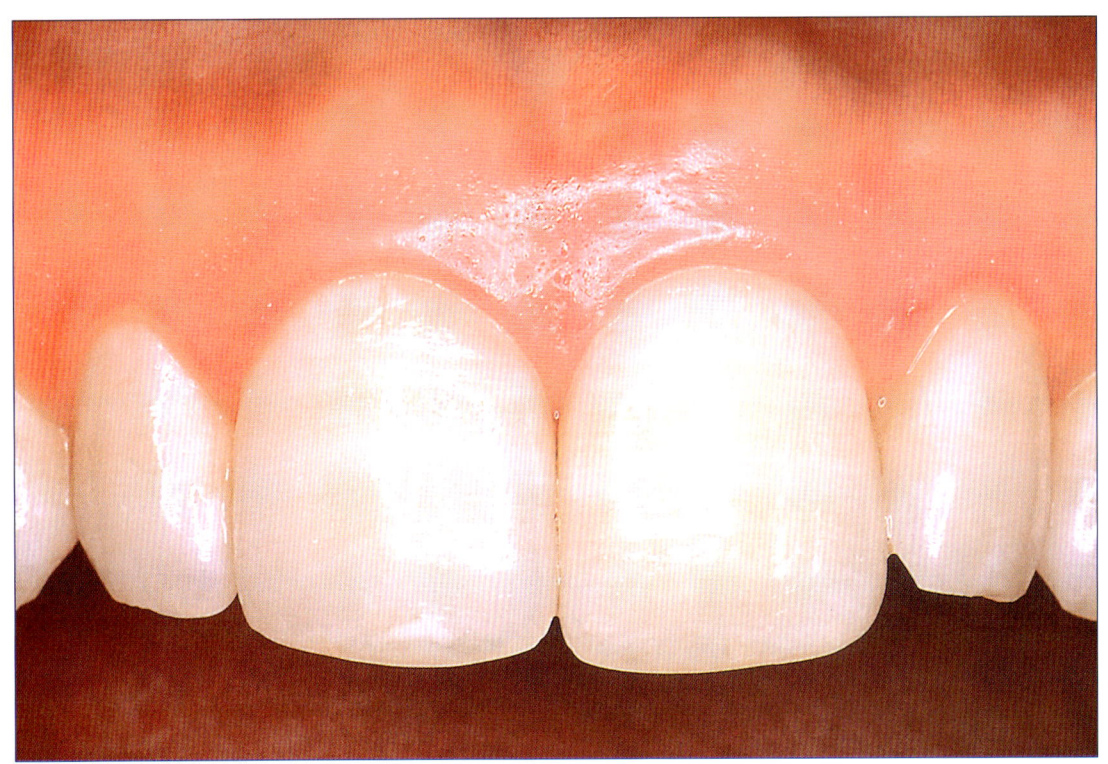

漂白后

2. 均匀黄牙及单颗深色牙

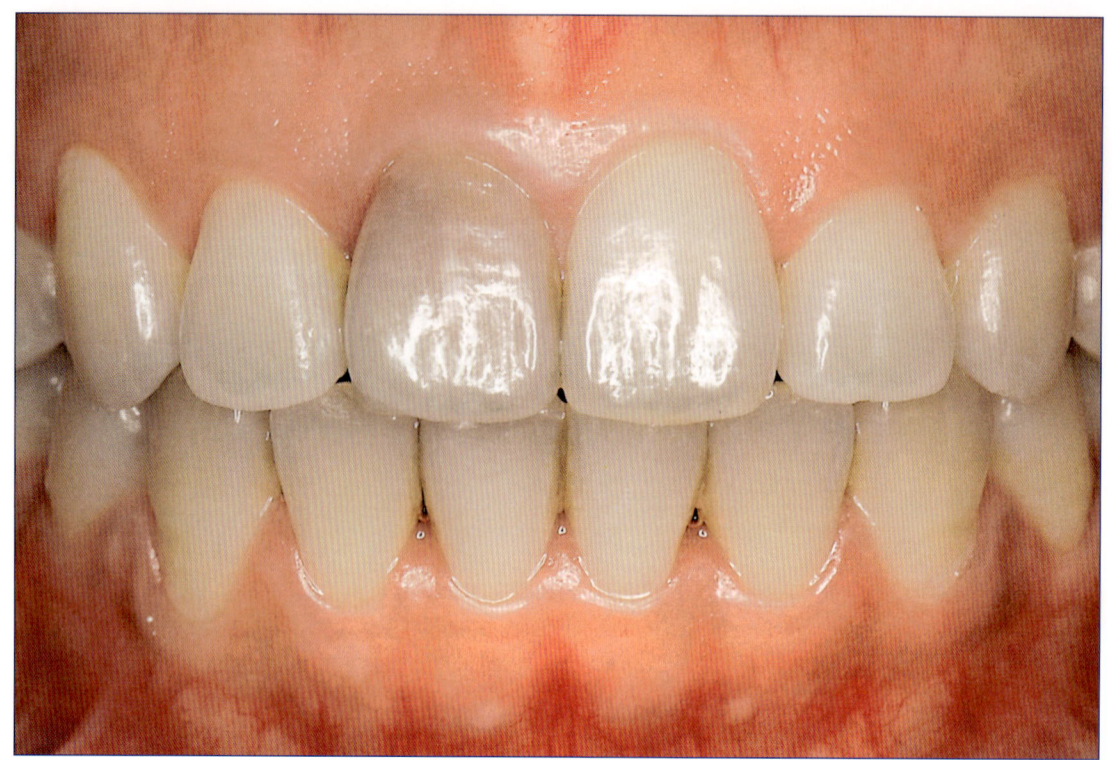

漂白前

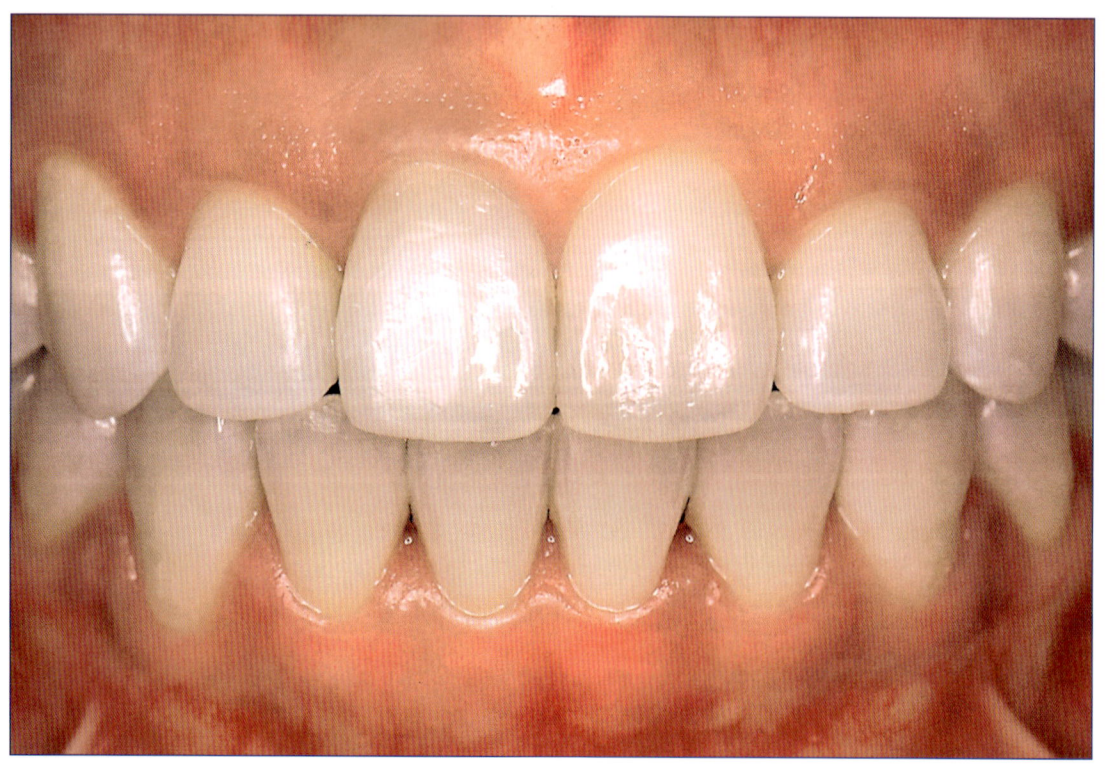

漂白后

3. 先天黄牙

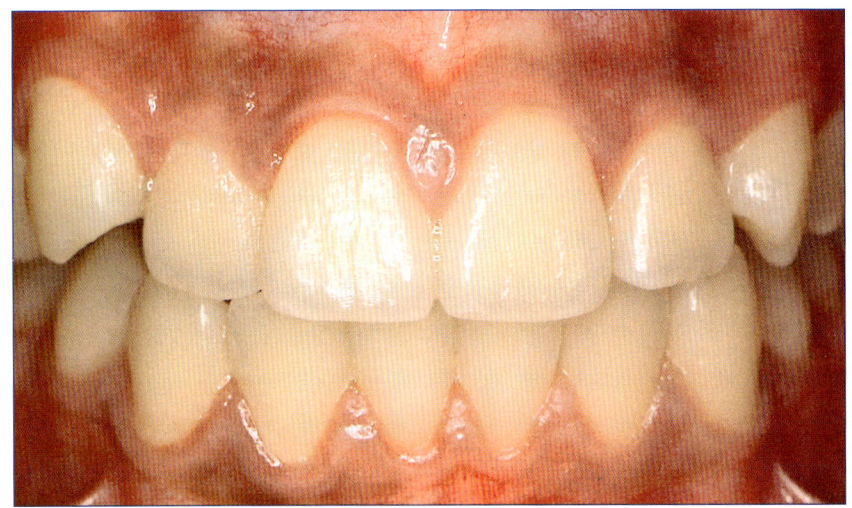

漂白前

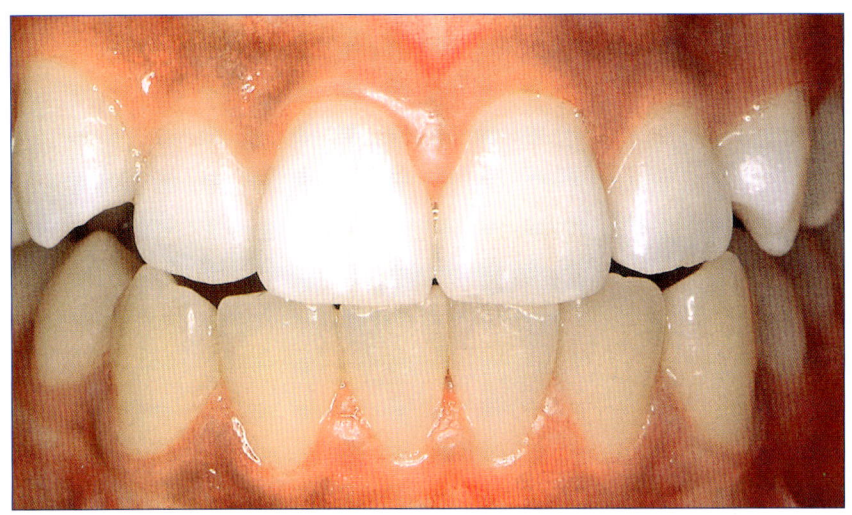

漂白治疗中

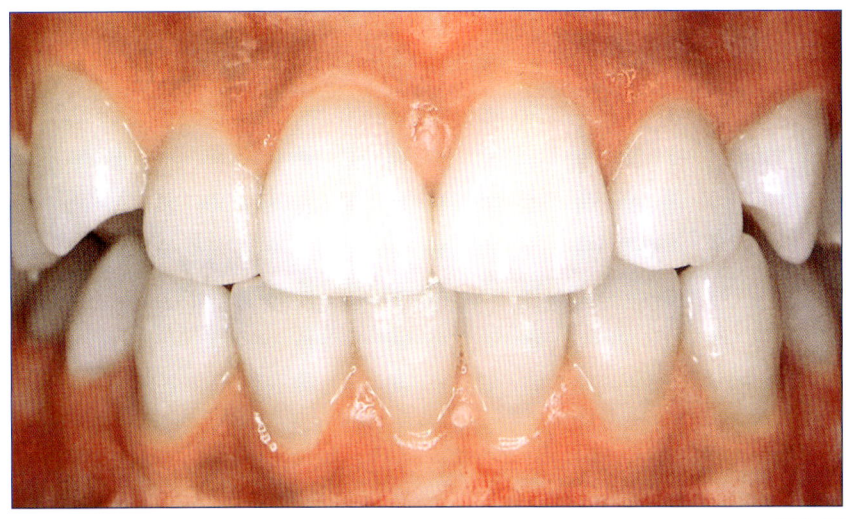

漂白后

4. 均匀黄牙伴表面棕色斑

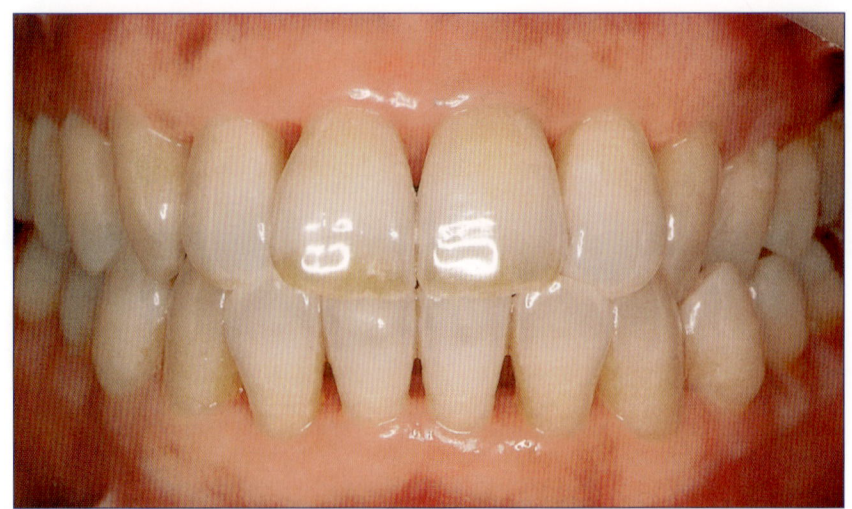

漂白前

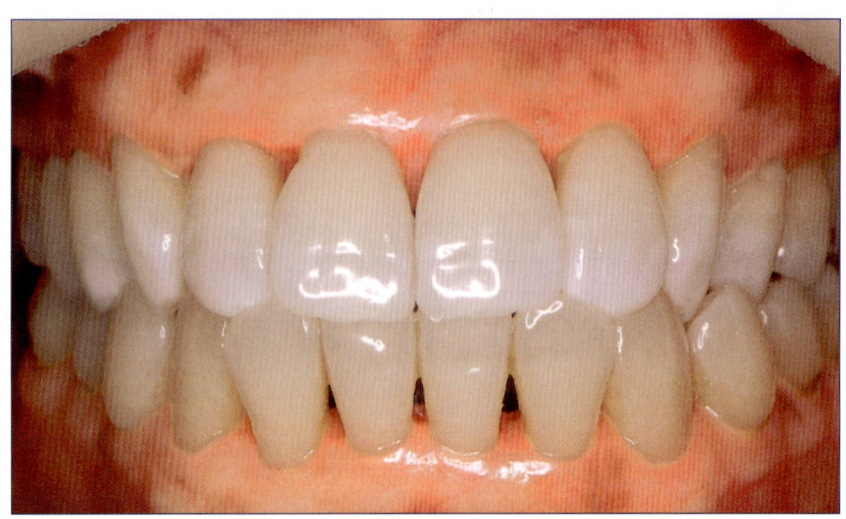

漂白治疗中

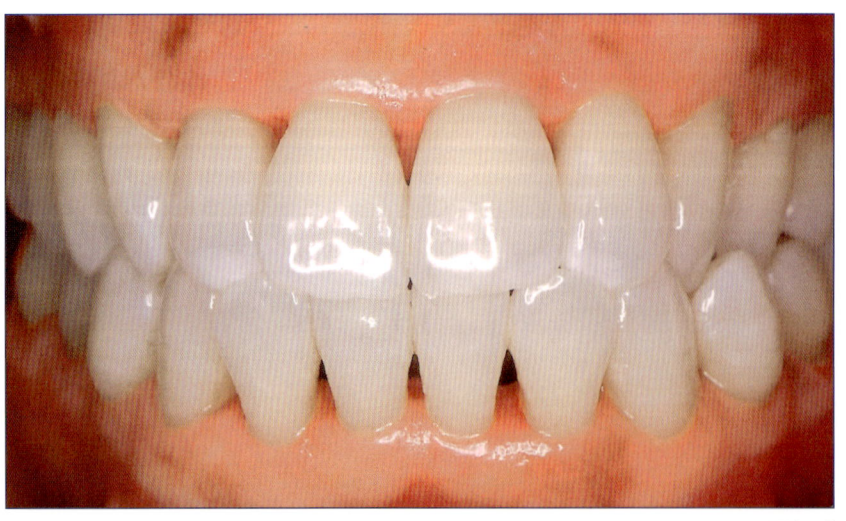

漂白后

5. 为自然微笑漂白

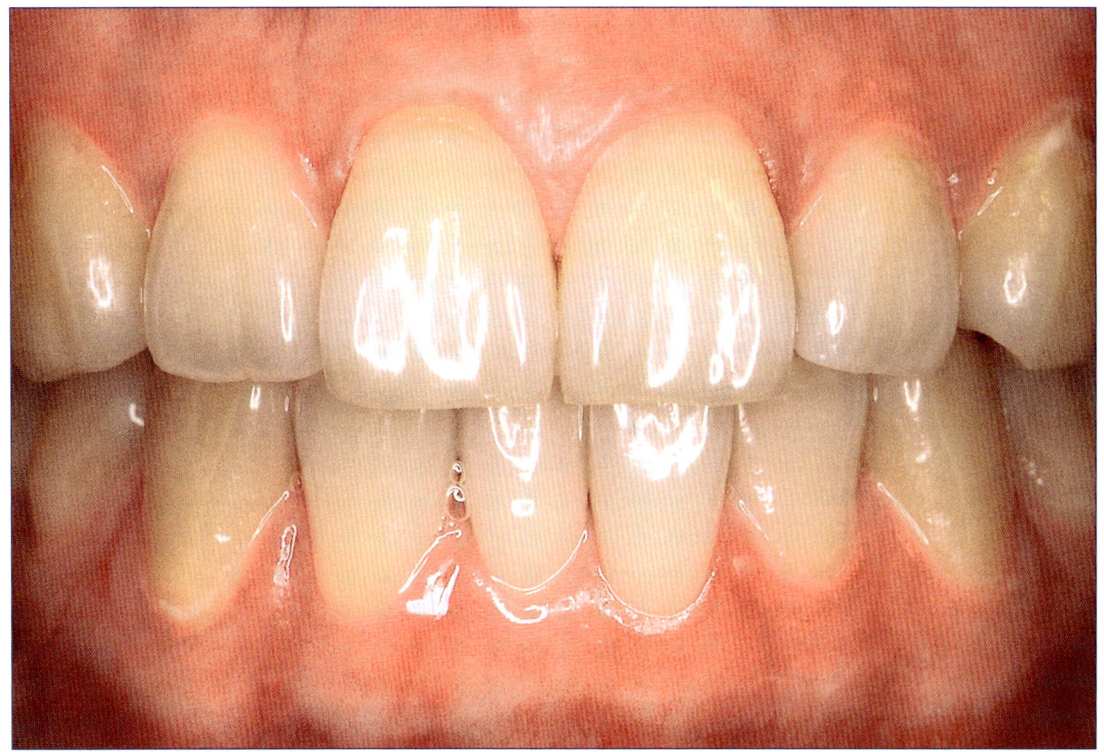

漂白前

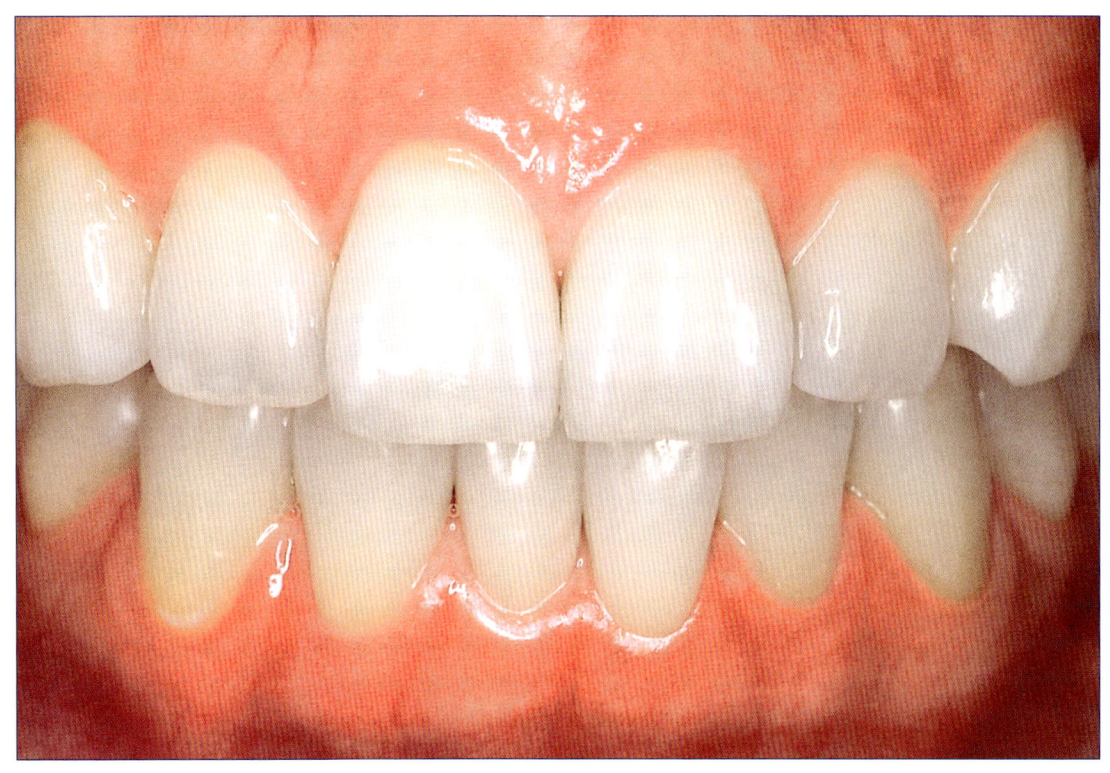

漂白后

牙齿美白示例

6. 正畸治疗后的牙齿漂白

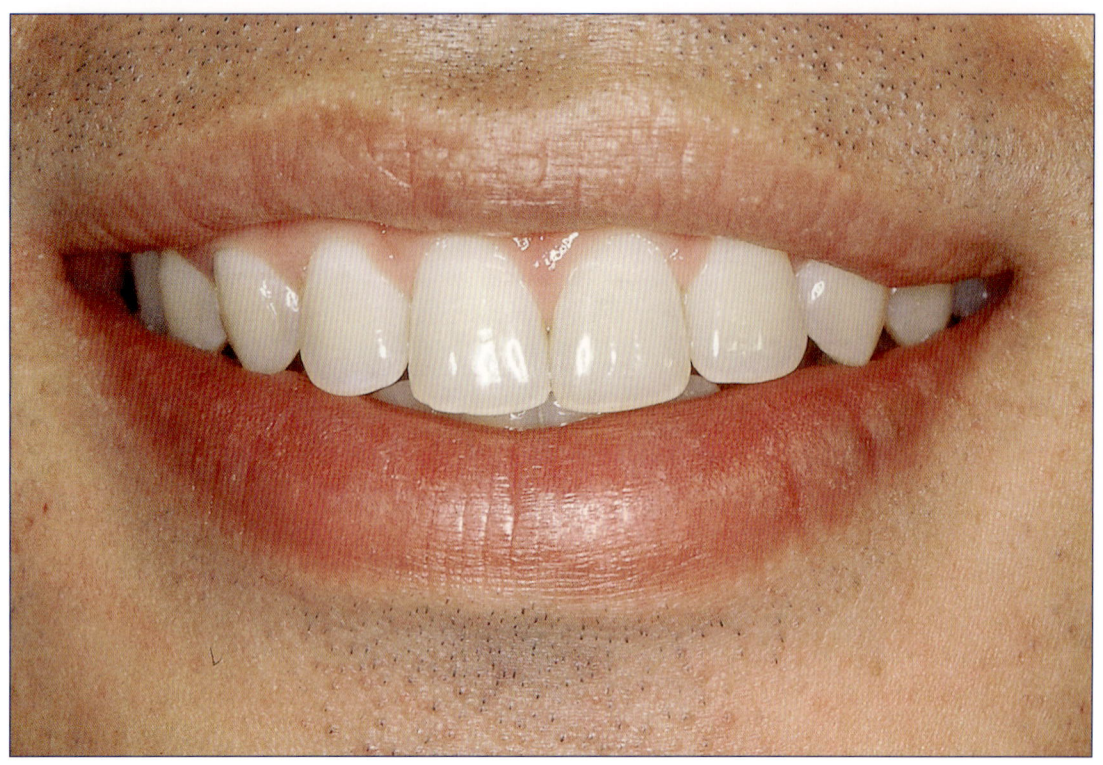

漂白前

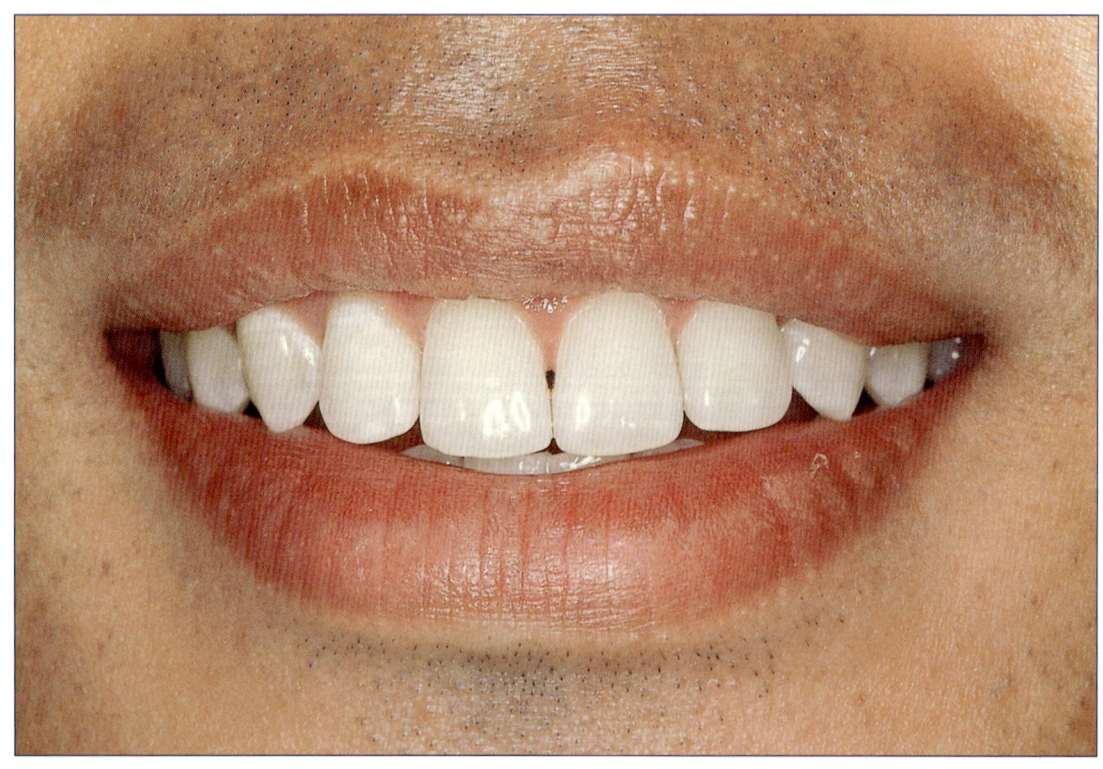

漂白后

7. 过度吸烟者的牙齿漂白

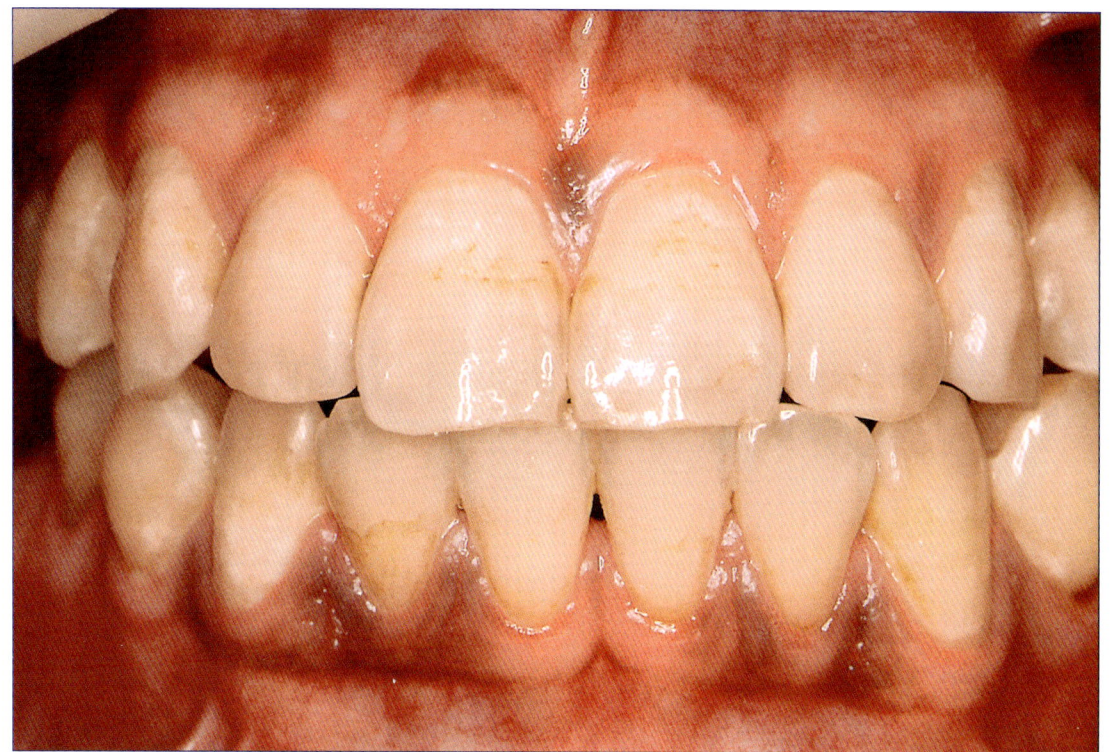

漂白前

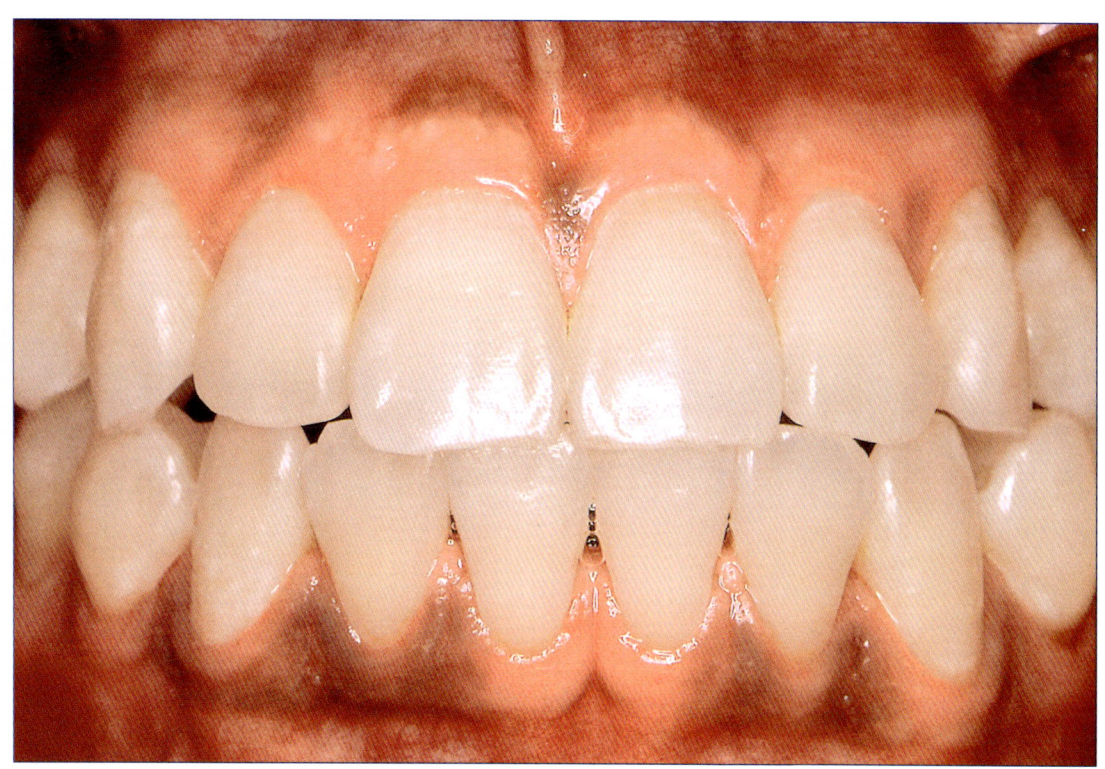

漂白后

8. 牙齿漂白后仿佛年轻了 10 岁

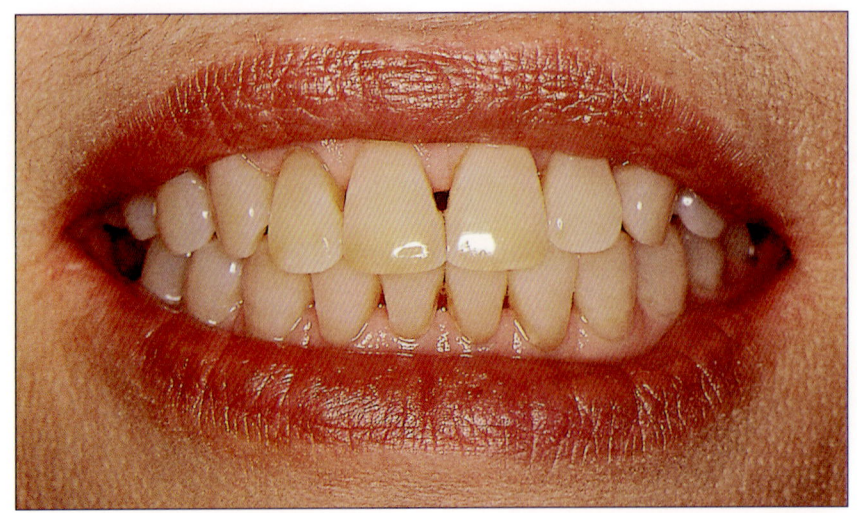

漂白前

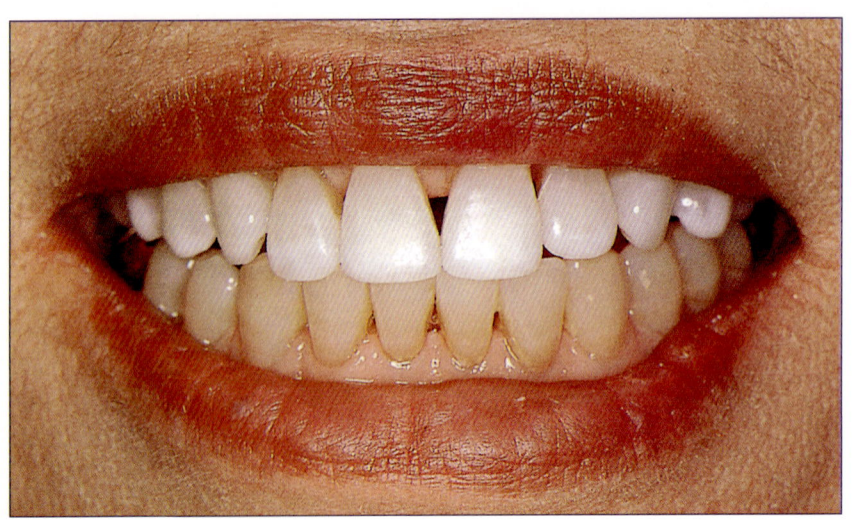

漂白治疗中

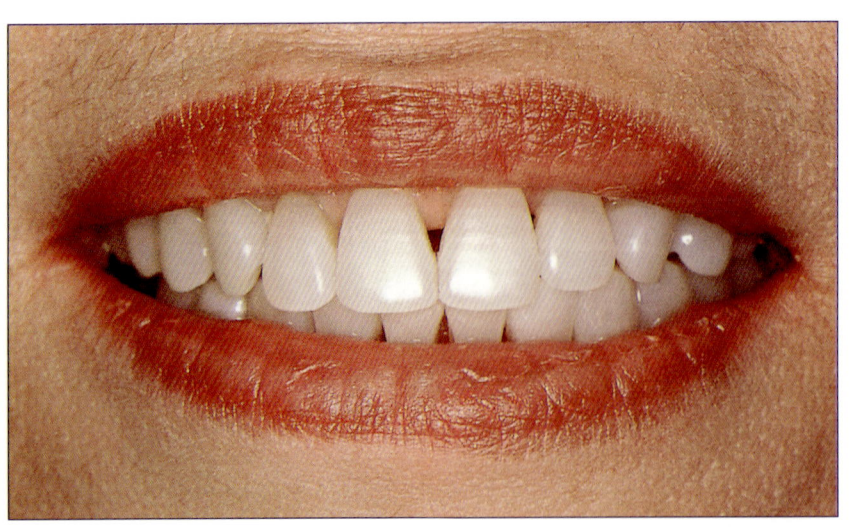

漂白后

9. 牙齿漂白结合美学粘接修复

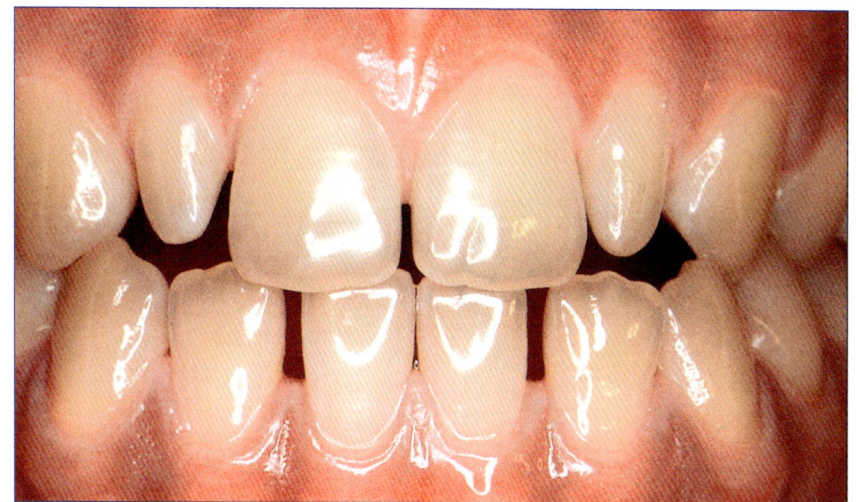

漂白前

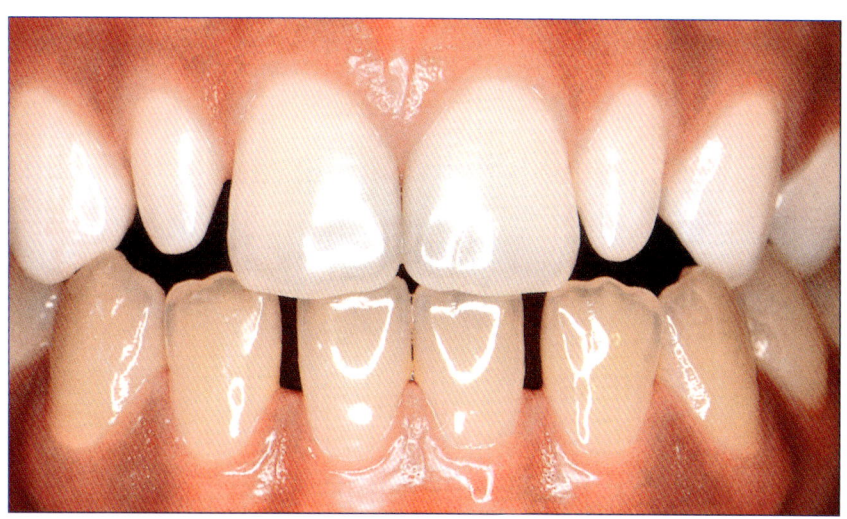

漂白治疗中

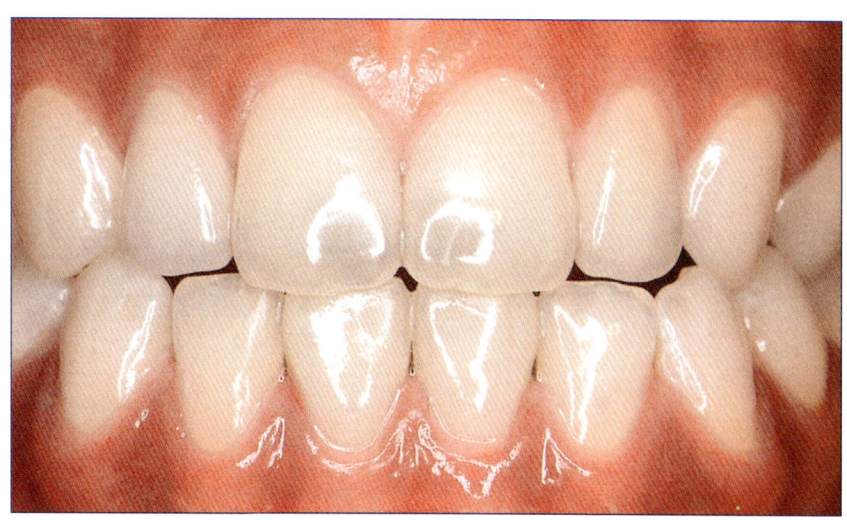

漂白及行美学粘接修复后

10. 牙齿漂白结合瓷贴面修复

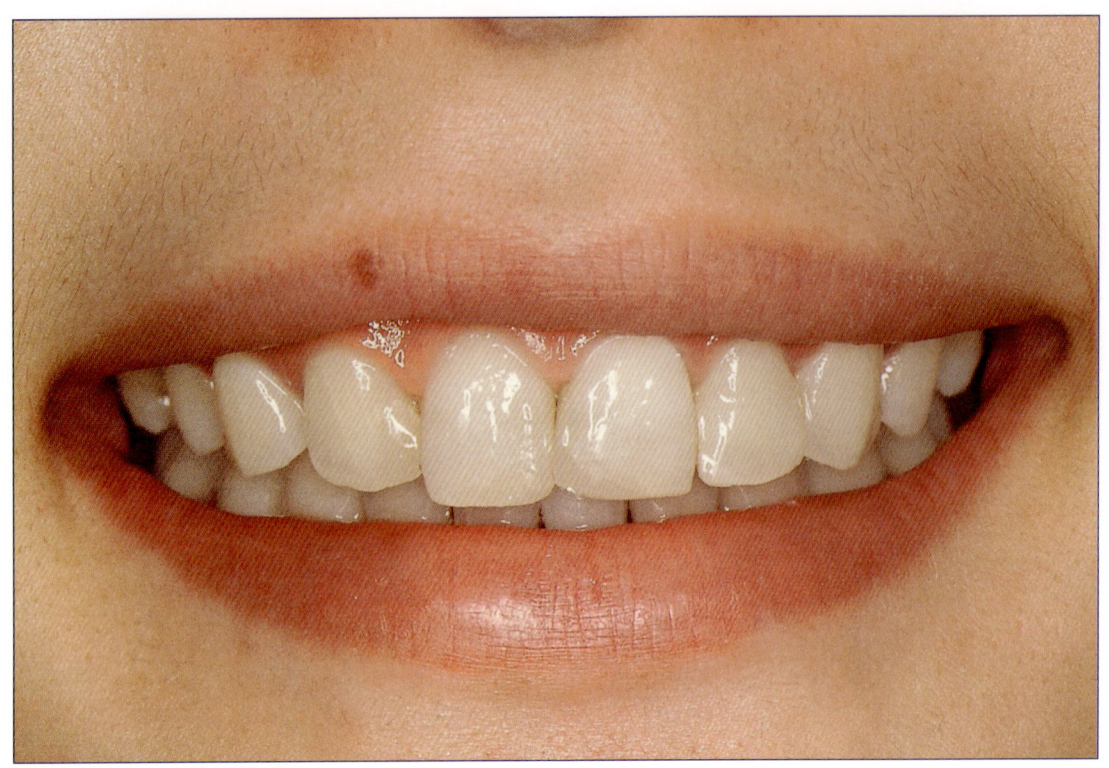

漂白前

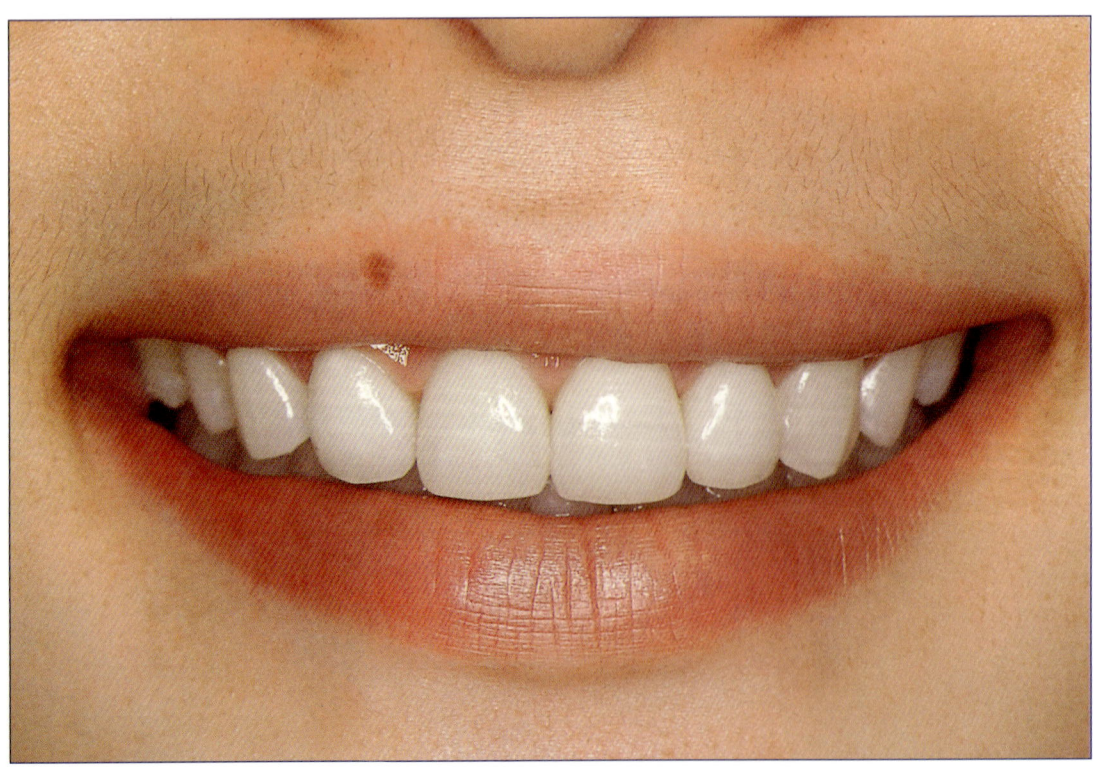

漂白及行 4 颗上前牙瓷贴面修复后

11. 过短牙的漂白

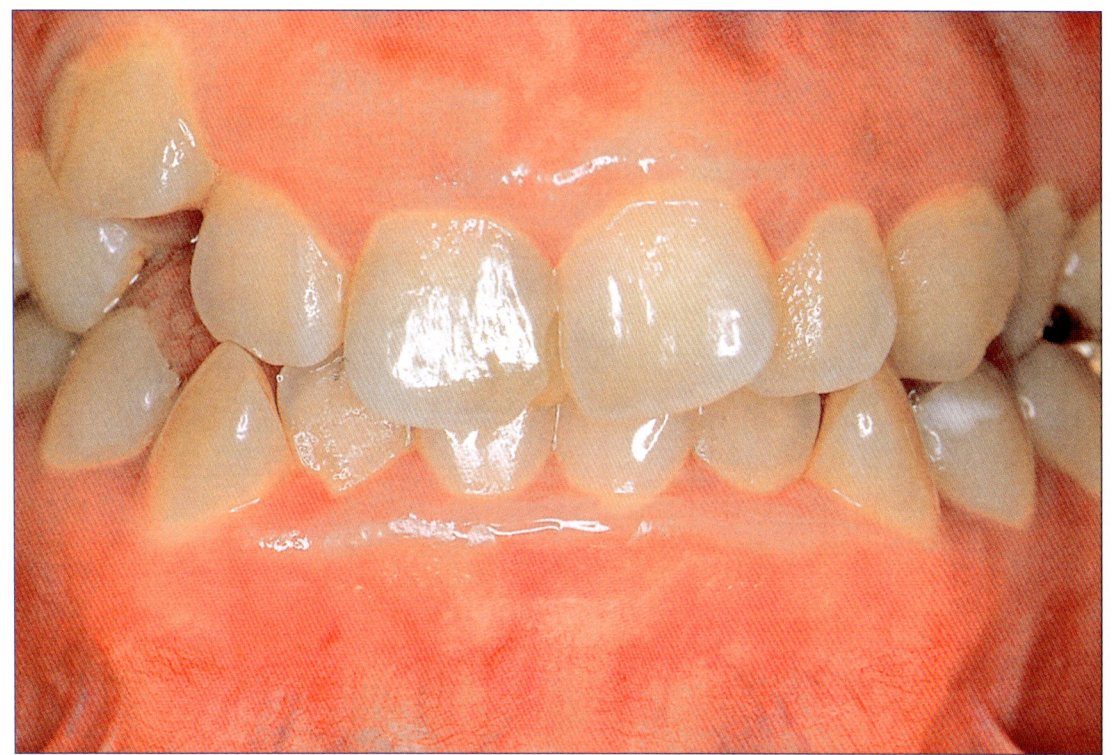

漂白前

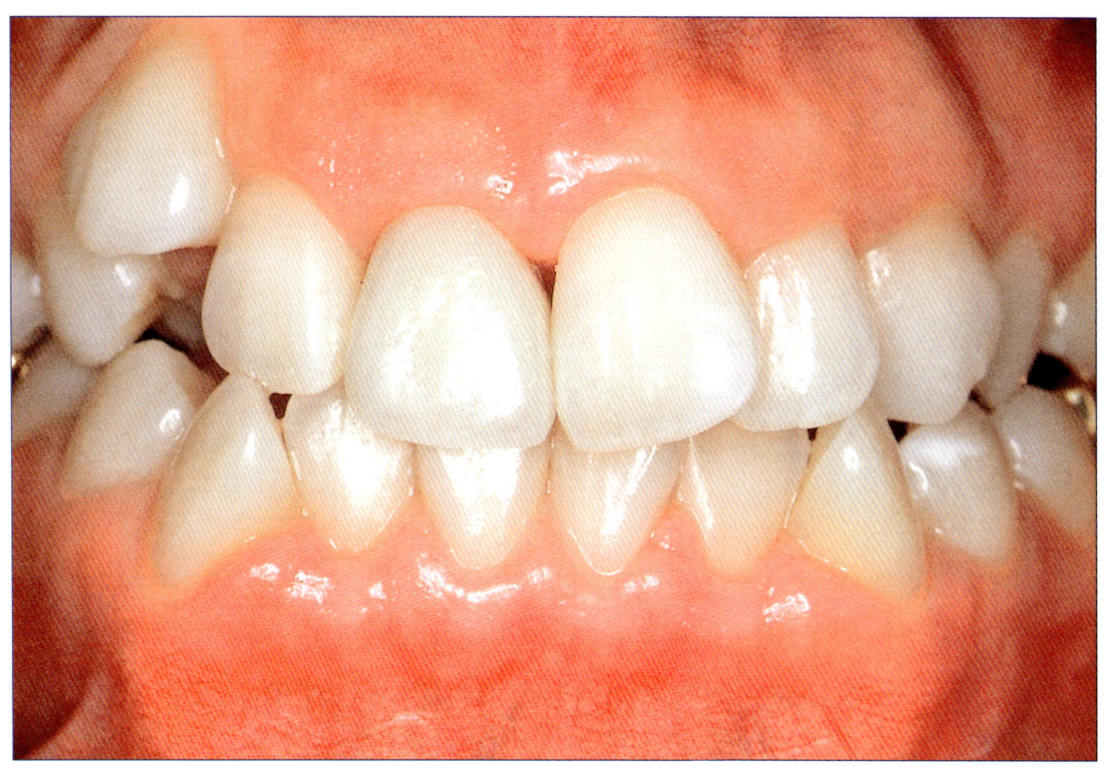

牙冠延长及漂白后

12. 儿童牙齿漂白

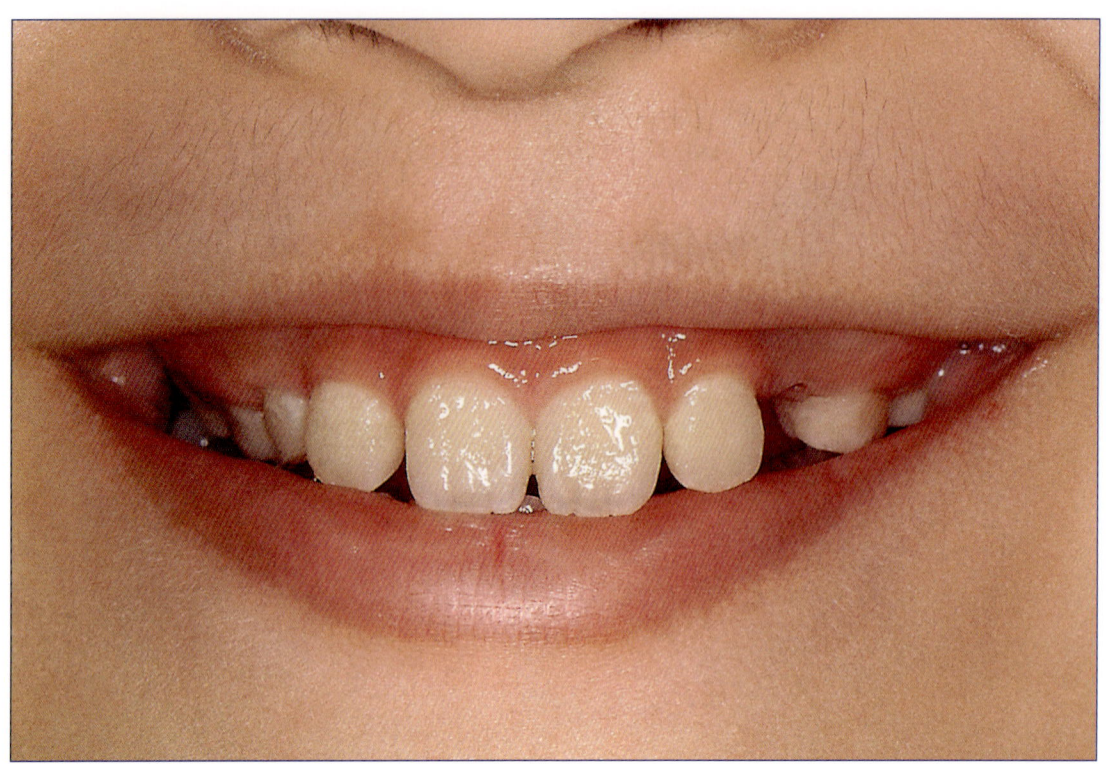

漂白前

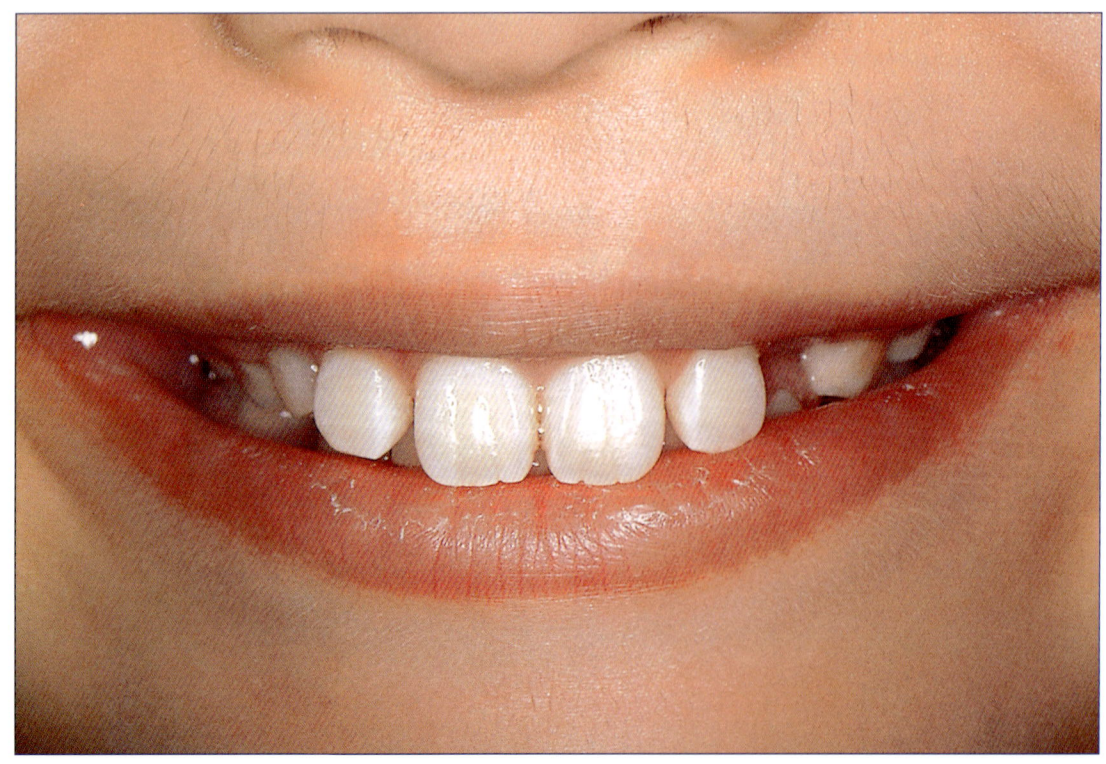

漂白后

13. 白色斑点

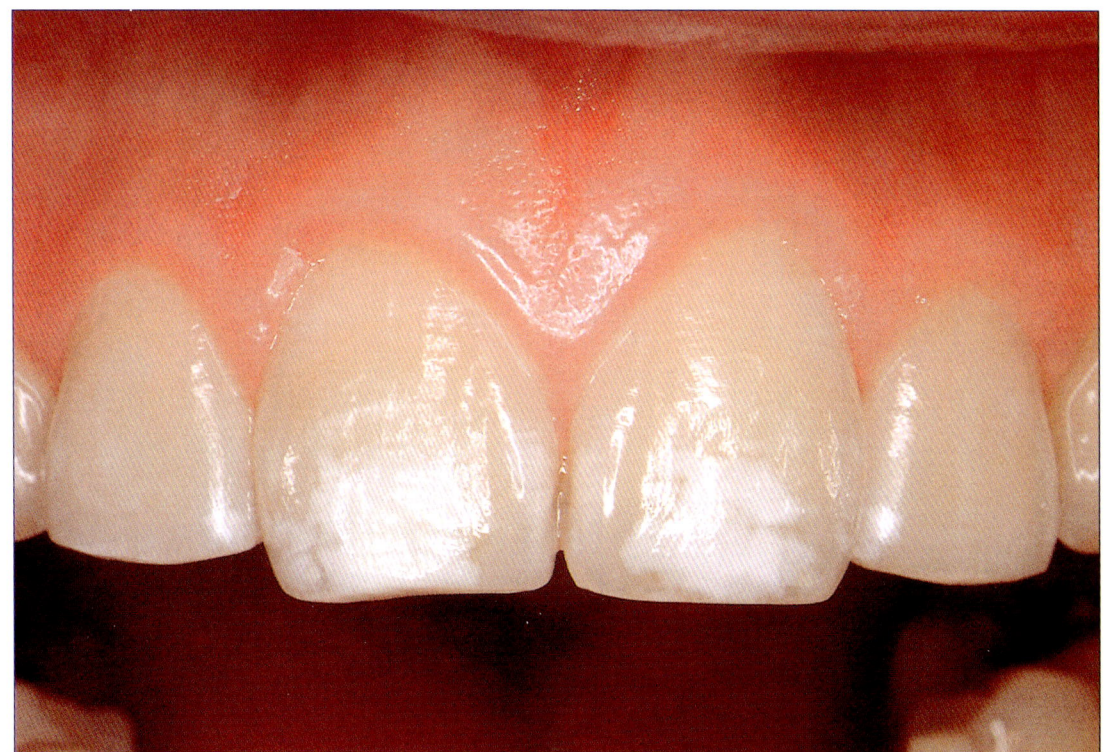

治疗前

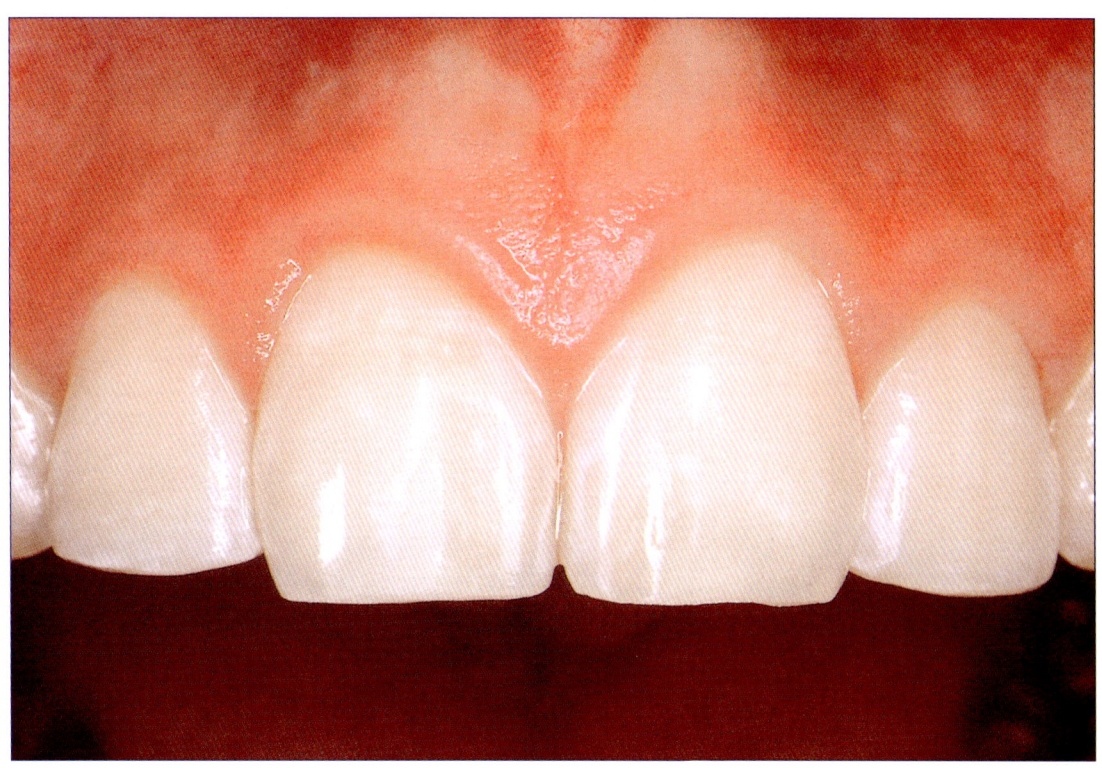

治疗后

牙齿美白示例

14. 表面脱钙牙的漂白

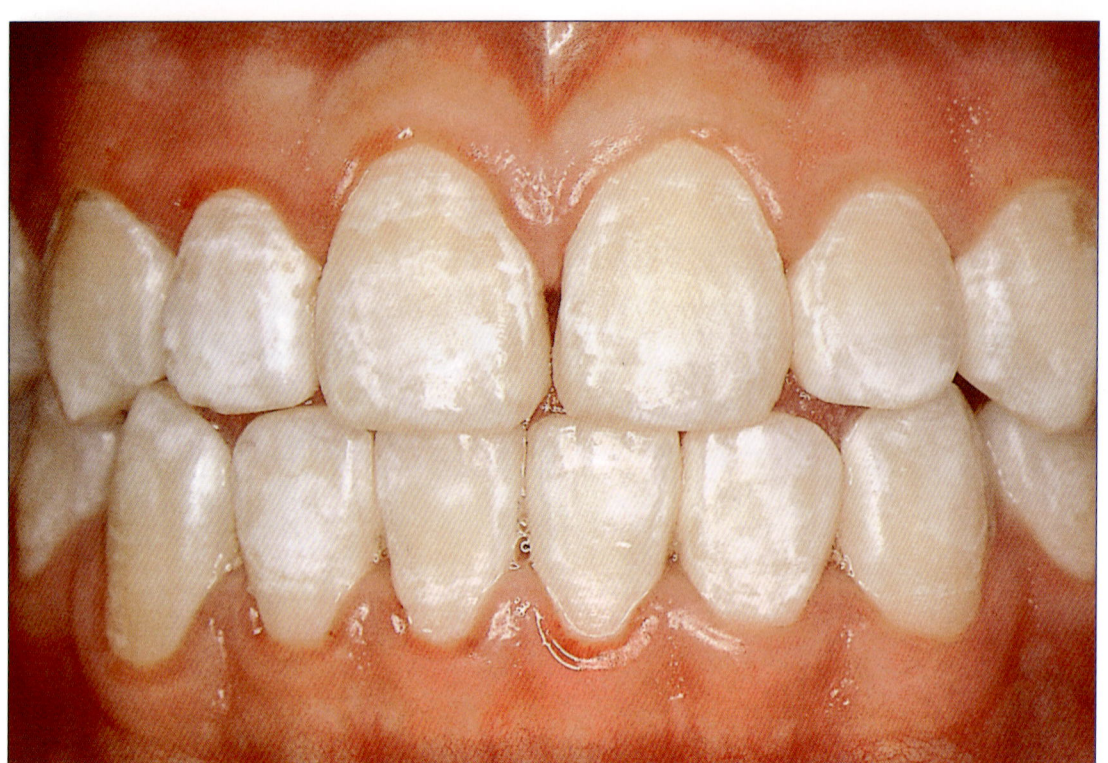

漂白前

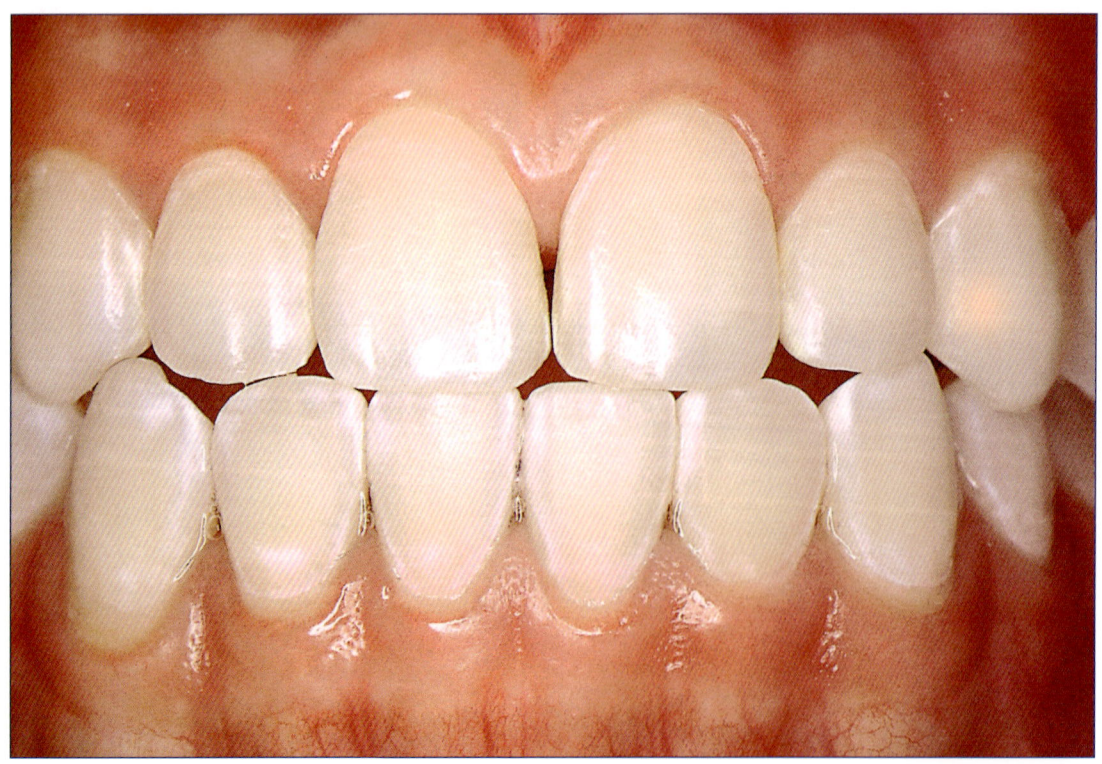

微量调磨及漂白后

15. 四环素变色

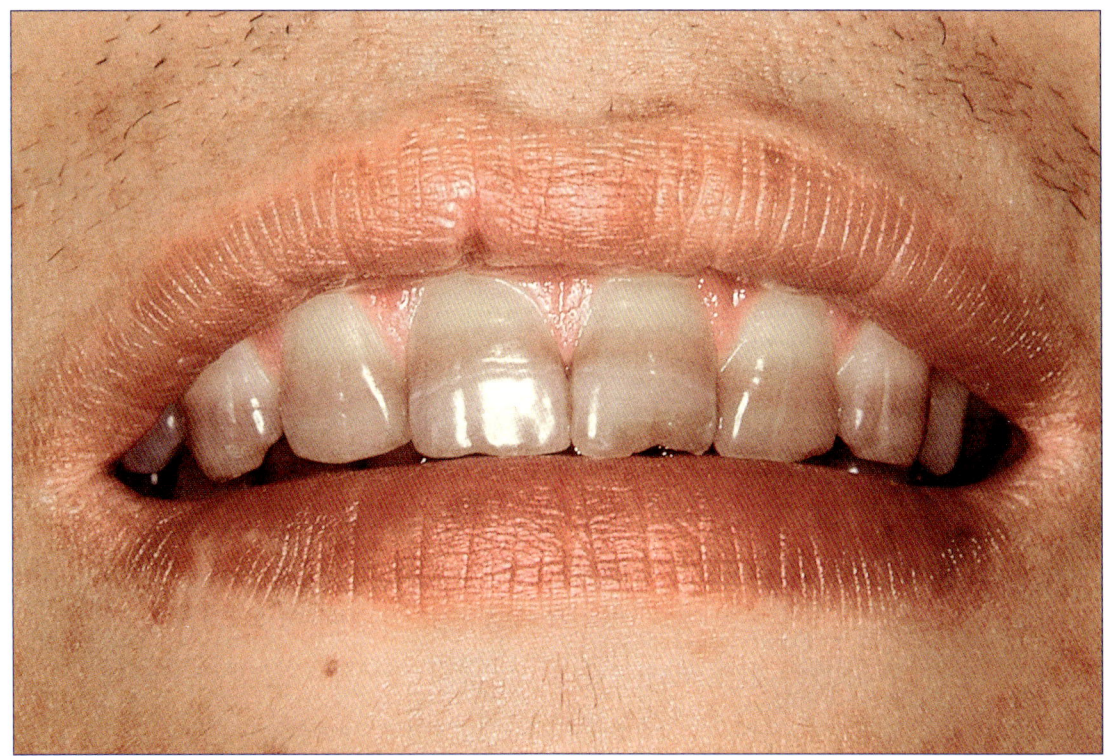

漂白前

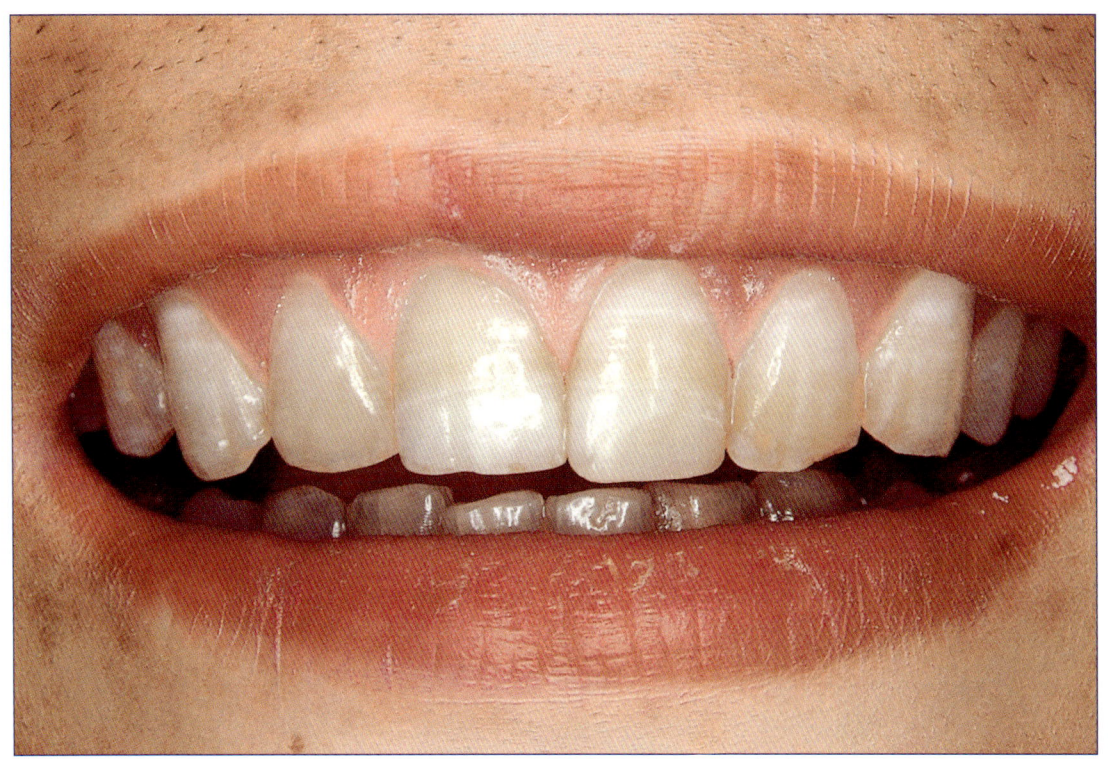

漂白后

16. 四环素变色伴裂纹线

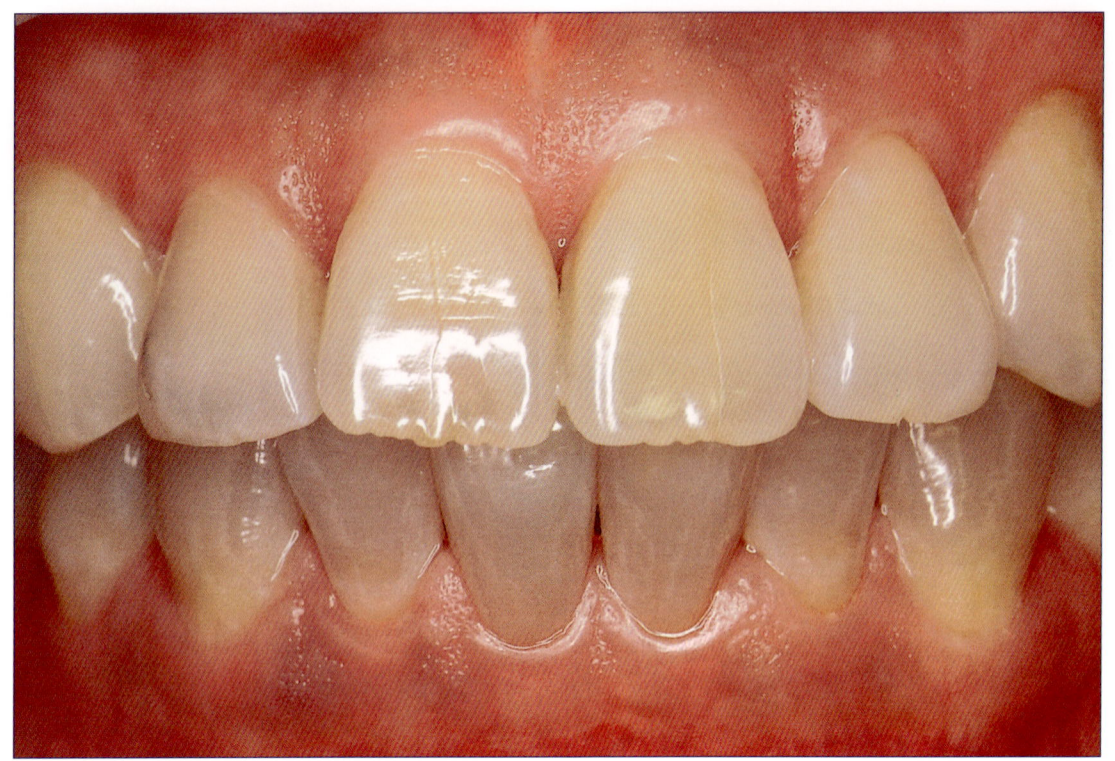

漂白前

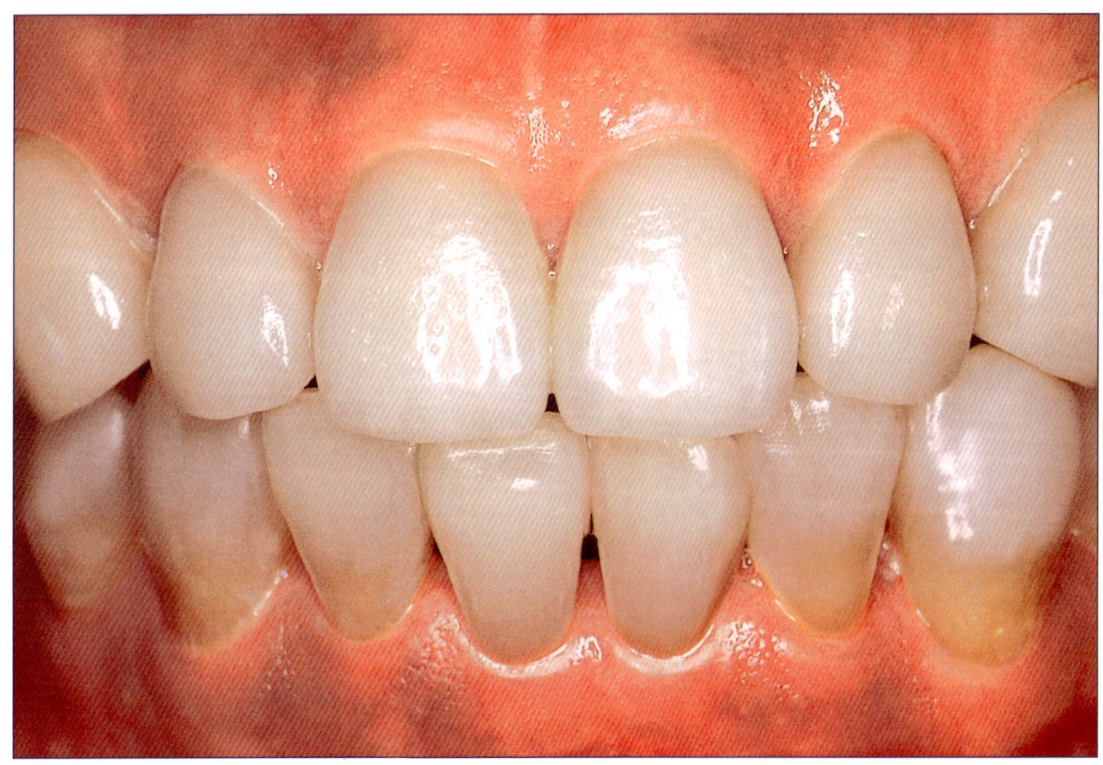

漂白及行6颗上前牙铸瓷冠修复后

17. 牙饰

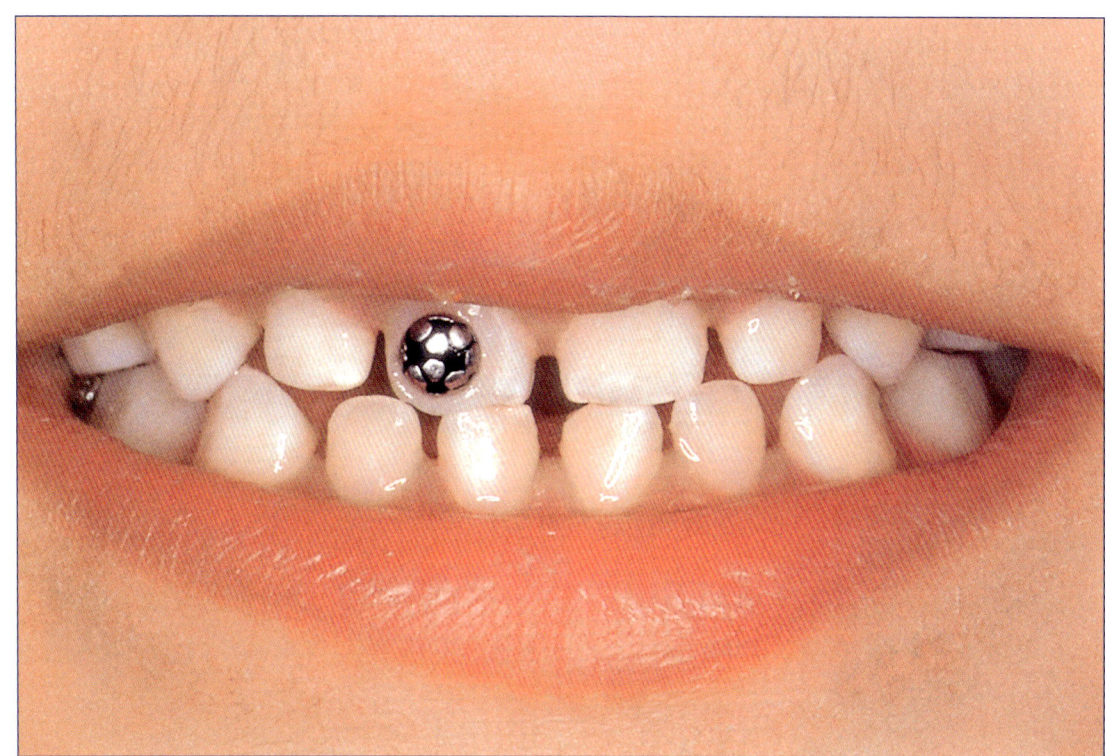

足球牙饰

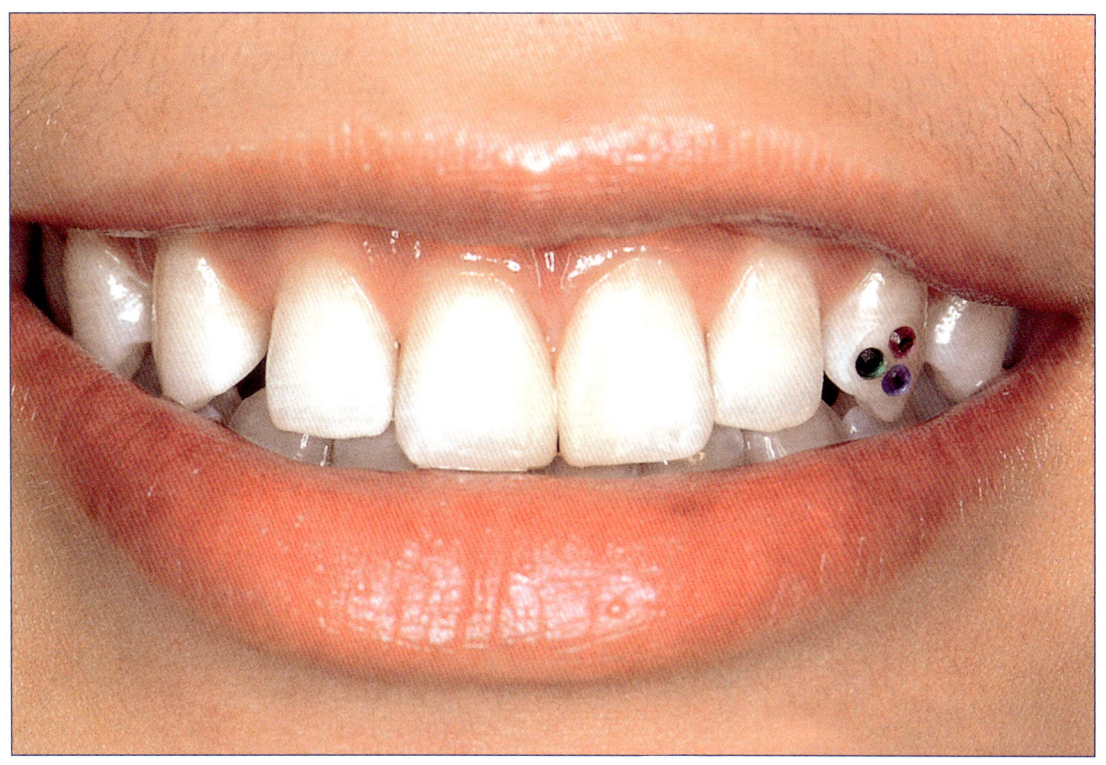

红宝石、蓝宝石、祖母绿牙饰